DR. MED. ANN LOUISE GITTLEMAN
Warum Ihr Handy nicht Ihr Wecker sein sollte

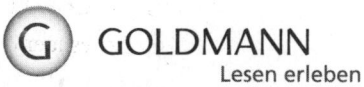

Buch

Wir benützen immer mehr Handys, Fernsehgeräte, Haushaltsgeräte – und umgeben uns damit immer mehr mit elektromagnetischer Strahlung. Wahrnehmen können wir sie nicht, doch auf unseren Körper wirkt sie durchaus. Nicht selten werden wir im Alltag von Strahlung in gesundheitsschädlicher Stärke bombardiert. Müdigkeit und Nervosität sind ihre ersten unbeachteten Auswirkungen, aber auch ernstere Erkrankungen können die Folge sein. Ann Louise Gittleman informiert über die Gefahren und zeigt, wie wir vernünftig mit ihnen umgehen und dabei inmitten des technischen Fortschritts sicher leben können. Sie nimmt unsere Umgebung zu Hause wie in der Arbeit Raum für Raum unter die Lupe und gibt Tipps, wie wir Gesundheitsgefahren erkennen und vermeiden können. Ihre jahrelange klinische Erfahrung mit dem Thema, die Auswertung interessanter Fallstudien und neueste wissenschaftliche Erkenntnisse machen dieses Buch zu einer seriösen, praxisgerechten Informationsquelle.

Autorin

Dr. Ann Louise Gittleman ist Ärztin mit einer eigenen Praxis für Ernährungsberatung, Beraterin für medizinische Einrichtungen und Autorin von mehr als einem Dutzend Büchern zu Ernährungs- und Gesundheitsthemen. Ihre Bücher haben sich über 3,5 Millionen Mal verkauft.

Dr. med. Ann Louise Gittleman

Warum Ihr Handy nicht Ihr Wecker sein sollte

Effektive Möglichkeiten,
sich vor Elektrosmog zu schützen

Aus dem Englischen von Gisela Kretzschmar

GOLDMANN

Die amerikanische Originalausgabe erschien 2010 unter dem Titel
»Zapped. Why Your Cell Phone *Shouldn't* be Your Alarm Clock and
1,268 Ways to *Outsmart* the Hazards of Eletronic Pollution«
bei HarperOne, New York, USA.

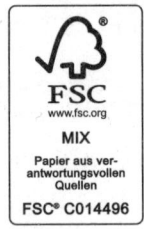

Verlagsgruppe Random House FSC-DEU-0100
Das für dieses Buch verwendete FSC®-zertifizierte Papier
München Super liefert Arctic Paper Mochenwangen GmbH.

1. Auflage

Deutsche Erstausgabe
© 2011 der deutschsprachigen Ausgabe
Wilhelm Goldmann Verlag, München
in der Verlagsgruppe Random House GmbH
© Ann Louise Gittleman, 2010
This edition is published by arrangement with HarperOne, an imprint of
HarperCollins Publishers, LLC.

Umschlaggestaltung: Uno Werbeagentur
Umschlagfoto: FinePic®, München
Lektorat: Horst Christoph
Technische Redaktion: Dr. Klaus Trost, Wissenschaftsladen Bonn
SH · Herstellung: CB
Satz: EDV-Fotosatz Huber/Verlagsservice G. Pfeifer, Germering
Druck und Bindung: GGP Media GmbH, Pößneck
Printed in Germany
ISBN 978-3-442-21959-9
www.arkana-verlag.de

Gewidmet allen Kanarienvögeln unter uns,
die lernen können, wie Adler zu fliegen.

Fakten hören nicht auf zu existieren,
nur weil sie ignoriert werden.

Aldous Huxley

Inhalt

Kapitel 1
Der Energiekörper

Schnell. Schauen Sie sich um. Was ist das faszinierendste High-Tech-Gerät, das Sie benutzen?

Ist es Ihr iPhone oder BlackBerry? Oder das GPS an Ihrer Windschutzscheibe? Vielleicht ist es auch Ihre Nintendo-Wii-Videokonsole oder Ihr Heimkino mit seinem riesigen Plasmabildschirm und den Surround-Lautsprecherboxen.

Bei all diesen modernen technologischen Innovationen kann es einem schon schwerfallen, sich für das digitale oder elektronische oder drahtlose Lieblingsgerät zu entscheiden. Tatsache ist jedoch, dass kein einziges von Menschen entwickeltes technisches System auch nur annähernd dem Wunderwerk des menschlichen Körpers mit seiner außergewöhnlichen Feineinstellung und seinen empfindlichen elektrischen Verschaltungen gleichkommt.

Vielleicht überrascht es Sie zu erfahren, dass alles, was Ihr Körper heute getan hat, durch Elektrizität ermöglicht wurde. Der Biocomputer, der als Gehirn bezeichnet wird und die gesamte Show managt, sendet elektrische Wellen aus. Alle Sinnesinformationen (wie Hunger oder Schmerz), die das Gehirn sendet und empfängt, sind elektrische Signale. Daran beteiligt sind die Neuronen, die feuern, wenn wir einen Muskel bewegen, die Signale, die unserem Körper sagen, dass er eine Wunde heilen soll, und sogar unser Herzschlag.

Die Elektrizität, die unseren Herzschlag bewirkt, wird erzeugt, wenn geladene Energieteilchen – so genannte Ionen – durch das Herz strömen und Kontraktionen verursachen. Vielleicht erinnern Sie sich an diese Ionen – Kalzium, Kalium, Chlorid und Natrium –, die eine besonders hohe Leitfähigkeit haben. Man findet sie im Periodensystem, das wir im naturwissenschaftlichen Unterricht in der Schule kennen gelernt haben. Jedes dieser Elemente aus dem Periodensystem trägt als Ion eine elektrische Ladung, so dass wir in einem sehr realen Sinn elektrische Wesen in einer elektrischen Welt sind.

Der Yale-Wissenschaftler Harold Saxton Burr – er benutzte 1936 als Erster ein Voltmeter, um elektromagnetische Felder im menschlichen Körper zu untersuchen – hat es so formuliert: »Elektrizität ist die Art und Weise, wie sich die Natur verhält.« Wenn ein elektrischer Strom durch einen Leiter oder Draht fließt, wird ein magnetisches Feld erzeugt. Ein elektrisches Feld entsteht durch eine elektrische Ladung. Elektrische und magnetische Felder interagieren auf verschiedene Weise mit dem Körper.

Der Elektromagnetismus unseres Körpers ist für seine physiologischen Abläufe so entscheidend, dass sogar die konventionelle Medizin ihn ständig für diagnostische Tests nutzt. Jedes einzelne Elektron, jede Zelle, jedes Gewebe und Organ unseres Körpers hat eine eigene messbare Frequenz oder ein Frequenzspektrum – eine elektronische Signatur. Dieses Prinzip nutzt man bei einigen der genauesten und manchmal lebensrettenden Diagnoseverfahren, beim Elektrokardiogramm (EKG) des Herzens, beim Elektroenzephalogramm (EEG) des Gehirns und bei der Magnetresonanztomographie (MRT) für den Körper.

Bei der MRT werden bestimmte Energiefrequenzen durch den Körper geleitet. In diesem Fall besteht die Energie aus Funkwellen. Die Atome des Körpers oder einzelner Körperteile, die man untersuchen will, absorbieren diese Energie, wenn die jeweiligen Frequenzen zueinander passen.

Es ist also Zeit sich klarzumachen, dass wir sehr viel mehr sind als materielle Wesen. Wir sind auch Energiewesen. Und wir selbst sind die faszinierendste »High-Tech-Maschine«, die wir im Alltag nutzen!

Moderne Medizin trifft traditionelle Medizin

Die 1980er-Jahre haben vielen Menschen im Hinblick auf die elektrische Natur ihres Körpers ein neues Bewusstsein vermittelt. Dieses Bewusstsein ist von großer Bedeutung, wenn wir verstehen wollen, wie unsichtbare, von Menschen erzeugte Quellen von Frequenzen wie Stromleitungen, elektrische und elektronische Geräte sich auf unsere körperliche Gesundheit auswirken können. Vor allem zwei Pioniere der Forschung über energetische Medizin, die Ärzte Robert O. Becker und Richard Gerber, haben dieses neue Bewusstsein den Menschen vermittelt, die dafür offen waren. Beide publizierten Bücher, in denen es um Elektromagnetismus als fundamentale Lebenskraft geht und welche Rolle er für Gesundheit und Krankheit spielt. Diese Bücher sind heute ehrwürdige Klassiker: Beckers *The Body Electric*

(*Der Funke des Lebens. Heilkraft und Gefahren der Elektrizität*, Piper, München 1994) erschien 1985, Gerbers *Vibrational Medicine* drei Jahre später. Die Informationen in diesen Büchern bildeten die Grundlage für das Verständnis der elektrischen Natur des Körpers und der darauf bezogenen traditionellen Heilverfahren wie der Akupunktur, bei denen es darum geht, das energetische Gleichgewicht wiederherzustellen.[1]

Die Ärzte der Traditionellen Chinesischen Medizin (TCM) lehren, dass die Lebensenergie, die sie *Chi* nennen, (indische Yogis nennen sie Prana, Hippokrates bezeichnet sie als Lebenskraft, die Christen sprechen von Licht) in einer genau festgelegten Abfolge durch lange, enge Energiekanäle fließt, die als Meridiane bekannt sind. Yin und Yang sind die zwei polarisierenden Kräfte, durch die sich das Chi manifestiert. Sie sind Gegensätze, die sich ergänzen und jeweils das weibliche beziehungsweise männliche Prinzip ausdrücken, das in unterschiedlicher Gewichtung in allen Dingen steckt. Die Traditionelle Chinesische Medizin geht davon aus, dass unser Gesundheitszustand durch das Gleichgewicht von Yin und Yang in unserem Körper bestimmt wird und gemessen werden kann.

Gleichgewicht – energetisches Gleichgewicht, das sich auf der materiellen Ebene als chemisches Gleichgewicht ausdrückt – ist der Schlüssel zur Gesundheit. Wenn das energetische Gleichgewicht gestört ist, kann das Chi nicht mehr ungehindert durch den Körper fließen. An manchen Stellen staut es sich vielleicht, oder es fließt zu heftig durch einen der großen Meridiane, von denen jeder einem Organ oder Organsystem zugeordnet ist. Diese Ungleichgewichte versteht man als Auslöser (und Vorläufer) physischer Symptome im materiellen Körper.

Bevor sich also materielle Symptome manifestieren – manchmal sogar Jahre vorher – existiert eine energetische Störung, die sich schließlich, wenn sie nicht korrigiert wird, in Form einer körperlichen Krankheit ausdrücken kann. Um zu verhindern, dass sich ein energetisches Ungleichgewicht als körperliche Krankheit manifestiert, setzen Ärzte in der Traditionellen Chinesischen Medizin die Akupunktur ein, um die gestörten Energien im Körper neu zu verteilen. Zu diesem Zweck stechen sie Nadeln in die Schlüsselpunkte entlang der Meridiane – Punkte, die als Verstärker dienen, um den Energiefluss zu fördern.

Moderne Wissenschaft trifft traditionelle Medizin

Die westliche Medizin war der Akupunktur gegenüber lange Zeit skeptisch. Diese Skepsis wurzelte vor allem in der Unfähigkeit, sich den Körper als energetischen und nicht nur biochemischen Organismus vorzustellen. Außerdem existierte angeblich kein nachweisbares materielles Pendant zu den Meridianen, durch die das unsichtbare Chi fließen sollte. Konventionelle Mediziner hatten meist keine Ahnung, dass dieses materielle Pendant schon längst identifiziert war. In den sechziger Jahren hatte der koreanische Forscher Kim Bong Han ein feines, schlauchähnliches Röhrensystem entdeckt, das mit dem Verlauf der Meridiane korrespondierte, der in der Traditionellen Chinesischen Medizin schon vor Jahrtausenden aufgezeichnet worden war. (Diese verblüffende Information ist in Gerbers *Vibrational Medicine* nachzulesen.) Diese Korrespondenz wurde später verifiziert, indem man die Bewegung radioaktiver Isotope durch das »Schlauchsystem« mit Hilfe einer Hochgeschwindigkeits-Computertomographie (CT) verfolgte. Man stellte fest, dass sich die Isotope, wenn sie in Akupunkturpunkte injiziert wurden, genau entlang der traditionellen Akupunkturmeridiane bewegten. Spritzte man sie in andere Stellen, trat dieser Effekt nicht auf.

Eine weitere Bestätigung erhielt die Akupunktur 1988, als William A. Tiller von der Stanford University feststellte, dass sich Akupunkturpunkte messbar von anderen Punkten des Körpers unterschieden. Genau im Zentrum der Akupunkturpunkte – und nicht an anderen Stellen des Körpers – ist der elektrische Hautwiderstand um das fast Vierundzwanzigfache verringert. Mit anderen Worten: Die Akupunkturmeridiane sind leitfähiger als andere Punkte des Körpers.[2] Alles dreht sich um Energie und Elektrizität ... und um die magnetische Kraft, die damit einhergeht – den Elektromagnetismus.

Moderne Physik trifft traditionelle Medizin

Die Erkenntnisse der modernen Physik sind ein Widerhall dessen, was die Traditionelle Chinesische Medizin schon lange wusste. Beide gehen davon aus, dass unser Körper im Wesentlichen aus Milliarden oder sogar Billionen von Frequenzen besteht. Diese Frequenzen drücken sich in Form von Zellen, Organen und Geweben aus, die ständig schwingen und miteinander – und mit ihrer äußeren Umgebung – kommunizieren.

Wie das?

Der Körper ist so erstaunlich sensibel, dass sein bioelektrisches System von Planeten und anderen Himmelskörpern beeinflusst werden kann. James Oschman, Experte für Elektromedizin, erklärt: »Sonnenflecken und die Mondzyklen verursachen Veränderungen in den ionosphärischen Strömen und geophysikalischen Feldern, die ihrerseits die Felder in unserem Inneren beeinflussen.« Oschman findet es nicht überraschend, dass sich geopathische Störungen auf die menschliche Physiologie auswirken, denn immerhin können geomagnetische Stürme auf der Sonne so intensiv sein, dass sie Satelliten, Stromleitungen und Telefonkabel beschädigen und Funkverbindungen unterbrechen.[3]

Anfang 2009 hat die National Academy of Sciences einen Bericht veröffentlicht, in dem geschätzt wird, dass größere Sonnenstürme Schäden im Wert von bis zu zwei Billionen Dollar an unseren Kommunikationssystemen verursachen könnten, deren Reparatur vier bis zehn Jahre dauern würde. Tatsächlich hat ein gewaltiger Sonnensturm 1859 telegraphische Verbindungen lahmgelegt und dazu geführt, dass die Drähte in Flammen aufgingen. Im März 1989 waren nach einem kleineren Sturm in Quebec neun Millionen Menschen ohne Strom. Die meisten neueren Berichte spekulieren, dass ein stärkerer Sturm im Weltraum binnen weniger Stunden die Wasserversorgung, verderbliche Nahrungsmittel und Medikamente, Heizungen und Klimaanlagen sowie alles andere, was elektrischen Strom benötigt, beeinträchtigen könnte.[4]

Zweifellos kann das bioelektrische System unseres Körpers durch größere elektromagnetische Felder auf der Erde und anderen Himmelskörpern beeinflusst werden. Denken Sie nur daran, dass bei Vollmond mehr Babys geboren werden, weil die Schwerkraft des Mondes nicht nur in den Weltmeeren für Ebbe und Flut sorgt, sondern sich in ähnlicher Weise auch auf das Fruchtwasser auswirkt. Der Kardiologe Stephen Sinatra stellte fest, dass bei Vollmond oder stärkeren Sonneneruptionen vermehrt Brustschmerzen oder Arrhythmien auftreten.[5] Piloten, deren Flugroute nahe an der radioaktiven Strahlung von Sonneneruptionen verläuft, erkranken häufiger an Krebs, vor allem an Hautkrebs. Auch wenn der Zusammenhang zwischen diesen Erkrankungen und der kosmischen Strahlung noch nicht schlüssig bewiesen ist, gelten Piloten wegen der Röntgenstrahlen und Gammastrahlen, die von der Sonne erzeugt werden, als beruflich strahlenexponiert und gehören damit zum strahlenschutzüberwachten Personenkreis.[6]

Das bedeutet also, dass der menschliche Organismus von Natur aus auf die elektromagnetischen Kräfte des Universums reagiert – angefangen von den Feldern, die weit entfernte Himmelskörper umgeben, über die Schwingungen, die wir von unseren Mitmenschen aufnehmen, bis zu den Funkwellen, die Tausende von Mobilfunkmasten überall im Land ausstrahlen. Die Erde selbst verhält sich wie ein gigantischer elektrischer Stromkreis. Weil der Organismus von Tieren genauso gepolt ist, reagieren sie auf Veränderungen innerhalb der Erdoberfläche (wie Erdbeben und Tsunamis), noch bevor unsere wissenschaftlichen Instrumente diese Ereignisse überhaupt registrieren.

Becker, der zweimal für den Physik-Nobelpreis nominiert war, vergleicht in seinem Buch *Der Funke des Lebens* die Akupunktur-Meridiane mit elektrischen Leitungen und stellt fest, dass Verletzungssignale durch elektrischen Gleichstrom übertragen werden. In *Cross Currents: The Perils of Electropollution, The Promise of Electromedicine* (*Heilkraft und Gefahren der Elektrizität*, Scherz,

München 1993) vergleicht er die elektromagnetische Resonanz-fähigkeit des menschlichen Körpers mit der Magnetresonanzto-mographie und meint, man könne auf dieses angeborene Verhalten des Körpers zurückgreifen, um Gesundheitsprobleme zu erklären und zu heilen.[7]

Beckers Ideen und Worte waren visionär. Heute wissen wir, dass die Kommunikation zwischen den Zellen des Körpers durch Biophotonen vermittelt wird, biologische Lichtpartikel, die das Quantum (die kleinste Einheit) der elektromagnetischen Strahlung repräsentieren. Inzwischen wurde auch festgestellt, dass die Biophotonen-Emissionen eines Organismus etwas über dessen Gesundheit aussagen. Die Biophotonen gesunder Menschen (sowie Tiere und Pflanzen) sind stark und weisen einen hohen Organisationsgrad auf. Bei kranken Menschen ist die Biophoto-nenstrahlung schwach und chaotisch. Solche Strahlungen zeigen Fehlfunktionen und Ungleichgewichte im Körper an, die auftreten, wenn die Oszillationsrate von Zellen gestört wird. Die Biophotonen erzeugen sogar ein Bild, das man mit der Kirlianfo-tografie oder anderen Techniken wie der bioluminalen Fotografie sichtbar machen kann.

Biophotonen werden auch durch das Meridiansystem des Körpers zu bestimmten Organen oder Geweben gelenkt, die sie benötigen. All unsere Körperfunktionen werden ebenso wie Gedanken, Emotionen und Aktionen von der Biophotonenkommunikation zwischen den Zellen begleitet. Diese subtilen Energien wirken mit Lichtgeschwindigkeit und sind damit sehr viel schneller als chemische Reaktionen oder die Übertragung von Nervenimpulsen.

Der Wissenschaftler und Alternativmediziner Masaru Emoto hat ein Buch mit Fotos von Wasserkristallen veröffentlicht, die er zuvor negativen und positiven Emotionen ausgesetzt hatte. Diese Fotos, aufgenommen durch ein Dunkelfeldmikroskop, zeigen die perfekten Wasserkristalle, die unter dem Einfluss von Emotionen wie Liebe, Worten wie Dankbarkeit oder Gedanken an Mutter Teresa entstanden waren, sowie die verzerrten, gequälten Kristalle, die man hasserfüllten Worten wie »Du machst mich krank, ich werde dich töten« oder Gedanken an Adolf Hitler ausgesetzt hatte. 2004 wurden die Fotos auch in dem Film *What the Bleep Do We Know!?* gezeigt. Ähnlich wie die Kristalle verhält sich auch unser Körper: Kommt das Biofeld eines Menschen unter den Einfluss positiver Gedanken, steigen Quantität und Qualität der ausgestrahlten Photonen. Und wie beim Wasser tritt bei negativen Gedanken oder Reaktionen das Gegenteil ein.

Die Stressfrequenz

Es ist wichtig zu wissen, dass die Signale von Biophotonen blockiert werden, wenn wir einer bestimmten Art von unterschwelligem Stress ausgesetzt sind, der durch Elektrosmog verursacht wird. Die Quintessenz ist, dass Elektrosmog – ob wir es wissen oder nicht – eine permanente Störquelle für unser autonomes Nervensystem ist, das unsere Kampf-oder-Flucht-Reaktion erhöht, wodurch wiederum das Stresshormon Cortisol verstärkt ausgeschüttet wird. Schwankungen des Cortisolspiegels lösen eine Vielzahl gesundheitlicher Störungen aus, von Bauchfett und einer Verdünnung der Haut bis zu ernsteren Problemen wie Schlafstörungen, beschleunigter Alterung, Immunschwäche, Herz-Kreislauf-Krankheiten, Blutzuckerschwankungen, Autoimmunerkrankungen und Stimmungsschwankungen. In unserer heutigen Welt sind wir fast alle ständig und oft unvermeidlich irgendwelchen künstlichen Frequenzen ausgesetzt, weil der Anteil an Drahtlos-Technologie im letzten Jahrzehnt rapide angestiegen ist.

Abhängig von ihrer Frequenz und Nähe sind manche Arten von Strahlung schädlicher als andere. Interessanterweise sind sich die Wissenschaftler Emoto, Becker und Gerber in einem wichtigen Punkt einig: Es gibt Frequenzen, die heilen, und es gibt andere, die uns schädigen. Leider haben sich in den letzten hundert Jahren in unserer Lebenswelt viele schädliche Frequenzen angesammelt, vor allem solche aus dem Spektrum der extrem niedrigen Frequenzen (ELF), die auch von Stromleitungen ausgehen, der Funkfrequenzen (RF)/Mikrowellen, die durch die Drahtlos-Technologie erzeugt werden, der intermediären Frequenzen (»schmutzige Elektrizität«), sowie aus dem höchsten Frequenzspektrum der ionisierenden Strahlung (wie Röntgenstrahlen und Gammastrahlen). Von Menschen erzeugte Frequenzen aus diesen Spektren beeinträchtigen uns sehr grundlegend auf der energetischen Ebene, auf der die Zellkommunikation durch Biophotonen stattfindet, denn unserer Natur nach sind wir alle Energiewesen. Zu den signifikantesten Veränderungen seit den neunziger Jahren gehört die Einführung digitaler Kommunikationstechnologien, die ein Frequenzspektrum nutzen, das unsere Zellen spüren und auf das sie reagieren.

Elektromagnetische Strahlung umfasst ein Kontinuum von Schwingungsraten oder Frequenzen, die sich von null Schwingungen pro Sekunde (keine Schwingung) bis zur kosmischen Strahlung mit mehr als 160 Milliarden Schwingungen pro

Sekunde erstrecken. Dasselbe lässt sich auch in Form von Wellenlängen beschreiben. Die Wellenlänge ist die Entfernung zwischen aufeinander folgenden Wellenbergen einer sich wiederholenden Schwingung. Wellenlänge und Frequenz sind miteinander verknüpft – je kürzer die Wellenlänge, desto höher die Frequenz.

Wie die verschiedenen Strahlungen im Verhältnis zueinander stehen, zeigt das so genannte elektromagnetische Spektrum. Es beginnt ganz oben mit der ionisierenden Strahlung (die aus sehr kurzen, sehr energiereichen Wellen besteht, die stark genug sind, um Zellmaterial zu zerstören) und geht dann unterhalb der Röntgenstrahlen (die aus längeren, weniger energiereichen Wellen bestehen, aber immer noch stark genug sind, um eine signifikante Wirkung auf Materie zu haben) in die nicht ionisierende Strahlung über. Die Trennungslinie zwischen ionisierender und nicht ionisierender Strahlung verläuft direkt oberhalb des sichtbaren Lichts. Jeder Abschnitt des elektromagnetischen Spektrums (siehe Abb.) hat seine eigene Frequenz von Schwingungen pro Sekunde, die man als Hertz bezeichnet.

Wie alles in der Welt hat auch unser Körper, jedes Organ und jedes Gewebe seine eigene Frequenz. Der verstorbene Bruce Tainio von Tainio Technology, einer unabhängigen Abteilung der Eastern State University in Cheney, Washington, baute den weltweit ersten Frequenzmonitor und stellte bei seinem Gebrauch fest, dass die Durchschnittsfrequenz des menschlichen Körpers während des Tages zwischen 62 und 68 Hz liegt. Sinkt sie unter 58 Hz, zeigen sich Symptome von Erkältung und Grippe; bei 55 Hz kommt es beispielsweise zu Pilzerkrankungen, bei 52 Hz tritt Epstein-Barr auf, und bei 42 Hz manifestieren sich Krebserkrankungen.[8]

Elektromagnetisches Spektrum

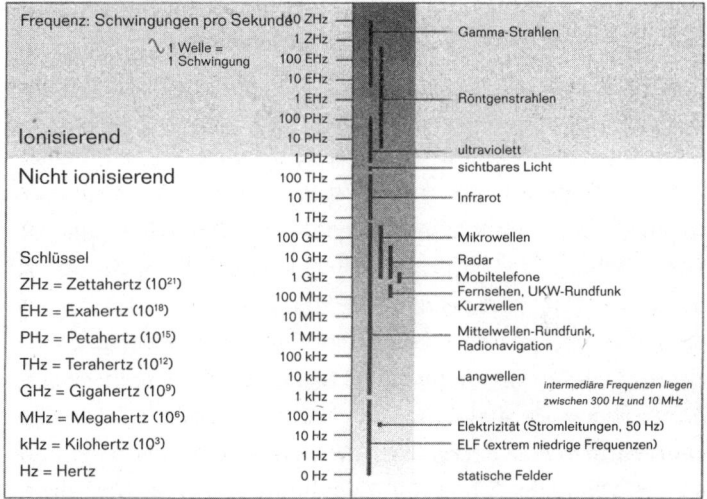

Frequenz: Schwingungen pro Sekunde	
10 ZHz	
1 ZHz	Gamma-Strahlen
100 EHz	
10 EHz	
1 EHz	Röntgenstrahlen
100 PHz	
10 PHz	ultraviolett
1 PHz	sichtbares Licht
100 THz	
10 THz	Infrarot
1 THz	
100 GHz	Mikrowellen
10 GHz	Radar
1 GHz	Mobiltelefone
100 MHz	Fernsehen, UKW-Rundfunk
10 MHz	Kurzwellen
1 MHz	Mittelwellen-Rundfunk, Radionavigation
100 kHz	
10 kHz	Langwellen
1 kHz	
100 Hz	Elektrizität (Stromleitungen, 50 Hz)
10 Hz	ELF (extrem niedrige Frequenzen)
1 Hz	
0 Hz	statische Felder

1 Welle = 1 Schwingung

Ionisierend

Nicht ionisierend

intermediäre Frequenzen liegen zwischen 300 Hz und 10 MHz

Schlüssel

ZHz = Zettahertz (10^{21})

EHz = Exahertz (10^{18})

PHz = Petahertz (10^{15})

THz = Terahertz (10^{12})

GHz = Gigahertz (10^{9})

MHz = Megahertz (10^{6})

kHz = Kilohertz (10^{3})

Hz = Hertz

Offensichtlich sind wir nicht nur materielle Wesen, sondern auf einer grundlegenderen Ebene energetische Geschöpfe, deren chemische Prozesse davon abhängen, ob diese Energie frei durch unseren Körper fließen kann. Forschungsergebnisse aus der Physik haben das bestätigt, angefangen bei Einsteins Entdeckung, dass Materie und Energie im Grunde austauschbar sind.

Die heilende Frequenz

Wenn wir eine Krankheit mit einer Substanz behandeln – Medikament, Heilpflanze, Nahrungsmittel etc. – und wieder gesund werden, dann verdanken wir das nicht deren materieller Wirkung, sondern ihrer Frequenz – d. h. der Schwingung pro Sekunde, aus der sie besteht. Anders gesagt, es ist die Frequenz, die heilt, und nicht die materielle Substanz als solche.

Nobelpreisträger Günter Blobel hat bewiesen, dass die Zellen unseres Körpers Frequenzen (energetische Signale) aussenden, wenn sie einen bestimmten Nährstoff benötigen. Diese Signale werden von Peptiden (Kombinationen von zwei oder mehr Aminosäuren oder Proteinbestandteilen) aufgenommen, die wie Funkantennen wirken und als Proteinbegleiter dienen, um die benötigten Nährstoffe in die Zelle zu transportieren, die das Signal dafür gesendet hat. Sie sind eine Art Kellner der Zelle, die Bestellungen aufnehmen und die Mahlzeit servieren. Ernährung hat demnach wie alles in unserer Welt nicht nur eine chemische, sondern auch eine energetische Komponente.

Vor vielen Jahren hatte ich das Privileg, bei Hazel Parcells zu studieren, von der ich gelernt habe, Ernährung völlig anders wahrzunehmen und später auch zu praktizieren. Sie brachte mir bei, mir jede Zelle im Körper als elektrische Batterie vorzustellen, die den pulsierenden Rhythmus des Lebens aussendet. Wenn die Energien oder Schwingungen sich ändern, werden Millionen kleiner Batterien (die Zellen) schwächer oder stärker. Nichts existiert außerhalb seines eigenen Schwingungsspektrums. Wenn man mit der Energie arbeitet, kann man die Umgebung verändern, die ihrerseits Veränderungen im Gesundheitszustand bewirkt.

Das heißt, dass wir durch die Stärkung unserer inneren Abwehr ein undurchdringliches Fundament aufbauen können, das uns dabei hilft, uns vor den neuesten Bedrohungen aus der Umwelt besser zu schützen: vor den unnatürlichen Frequenzen, mit denen uns alle unsere digitalen Spielzeuge und Annehmlichkeiten morgens, mittags und abends bombardieren.

Wir wollen nun einen genaueren Blick auf die verschiedenen Arten von Elektrosmog werfen, auf die elektrischen und/oder magnetischen Felder, die von den zahllosen Handys, Drahtlos- oder Funkfrequenzen, von Hochspannungsleitungen, Stromleitungen in den Wänden unserer Häuser und von gewöhnlichen Haushaltsgeräten wie Kühlschränken oder Haartrocknern erzeugt werden. Es gibt keinen Zauberstab, mit dem sich der Elektrosmog einfach aus unserem Leben entfernen ließe. Aber diesem Buch wird es hoffentlich gelingen, Ihnen die Wahrheit und die Konsequenzen zu zeigen, die hinter diesem unkartierten Gelände stecken, und Ihnen praktikable Lösungen anzubieten. Zunächst jedoch brauchen Sie mehr konkrete Informationen darüber, wie Ihre Welt in einem Meer unsichtbarer Ströme wirbelt. Genau diese Informationen finden Sie im nächsten Kapitel.

Kapitel 2

Störungen des Energiekörpers

Beginnen wir mit einem kleinen Experiment:

Wir wollen eine Zeitreise in die Vergangenheit unternehmen und dann einen Zeitsprung machen, um eine Vorstellung davon zu bekommen, wie unsere Technologie in den letzten fünfzig Jahren angewachsen ist und warum wir heute viel zu vielen elektromagnetischen Feldern (EMFs) ausgesetzt sind.

Wenn Sie vierzig Jahre oder älter sind, dann schließen Sie jetzt die Augen und denken Sie an die Wohnung, in der Sie als Kind gelebt haben. Wenn Sie jünger als vierzig sind, denken Sie daran zurück, wie es bei Ihren Großeltern aussah, als Sie ein Kind waren.

Gehen Sie nun in Gedanken durch das Haus oder die Wohnung. Während Sie von einem Zimmer zum nächsten schlendern, machen Sie eine kurze Bestandsaufnahme, welche elektrischen oder elektronischen Geräte es jeweils in jedem Raum gibt.

Wenn Ihre Familie einigermaßen typisch war, wird Ihre Liste am Ende wahrscheinlich so aussehen:

- **Elternschlafzimmer:** Radiowecker oder elektrischer Wecker, falls der Wecker keinen Handaufzug hat.
- **Kinderzimmer 1:** Radiowecker oder elektrischer Wecker, falls der Wecker keinen Handaufzug hat.
- **Kinderzimmer 2:** Radiowecker oder elektrischer Wecker, falls der Wecker keinen Handaufzug hat.
- **Badezimmer:** keine elektrischen Geräte, höchstens ein elektrischer Rasierer.
- **Wohnzimmer:** Fernseher, (vielleicht) Stereoanlage, Telefon.
- **Küche:** Herd, Kühlschrank, (vielleicht) Spülmaschine, Mixer, Dosenöffner, Elektromesser, Toaster, Telefon.
- **Gesamtinventar:** 15

Und wenn Sie eine ähnliche Bestandsaufnahme in Ihrem heutigen Heim machen?

- **Elternschlafzimmer:** Fernseher, Festplattenrekorder, Kabelkasten, DVD-Spieler, Fernbedienung für den Fernseher, Fernbedienung für den Festplattenrekorder, Fernbedienung für den Kabelkasten, Fernbedienung für den DVD-Spieler, Handy, Ladegerät fürs Handy, iPod, Ladegerät für das iPod, Dockingstation für das iPod, Fernbedienung für die iPod-Dockingstation, digitaler Bilderrahmen, Luftreiniger, Wecker, schnurloses Telefon, elektronischer Organizer.
- **Kinderzimmer 1:** Fernseher, Festplattenrekorder, Kabelkasten, DVD-Spieler, Fernbedienung für den Fernseher, Fernbedienung für den Festplattenrekorder, Fernbedienung für den Kabelkasten, Fernbedienung für den DVD-Spieler, Handy, Ladegerät fürs Handy, iPod, Ladegerät für das iPod, Dockingstation für das

iPod, Fernbedienung für die iPod-Dockingstation, Bluetooth-Headset, Ladegerät für das Bluetooth-Headset, Computermonitor, kabellose Maus, kabellose Tastatur, Drucker, Scanner, Digitalkamera, digitaler Bilderrahmen, Luftreiniger, Wecker.

* **Kinderzimmer 2:** Fernseher, Festplattenrekorder, Kabelkasten, DVD-Spieler, Fernbedienung für den Fernseher, Fernbedienung für den Festplattenrekorder, Fernbedienung für den Kabelkasten, Fernbedienung für den DVD-Spieler, Handy, Ladegerät fürs Handy, iPod, Ladegerät für das iPod, Dockingstation für das iPod, Fernbedienung für die iPod-Dockingstation, Bluetooth-Headset, Ladegerät für das Bluetooth-Headset, Computermonitor, kabellose Maus, kabellose Tastatur, Drucker, Scanner, Digitalkamera, digitaler Bilderrahmen, Luftreiniger, Wecker.

* **Badezimmer:** Waschmaschine, Akku-Zahnbürste, Akku-Rasierer, Lockenstab, Haartrockner, Digitalwaage/Körperfettanalyse-Waage.

* **Wohnzimmer:** Heimkino (mit riesigem Flachbild-Fernseher, Festplattenrekorder, Kabelkasten, DVD-Spieler, Stereo-Surroundboxen), Dockingstation für das iPod, Fernbedienung für den Fernseher, Fernbedienung für den Festplattenrekorder, Fernbedienung für den Kabelkasten, Fernbedienung für den DVD-Spieler, Fernbedienung für das Lautsprechersystem, Fernbedienung für die iPod-Dockingstation, Computer, Monitor, kabellose Maus, kabellose Tastatur, Drucker, Scanner, Digitalkamera, digitaler Bilderrahmen, Luftreiniger, digitales Thermostat, schnurloses Telefon, WLAN-Router.

* **Esszimmer:** Dockingstation für das iPod, Fernbedienung für die iPod-Dockingstation, digitaler Bilderrahmen, Luftreiniger, schnurloses Telefon, drahtloses Überwachungssystem.

◆ **Küche:** Herd, Kühlschrank, Mikrowelle, Spülmaschine, Mixer, Toaster, Küchenmaschine, Kabelkasten, DVD-Spieler, Dockingstation für das iPod, Fernbedienung für den Festplattenrekorder, Fernbedienung für den Kabelkasten, Fernbedienung für den DVD-Spieler, Fernbedienung für die iPod-Dockingstation, Kaffee- oder Espressomaschine (oder beides), Wasserfiltersystem, schnurloses Telefon, Akku-Taschenlampe, Akku-Staubsauger.

◆ **Gesamtinventar:** über 120

Unter Strom

Was geht hier eigentlich vor?

Wir stehen »unter Strom«.

Wenn Sie sich genau ansehen, was Sie an einem einzigen typischen Tag tun, dann werden Sie rasch erkennen, dass eine neue Art unsichtbarer Umweltverschmutzung Sie überall umgibt und, wie Sie erfahren werden, auch in Ihr Inneres eindringt, und das vierundzwanzig Stunden am Tag und sieben Tage in der Woche. Zugegeben, wahrscheinlich haben Sie nicht alle diese elektronischen Spielereien im Haus, und nicht alle diese modernen Wunderwerke geben eine gefährliche Strahlung ab. Außerdem, sehen wir den Tatsachen ins Auge, wie viel Zeit verbringen Sie direkt neben Ihrer elektrischen Kaffeemaschine? Wie lange Sie einer Strahlung ausgesetzt sind, ist für Ihre Gesundheit oft viel entscheidender als die Stärke des elektrischen, magnetischen oder des Hochfrequenzfeldes, und das wird eine sehr wichtige Rolle spielen, wenn wir uns in einem späteren Kapitel auf den Weg machen, alle Räume im Haus so weit wie möglich von elektromagnetischen Feldern zu befreien. Aber ich wollte Ihnen mit dieser langen Liste einen Eindruck davon vermitteln, wie sehr sich unser Leben im digitalen Zeitalter geändert hat – und um wie viel mehr als unsere Großeltern wir elektromagnetischen Feldern ausgesetzt sind.

Denken Sie daran, was Sie heute getan haben:

Beim Aufwachen konnten Sie vielleicht schon den Duft des Kaffees riechen, den Ihre elektrische Kaffeemaschine genau nach ihren Wünschen zubereitet hat, zu genau dem Zeitpunkt, den Sie gestern Abend auf dem Timer eingestellt haben. Vielleicht sind Sie nach unten gegangen, haben die Neonbeleuchtung in der Küche eingeschaltet, ein Tiefkühlfrühstück in die Mikrowelle gestellt und die erste Tasse Kaffee getrunken, während Sie darauf warteten, dass es heiß wurde. Vielleicht waren Sie ungeduldig und haben schon zu Hause auf Ihrem Smartphone oder Handy die E-Mails abgerufen und anschließend die Verkehrsnachrichten und den Wetterbericht hochgeladen. Danach sind Sie ins Bad gegangen und waren begeistert, dass die neue Heißwasseranlage Ihnen gestattete, lange und genüsslich zu duschen.

Anschließend sind Sie mit einem elektrischen Pendlerzug oder der U-Bahn zur Arbeit gefahren. Falls Sie das Auto genommen haben, ist Ihnen wahrscheinlich gar nicht aufgefallen, auf wie vielen Dächern Mobilfunkantennen installiert sind oder wie viele riesige Hochspannungsmasten wie Science-Fiction-Giganten überall herumstehen. Bei einem Blick in den Nachbarwagen haben Sie vermutlich jemand anders gesehen, der wie Sie selbst über Handy telefonierte und ebenfalls schon auf dem Weg ins Büro seinen Arbeitstag begonnen hatte. Bei Ihrer Ankunft am

Arbeitsplatz sind Sie wahrscheinlich durch eine automatische Tür gegangen, haben den Aufzug zum Büro genommen, die Deckenbeleuchtung eingeschaltet und den Computer hochgefahren.

Am Ende des Tages läuft alles in umgekehrter Reihenfolge ab. Vielleicht halten Sie auf dem Heimweg noch beim Supermarkt, um ein paar Lebensmittel zu kaufen, die eine Kassiererin über die Scannerkasse zieht und in eine Tüte packt. Wenn Sie ohne Fertigprodukte kochen, heizen Sie den Backofen vor, tauen das Hühnchen in der Mikrowelle auf und schmoren es im Ofen. Aus den Kartoffeln, die Sie auf der Elektroplatte gekocht haben, machen Sie mit dem elektrischen Mixer Kartoffelbrei, und die Dose grüne Bohnen öffnen Sie mit dem elektrischen Dosenöffner.

Vielleicht sitzen Sie in einem bequemen automatischen Massagesessel, bevor Sie abends auf dem Laptop noch einen Bericht fertig schreiben, oder Sie kuscheln mit Ihrem achtjährigen Sohn, der seine Hausaufgaben macht und Sie anschließend zum Online-Scrabble herausfordert. Vielleicht schauen Sie noch etwas Satelliten-TV, bevor Sie ins Bett gehen und dort nach der Fernbedienung für die Einstellung von Lattenrost und Matratze angeln.

Alles was Sie getan haben, vom Kaffee kochen über das Duschen, den Weg zur Arbeit, die Einkäufe bis zum ins Bett gehen, hat Sie mehr oder weniger starken elektromagnetischen Feldern ausgesetzt, die als unsichtbare Kraftfelder jedes elektrische Gerät umgeben. Vielen Leuten scheinen diese unsichtbaren Felder keine Probleme zu machen; sie haben keine Symptome – zumindest keine für sie selbst erkennbaren. Manche dagegen scheinen sich auf etwas einzuschwingen, das andere weder sehen noch berühren noch spüren können.

Von der Elektrizität zum Elektrosmog

Mit dem Siegeszug der Glühbirne – nur wenige andere Erfindungen haben unser Leben in den letzten zehntausend Jahren stärker verändert – hat alles begonnen. Im Oktober 1882 baute Thomas Edison die erste elektrische Anlage, die nicht mehr als 1300 Straßenlaternen und Wohnungen in New York City mit Strom versorgte. Was folgte, war eine beispiellose Lawine von Erfindungen, die Elektrizität einsetzten, um für mehr Produktivität und Wohlstand zu sorgen und mehr Sicherheit und Gesundheit zu gewähren als je zuvor. Allein in der ersten Hälfte des 20. Jahrhunderts entstanden viele neue elektrisch betriebene Erfindungen, vom Fließband über die Druckerpresse, das Elektrokardiogramm und Röntgengeräte bis zu Radios, Radar, Fernsehgeräten und Computern.

In den letzten fünfzehn Jahren hat sich das neueste elektronische Wunder – die Drahtlos-Technologie – wie ein Schwamm im Wasser ausgedehnt. Heute gibt es in Deutschland mehr Mobiltelefone als Einwohner. Rein rechnerisch kommen auf jeden Deutschen 1,3 Handys. Immer mehr Menschen erhalten ihre Fernsehsendungen über Satellit – Sport, Musik, Komödien und Dramen, die von einer Metallschüssel auf dem Dach oder an der Hauswand empfangen werden. Und es ist unmöglich, bei in einem Café der amerikanischen Kette »Starbucks« eine Tasse Kaffee zu trinken, ohne Wi-Fi ausgesetzt zu sein, dem drahtlosen Netzwerk, über das wir im Internet surfen können, während wir unseren Latte schlürfen.

Und doch verstehen wir die potenziellen Konsequenzen unserer neuesten Entdeckungen vielleicht nicht besser, als unsere urzeitlichen Vorfahren die Gefahren des Feuers verstanden.

Als Forscherin, Autorin und Lehrerin habe ich in den letzten zehn Jahren meiner klinischen Praxis bei meinen Klienten seltsame Symptombilder gesehen, die sich jeder Diagnose widersetzen und auf individuell zugeschnittene Diäten ebenso wenig reagieren wie auf präzise auf Mangelerscheinungen abgestimmte Nahrungsergänzungen, auf hochmodernes Training ebenso wenig wie auf klinische Tests und sogar auf beträchtliche Änderungen im Lebensstil. Typische Beispiele sind diese sehr unterschiedlichen, aber allesamt rätselhaften Fallgeschichten:

Frisch aus dem College zieht eine jung verheiratete Frau mit ihrem Mann in eine Gegend, die der gesündeste Ort der Welt sein sollte – auf eine Farm im amerikanischen Kernland. Innerhalb von sechs Monaten ist die Dreiundzwanzigjährige so schwach geworden, dass sie kaum noch die Treppen bewältigen kann. Sie leidet täglich unter Kopfschmerzen, Kreislaufproblemen und Hitzewallungen. Jeden Morgen wacht sie mit dem Gefühl auf, als sei sie »vor einen Lkw gelaufen und anschließend von einem Zug überfahren worden«. Ihr Arzt sagt ihr, sie habe das chronische Müdigkeitssyndrom.

Eine Ärztin leidet an ihrem Arbeitsplatz in der Notaufnahme unter wahnsinnigen Kopfschmerzen, Schwindel und Muskelschwäche, so dass sie nicht mehr fähig ist, einen Patienten zu intubieren oder auch nur für ein Foto zu lächeln. Schließlich färben sich ihre Arme und Beine blau, ihre Sehfähigkeit schwindet, und ihr Herz fühlt sich so zusammengedrückt an, »als sei es leer«. Ein Arzt erklärt sie für geisteskrank.

Eine fähige Redakteurin, die seit Jahren mit dem Zug zu ihrem New Yorker Büro fährt, leidet morgens und abends während der Fahrt plötzlich unter Übelkeit. Sie hält das für eine Stressreaktion, aber der Zustand zehrt so an ihren Kräften, dass sie darüber nachdenkt, ihren Job aufzugeben, obwohl sie ihn liebt.

Die Eltern eines jungen Wall-Street-Händlers – er verbringt seinen Arbeitstag überwiegend mit je einem Handy an beiden Ohren – machen sich Sorgen, weil sich der Gesundheitszustand ihres Sohnes in den letzten drei Jahren kontinuierlich verschlechtert hat. Die Diagnosen während dieser Zeit lauteten unter anderem Autoimmunstörung, Parasiten und Quecksilbervergiftung.

Ein Angehöriger der Canadian Navy, der kürzlich sein Ingenieurstudium abgeschlossen hat, leidet unter so massiver Müdigkeit, dass er in seiner Mittagspause schlafen muss. Im Lauf der Zeit entwickelt er chronische Atemwegsinfektionen, Übelkeit, Verdauungsstörungen, Herzklopfen und Konzentrationsprobleme. Die Diagnose lautet Stress.

Ein Dreizehnjähriger, der sich normalerweise ordentlich benimmt und ein guter Schüler ist, entwickelt plötzlich eine Verhaltensstörung. Seltsamerweise zeigt sie sich nur zu einer bestimmten Tageszeit, was für seine Eltern und Ärzte rätselhaft ist.

Des Rätsels Lösung

Während der letzten zehn Jahre habe ich selbst einige dieser verwirrenden Symptome gehabt, und auch bei mir hat keine Behandlung geholfen. 2005 wurde ein (zum Glück) gutartiger Tumor der Ohrspeicheldrüse diagnostiziert, einer Speicheldrüse, die direkt unterhalb des Ohrläppchens liegt. Wie ich dazu gekommen war, konnte nicht einmal mein Arzt erklären. Es ist ein sehr seltener Tumor, der meist durch radioaktive Strahlung verursacht wird.[1] Ich wohnte nicht in der Nähe eines Kernkraftwerks, hatte nicht außergewöhnlich viele Röntgenuntersuchungen oder sonstige Strahlenbelastungen durch medizinische Tests gehabt, und abgesehen von einer kurzen Zeit, in der ich als Ernährungsberaterin in einem Krankenhaus gearbeitet hatte, hatte ich mich nie in der Nähe eines Computertomographen oder Kernspintomographen aufgehalten. Aber ich begann meine Untersuchungen, einer Eingebung folgend, mit einer Theorie: Was, wenn diese sechs Leute und ich unter einer Umweltkrankheit leiden würden, die durch etwas verursacht wurde, dem wir täglich ausgesetzt sind, das wir jedoch für harmlos halten?

Warum Sicherheitsstandards unsere Sicherheit nicht garantieren

Es gibt noch einen weiteren Faktor, der uns für die Auswirkungen elektromagnetischer Felder anfällig macht: Die gesetzlichen Sicherheitsstandards sind, kurz gesagt, veraltet. Zum einen gründen sie sich allein darauf, ob ein EMF (Elektromagnetisches Feld) einen Elektroschock (akute Reizwirkung) oder Verbrennungen (thermische Wirkung) auslösen kann. (Extrem niedrige Frequenzen, so genannte ELFs, und auch Mikrowellen gehören zu den nicht ionisierenden Strahlen, was einfach bedeutet, dass sie nicht stark genug sind, um Elektronen aus Atomen oder Molekülen abzuspalten.) Eine wachsende Zahl von Untersuchungen hat schädigende Wirkungen weit unterhalb der thermischen Schwelle oder der akuten Reizschwelle nachgewiesen. In den frühesten Studien stiegen die Leukämieraten bei Kindern, die in der Nähe von Hochspannungsleitungen lebten, obwohl das gemessene Feld tausendmal schwächer war als die für unschädlich gehaltene Strahlung.

Sogar Regierungsexperten zeigten sich besorgt darüber, dass die aktuellen Sicherheitsrichtlinien nicht ausreichend sein könnten. 1999 kam die Radiofrequency Interagency Working Group – zusammengesetzt aus Regierungsbehörden, die mit Hochfrequenzproblemen zu tun haben – zu dem Schluss, dass die damaligen Sicherheitsstandards (und daran hat sich bis heute nichts geändert) »die Öffentlichkeit vielleicht nicht angemessen schützen«. Unter anderem erwähnte die Gruppe, dass es zu wenige Untersuchungen über die langfristigen Auswirkungen bei Menschen gebe, die dauerhaft einer geringen Strahlung ausgesetzt sind. Außerdem wurde bemängelt, dass die Standardwerte auf den durchschnittlichen erwachsenen Mann (als »durchschnittliche« Person) bezogen sind, so dass Frauen, die meist kleiner sind, sowie Kinder, die sehr viel kleiner sind und in deren wachsenden Gehirnen und Körpern sehr viel mehr Zellaktivität stattfindet, davon nicht erfasst werden und extrem gefährdet sein könnten.[2]

Die ersten Sicherheitsstandards für alle Arten von elektromagnetischer Strahlung wurden in den vierziger und frühen fünfziger Jahren des 20. Jahrhunderts entwickelt. Sie waren ein Ergebnis der Sorge um die Leute, die Radaranlagen bedienten und unter einer Vielzahl von Symptomen litten, beispielsweise Unfruchtbarkeit, innere Blutungen, Katarakte, Kopfschmerzen und Hirntumoren. Man befürchtete, diese Beschwerden könnten von den Radarstrahlen verursacht werden, die im Frequenzspektrum direkt zwischen den Funkfrequenzen und der infraroten Strahlung liegen. Mehrere Organisationen – verschiedene Industrieverbände, einschließlich der Versorgungsunternehmen und Technologiehersteller – wirkten bei der Entwicklung dieser Sicherheitswerte mit. Die festgelegten Standards wurden von Regierungsbehörden übernommen, die EMF-Anlagen beaufsichtigen, von der Federal Communications Commission (FCC) bis zur U.S. Food and Drug Administration (FDA). Trotz vieler Beweise für die Unzulänglichkeit der Standards – mehr als ich hier dargestellt habe – sind sie bisher nicht geändert worden, weil die Verantwortlichen die Beweise nicht »stichhaltig« finden. Wie die EMF-Experten und Aktivisten Cindy Sage und David Carpenter in ihrem Bericht schrieben, der im August 2009 in der Zeitschrift Pathophysiology veröffentlicht wurde: »Diese Institutionen nehmen an, ... dass nur schlüssige (absolut sichere) wissenschaftliche Beweise ausreichende Gründe für eine Änderung sein können, und weigern sich, auf der Basis einer wachsenden Zahl von Indizien zu handeln, die eine frühe, aber folgerichtige Warnung vor Risiken darstellen.«[3]

Immerhin wartete die Regierung auch nicht bis zum absoluten Beweis ab, bevor sie 1966 düstere Warnungen auf Zigarettenpackungen drucken ließ: Der Zusammenhang zwischen dem Rauchen und Krankheiten wie Leukämie, Katarakte, Lungenentzündung, Aneurysmen und Magenkrebs wurde endgültig erst 2004 bestätigt. Manchmal reicht wachsames Abwarten einfach nicht aus.

In der Geschichte finden sich etliche Hinweise auf Zusammenhänge, die meine Befürchtungen unterstützen. Viele angesehene Historiker glauben, dass die alten Römer die erste Gesellschaft waren, die durch Umweltgifte zerstört wurde. Reiche Römer bemalten die Wände ihrer Häuser mit bleihaltigen Farben. Sie benutzten das Schwermetall für alles, von Wasserleitungen bis zu Spielzeugen, Statuen, Kosmetika, Särgen und Dächern. Aber in einem Artikel für das *New England Journal of Medicine* erläuterte Jerome Nriagu, der als Umweltchemiker an der University of Michigan über Bleivergiftungen forscht, dass es wahrscheinlich der üppige Weinkonsum der Römer war, der ihnen die größte Giftdosis bescherte.[4]

Die Römer würzten ihren Wein, indem sie den Traubensaft in Töpfen aus Blei oder in bleiverkleideten Kupferkesseln köchelten, was sich nicht nur auf den Geschmack auswirkte, sondern auch die Haltbarkeit verbesserte. Blei schmeckt süß, und dadurch wurde auch der Wein süßer – wodurch das Metall sich den

Ruf eines süßen Giftes erwarb. Allein mit dem Wein könnte ein Römer bis zu 20 mg Blei pro Tag aufgenommen haben, genug für eine chronische Bleivergiftung, verminderte Fruchtbarkeit und geistige und emotionale Störungen.[5]

Nachdem ich mehr als ein Jahr recherchiert habe, bin ich zu dem Schluss gekommen, dass wir, wie die alten Römer, einer »neuen« unsichtbaren Umweltverschmutzung ausgesetzt sind, die uns das Leben »versüßt« – und es zweifellos bequemer macht –, aber gewaltige und unvorhergesehene Nebenwirkungen mit sich bringt.

Man nennt sie Elektrosmog. Er ist geruchlos, farblos, unsichtbar und umgibt Sie wahrscheinlich genau jetzt. Wie Sara Shannon in ihrem 1993 erschienenen Buch *Technology's Curse: Diet for the Atomic Age* über niederfrequente Strahlung geschrieben hat: »Man kann sie nicht sehen, fühlen oder hören. Sie ist geschmacklos und geruchlos. Sie befindet sich in unserer Nahrung und in der Luft, in unserem Blut und unseren Knochen, und sie kann in unserer Asche zurückbleiben, um jemand anderen zu vergiften.«[6]

Unser »süßes Gift« sind die Elektromagnetischen Felder (EMF) all dieser technischen Erfindungen, die uns das Leben leichter machen: unsere Mobiltelefone, Organizer, drahtlosen Netzwerke, Funkmasten und Fernsehtürme, Hochspannungsleitungen, Neonleuchten und sogar die Elektroleitungen, die unsere Fernseher, Computer und Wecker mit Strom versorgen. Vierundzwanzig Stunden am Tag und sieben Tage in der Woche sind wir umgeben von unzähligen Frequenzen und Wellenlängen. Manche Schätzungen gehen davon aus, dass wir täglich hundert Millionen Mal mehr elektromagnetische Strahlung abbekommen als unsere Großeltern. Sie fließt um uns und in uns, und sie stört die grundlegenden elektrischen Lebenskräfte des Körpers samt der Kommunikation zwischen unseren Zellen, die ihnen sagt, wie sie wachsen, sich entwickeln, sich teilen und sogar wann sie sterben sollen.

Erinnern Sie sich an die sechs Leute mit den seltsamen Symptomen? Sie haben schließlich genau wie ich den Ursprung ihrer geheimnisvollen Beschwerden aufgedeckt. Sie standen unter Strom.

Die Symptome der jung verheirateten Frau wurden durch elektrische Ströme verursacht, die durch die Erde flossen und über das hauseigene elektrische System und die Wasserleitungen ins Haus gelangten.

Die Notärztin war zu Hause Schimmelpilzgiften ausgesetzt und hatte dadurch eine multiple Sensitivität gegenüber alltäglichen Chemikalien und elektromagnetischen Feldern entwickelt.

Die Redakteurin entdeckte zufällig, dass ihre Symptome verschwanden, wenn sie während der Zugfahrt in einem Waggon saß, in dem der Betrieb von Mobiltelefonen, Black-Berrys und Laptops verboten war.

Nach monatelangen Recherchen fand die Mutter des Dreizehnjährigen heraus, dass seine plötzlichen Verhaltensänderungen immer dann auftraten, wenn ein Radarstrahl vom nahe gelegenen Flottenstützpunkt über das Haus strich. Die Familie zog um, und die Verhaltensprobleme des Jungen verschwanden.

Der Wall-Street-Händler war gezwungen, seinen lukrativen Job aufzugeben, um von dem summenden Bienenstock der elektronischen Geräte auf dem Börsenparkett wegzukommen. Heute verdient er weniger Geld, ist dafür aber symptomfrei.

Der Ingenieur konnte seinen Job behalten, weil sein Arbeitgeber – die kanadische Regierung – ihm ein abgeschirmtes Büro zur Verfügung stellte, um ihn vor dem Radar und anderen Geräten zu schützen, die seine chronische Krankheit verursachten.

In meinem Fall waren Computer und Mobiltelefon, an die ich jahrelang gefesselt war, während ich zahllose Bücher schrieb und vermarktete, die Ursache meiner Beschwerden, also genau die Geräte, von denen meine Karriere abhing. Mein Ohrspeicheldrüsentumor gehörte zu einer von mehreren Tumorarten, die mit der Benutzung von Handys in Verbindung gebracht werden – und er trat auf, nachdem ich mehrere Jahre ständig unterwegs gewesen war und in Autos, Zügen und Flugzeugen buchstäblich von meinem Mobiltelefon gelebt hatte.[7]

Ich verzichte heute zwar weder auf mein Handy noch auf meinen Computer, aber ich verbringe nicht mehr viele Stunden am Stück mit ihnen. Ich habe gelernt, um die moderne Technologie herumzuarbeiten – und damit lebe ich gut und glücklich.

Dieses Buch gründet sich also auf meine eigene Erfahrung und meine nachfolgenden Recherchen. Sie erfahren hier meine Geheimnisse für eine friedliche Koexistenz mit allem, von Ihrem Handy bis zu den Funkmasten, die Ihre Telefongespräche erst möglich machen. Ich beglückwünsche Sie zum Kauf dieses Buchs, denn damit haben Sie bewiesen, dass Sie bereits darauf aufmerksam geworden sind – und vielleicht sogar ein wenig besorgt darüber –, dass manches in unserer heutigen Welt einfach nicht in Ordnung ist.

Warum fühle ich mich so?

Vielleicht haben auch Sie seltsame Symptome wie die Leute, von denen ich hier berichtet habe, und von denen Sie die meisten in späteren Kapiteln wiedertreffen werden. Vielleicht vermuten Sie schon länger, dass modernen Krankheiten wie Schlaflosigkeit, chronische Müdigkeit, Fibromyalgie, Depression, Ängste und die wachsende Zahl von Krebserkrankungen und Hirntumoren, besonders bei jungen Leuten, eine gemeinsame Ursache zugrunde liegt, die etwas mit unserer Umwelt zu tun hat. Samuel Milham vom Washington State Department of Health schrieb 2009 in der Zeitschrift *Medical Hypothesis*, er habe die Zunahme von degenerativen Erkrankungen, Herz-Kreislauf-Erkrankungen und Selbstmorden in den Vereinigten Staaten zurückverfolgt und dabei festgestellt, dass sie sich mit der Elektrifizierung städtischer und ländlicher Gebiete verbreitet hätten, die 1956 abgeschlossen war. Er verglich die amtlichen Krankheits- und Sterblichkeitsstatistiken vor und nach der Elektrifizierung und fand dabei den entscheidenden Moment der Trendwende. Nachdem die landwirtschaftlich genutzten Gebiete elektrifiziert worden waren, kamen dort die mit der modernen Lebensweise verbundenen Krankheiten bald genauso häufig vor wie in den städtischen Gebieten, die schon Ende des 19. Jahrhunderts an die Stromversorgung angeschlossen worden waren.

»Meine Hypothese lautet, dass die epidemische Ausbreitung der so genannten Zivilisationskrankheiten im 20. Jahrhundert, einschließlich Herz-Kreislauf-Erkrankungen, Krebs, Diabetes und Selbstmord, durch die Elektrifizierung und nicht durch die Lebensweise verursacht wurde«, schreibt Milham. »Ein großer Teil dieser Krankheiten könnte deshalb vermeidbar sein.«[8]

Ich halte sie ebenfalls für vermeidbar. Wenn Sie neugierig genug waren, mit der Lektüre dieses Buches zu beginnen, dann haben Sie gewiss auch den Mut, aktiv zu werden und Ihr Wissen zu nutzen, um die notwendigen Schritte für mehr Gesundheit, Glück und Seelenfrieden zu unternehmen. Und ich kann Ihnen versichern, dass die meisten dieser Schritte hier beschrieben werden – ich habe sie selbst gemacht.

Allergisch gegen die digitale Welt

Wie konnten wir allergisch gegen eine Energie werden, die seit Anbeginn der Zeit zu unserem Leben gehört? Sogar wenn wir unsere Uhren auf die Zeit vor 1882 zurückdrehen könnten, als Edisons Stromkraftwerk eine soziale, wissenschaftliche und industrielle Revolution auslöste, wären wir immer noch der elektromagnetischen Energie ausgesetzt.

Wir und das Universum, in dem wir leben, erzeugen ein Meer natürlicher und unnatürlicher elektrischer und magnetischer Felder, in denen und mit denen wir leben. Die Erde beispielsweise pulsiert wie ein kleiner Motor mit etwa 8 Hz (Schumann-Resonanzen).

Unser Körper ist, wie in Kapitel 1 beschrieben, eine elektromagnetische Maschine. Ohne elektrische Impulse könnten wir keinen Muskel bewegen und keinen Gedanken fassen – und wo immer es Elektrizität gibt, wird gleichzeitig ein elektrisches Feld und bei fließendem Strom zusätzlich ein magnetisches Feld erzeugt, weshalb wir beide im Wort *elektromagnetisch* zusammenfassen.

Wie schon in Kapitel 1 erwähnt, haben sich unsere Körper über Äonen hinweg an die niedrige Energie dieser natürlichen elektromagnetischen Felder und der von ihnen erzeugten Wellenlängen und Frequenzen gewöhnt. Tatsächlich spielen sie eine positive und wichtige Rolle für das gesamte Leben auf der Erde. Wir Menschen nehmen sie zwar kaum noch wahr, aber Tiere tanzen immer noch nach ihrer stummen Melodie. Man erkennt es an ihrem Verhalten und an ihrer Fähigkeit, Erdbeben, Wirbelstürme und Tsunamis vorherzusagen – nicht aufgrund irgendwelcher übernatürlicher Kräfte, sondern dank ihrer Empfindlichkeit gegenüber dem elektromagnetischen Summen und den elektrostatischen Ladungen in der Luft. Das zeigt sich in den Wanderrouten der Zugvögel und anderer Tiere, die von Natur aus einer unbekannten inneren Antenne zu folgen scheinen.[9]

Viele Wissenschaftler vermuten inzwischen, das Geheimnis ihres mysteriösen Wissens könnte der Magnetit sind, ein Mineral, das ähnlich magnetisch ist wie Eisen und sich im Gewebe vieler Lebewesen befindet: in der Augenregion von Vögeln, in den Furchen von Fischkörpern, in den Zähnen von Meeresweichtieren und im Bauch von Bienen. Es verbindet die Tiere mit den elektromagnetischen Feldern der Erde und sorgt dafür, dass sie sozusagen eingestöpselt bleiben in den Stromkreis der Erdenergie.[10]

Und Magnetit befindet sich auch in unserem Inneren. Kleine Mengen dieser magnetischen Substanz sind in unserem Hirngewebe, in der Blut-Hirn-Schranke und im Knochen oberhalb der Augen und Nebenhöhlen des Menschen. Niemand weiß, wie sich dieser Kompass in unserem Inneren auswirkt. Aber wir wissen sehr wohl, dass es ein schmales Band elektromagnetischer Frequenzen gibt, auf das die Hirnzellen von Tieren und Menschen günstig reagieren, und dieses Band entspricht grob den Frequenzen, die durch natürliche elektromagnetische Felder unserer Welt erzeugt werden.[11]

Allmählich beginnen wir auch zu verstehen, dass die Verbreitung von Technologien uns zwar manchen sozialen und ökonomischen Fortschritt beschert hat, letzten Endes aber vielleicht eine toxische Belastung erzeugt haben könnte, die für manchen Organismus nicht mehr zu bewältigen ist, so wie mancher Körper auch nicht mehr fähig ist, die Wirkungen der Pestizide, Kunststoffe und Schwermetalle in der Umwelt zu neutralisieren. Viele Experten teilen meine Überzeugung, dass diese unsichtbaren Felder mit daran beteiligt sind, uns krank zu machen. Ich bin jedenfalls völlig überzeugt, dass sie *mich* krank gemacht haben.

Fachsprache

Die Sprache der elektromagnetischen Felder, die zu einem großen Teil aus der Physik stammt, ist ziemlich kompliziert, und deshalb habe ich versucht, in diesem Buch möglichst wenige Fachausdrücke zu benutzen. Einige lassen sich jedoch nicht vermeiden, vor allem wenn es um die Messung elektrischer und magnetischer Felder oder um die Felder von Funkfrequenzen geht. Die folgenden einfachen Definitionen sollten Sie kennen:

Welle/Wellenlänge: Elektrizität wird als Wechselstrom (international unter der englischen Bezeichnung *alternating current*, abgekürzt AC, geläufig) in unsere Haushalte geliefert. Dabei wechselt die elektrische Ladung, die durch die Drähte fließt, in regelmäßigen Abständen (Periode) ihre Richtung, was gewöhnlich in Form einer Sinuswelle dargestellt wird.

Frequenz: Sie beziffert die Anzahl der Perioden, die eine Welle in einem bestimmten Zeitraum durchläuft. In Nordamerika fließen elektrische Ströme mit 60 Perioden pro Sekunde durch die Drähte, während es in Europa 50 Perioden pro Sekunde sind. Das nennt man Wechselstrom.

Gauss/Tesla: Dies sind die Maßeinheiten für magnetische Felder.*

Die vorsichtigsten Wissenschaftler vertreten heute die Ansicht, dass bei den magnetischen Feldern des Wechselstroms ein

---

* Die Maßeinheit Gauss wird heute meist durch die Maßeinheit Tesla ersetzt. Beide Maßeinheiten bezeichnen die magnetische Flussdichte (magnetische Induktion), nicht die magnetische Feldstärke, die in A/m (Ampere/Meter) gemessen wird. Für Messungen in Luft (als »Feld-Medium«) gilt 1 mG = 100 nT (Nanotesla) <=> 125 mA/m. [Anm. d. Übersetzerin]

Maximalwert von einem Milligauss (mG) je Exposition für Menschen unbedenklich ist, während andere Experten auch zwei bis drei mG (200 bis 300 nT) für sicher halten. Das magnetische Feld der Erde misst etwa 0,4 G, ist aber im Gegensatz zu den Wechselfeldern des Wechselstroms ein Gleichfeld, das sich nicht periodisch umpolt und daher biologisch nur wenig aktiv ist.

Warum wir unter Strom stehen

Warum sind wir so empfindlich? Der menschliche Körper, der zu 75 Prozent aus Wasser besteht, leitet Elektrizität. Zudem ist er eine effektive Antenne, die Energie aus der Umgebung aufnimmt. Wenn Sie jemals die Zimmerantenne eines Fernsehers justiert haben, dann wissen Sie, dass allein die Berührung Ihrer Hand das Bild verbessern kann, denn in genau diesem Moment verstärkt Ihr Körper das Antennensignal, da er ja selbst eine Antennenwirkung hat.

Hertz: Dies ist der Ausdruck für Perioden pro Sekunde, zu Ehren von Heinrich Hertz, dem Entdecker der elektromagnetischen Funkwellen. Der Strom, der in den USA in die Haushalte kommt, schwingt mit 60, in Europa mit 50 Hertz (Hz). Sogar unsere Hirnwellen können in Hertz gemessen werden. Wenn wir schlafen, summt unser Gehirn beispielsweise mit 1 Hz oder einer Periode pro Sekunde. Wenn wir denken, ob wir nun ein Problem lösen oder kreativ sind, kann die Schwingungsrate bis zu 40 Hz betragen.

Extrem niederfrequente elektromagnetische Felder (ELFs): Dies sind elektromagnetische Felder im Frequenzspektrum von 1 bis 30 Hz. Unsere gesamte Stromversorgung und unsere Elektrogeräte erzeugen magnetische und elektrische Felder von 60 Hz, in Europa 50 Hz. Diese Felder stellen eine Art nicht-ionisierender Strahlung dar, die keine Elektronen aus Atomen oder Molekülen entfernt. Nur ionisierende Strahlen, also Strahlen von radioaktiven Substanzen und kosmische Strahlen tun das: Das Röntgengerät beim Zahnarzt oder der Computertomograph, der (mit Hilfe von Röntgenstrahlen) Ihren Nierenstein aufgespürt hat, gibt ionisierende Strahlen ab.

Funkfrequenzfelder: Als eine weitere Form nicht-ionisierender Strahlung werden diese hochfrequenten elektromagnetischen Felder (EMF) von Einrichtungen erzeugt, die drahtlos Signale übertragen, beispielsweise Mobilfunkmasten oder Fernsehtürme, sowie von den Geräten, die solche Signale empfangen – Ihr Handy oder Ihr schnurloses Telefon. Die Drahtlos-Technologie arbeitet im Mikrowellenspektrum der Funkfrequenzen.

Menschen sind buchstäblich Gespräche auf zwei Beinen, eine Ansammlung miteinander plaudernder Zellen, die über elektrische Ladungen und Chemikalien mit der Umwelt kommunizieren. Aber wir lernen allmählich, dass diese still-harmonische Unterhaltung plötzlich zu einer Kakophonie wird, wenn sich künstliche elektromagnetische Energien einmischen. Das ist dann so, als würde plötzlich eine Horde von Leuten auftauchen, die so viel Lärm und Geschrei machen, dass man sein eigenes Wort nicht mehr versteht.

Im Kern geschieht genau das, wenn man einem ständig wachsenden Netzwerk elektromagnetischer Felder von unterschiedlicher Größe und Stärke ausgesetzt ist, an die der Organismus nicht gewöhnt ist.

Menschen sind vor dieser Art von Umweltverschmutzung kaum besser geschützt als vor giftigen Chemikalien, aber einige Ausnahmen gibt es doch. So können beispielsweise niederfrequente elektrische Felder, eine Form von ELFs, nicht vollständig in unseren Körper eindringen. Unsere Zellmembranen blockieren elektrische Felder, wenn auch nicht komplett.[12]

Dennoch reagiert unser Körper auf jedes elektrische Feld, dem wir ausgesetzt sind, und sei es auch nur das 50-Hz-Feld des Elektrorasierers oder Haartrockners. Das damit gleichzeitig einhergehende Magnetfeld durchdringt den Organismus vollständig. Die New York Times-Autorin B. Blake Levitt schreibt in ihrem bahnbrechenden Buch *Electromagnetic Fields: A Consumer's Guide to the Issues and How to Protect Ourselves*, das könnte unsere inneren elektrischen Felder in einer Weise stören und durch die Wechselwirkung mit magnetischen Metallen wie Eisen und Kupfer und geladenen Teilchen in unserem Blut auf bisher unbekannte Weise zu gesundheitlichen Störungen führen.[13]

Die unterbrochene Zellkommunikation

Was also könnte passieren, wenn unser körpereigenes elektromagnetisches Feld auf ein fremdes trifft, das stärker ist als die Felder, an die sich unser Organismus im Lauf der Evolution gewöhnt hat? Zunächst einmal könnte dieses fremde Feld die Botschaften stören, die unsere Körperzellen senden und empfangen – also das, was der verstorbene Arzt und Wissenschaftler W. Ross Adey vom Pettis Memorial Veterans Administration Hospital in Loma Linda, Kalifornien, als »Zellgeflüster« bezeichnet hat.[14]

Bei seinen Experimenten hatte Adey (er war Vorsitzender des National Council on Radiation Committee on Extremely Low Frequency Electromagnetic Fields), festgestellt, dass sowohl sehr niederfrequente Felder wie jene, die von unseren Elektroinstallationen erzeugt werden, als auch die höheren Frequenzen der Funkmasten und Fernsehtürme dieses »Zellgeflüster« unterbrechen oder den elektrischen Impuls löschen können, der Botschaften zwischen den Zellmembranen übermittelt.[15]

Wahrscheinlich haben Sie schon erlebt, dass Sie einen Radiosender verloren oder sogar plötzlich einen anderen empfangen haben, wenn Sie unter Hochspannungsleitungen gefahren oder in die Nähe eines Fernsehturms gekommen sind. Auf ähnliche Weise könnten unsere Zellen, wenn sie denselben elektromagnetischen Kräften ausgesetzt sind, ihre interne Kommunikation einstellen oder Frequenzen von außen aufnehmen, welche die körpereigenen Botschaften durcheinander bringen. Es ist eine Sache, Ihren Lieblingssong im Radio zu verpassen, aber eine ganz andere Sache, wenn ein wichtiger Gedanke – *achte auf das*

Auto da vorne – nicht richtig übertragen wird, weil die Hirnzellen durcheinandergeraten.

Forschungsergebnisse - Was elektromagnetische Felder in unserem Körper bewirken

Hier sind einige wissenschaftliche Erkenntnisse über unsere körperlichen Reaktionen auf eine zu starke Belastung durch elektromagnetische Felder:

> Unsere Zellen werden überwältigt von den Botschaften, die vom Körper selbst und von außen auf sie einstürmen.

Eine Möglichkeit, wie diese künstlichen Felder die normale elektrochemische Kommunikation stören können, besteht darin, dass die Zahl der so genannten Rezeptoren auf der Oberfläche unserer Zellen erhöht wird. Rezeptoren werden oft als Schlüssellöcher beschrieben, in die der Schlüssel – ein chemischer Botenstoff, den man Neurotransmitter nennt – perfekt passt, um die Zelle zu öffnen, damit Informationen aus dem Gehirn oder anderen Körperteilen in ihr Inneres gelangen können. Diese Rezeptoren und Neurotransmitter helfen bei der Übertragung der Botschaften von einer Zelle zur anderen. Der Vorgang gleicht dem Spiel »Stille Post«, aber ohne die Verstümmelung bei der Weitergabe.

Wenn Sie beispielsweise krank oder verletzt sind, dann wollen Sie, dass Ihre Zellen SOS an das Immunsystem funken, damit die Heilung sofort einsetzt. Und wenn Sie ansonsten gesund sind, passiert genau das. Die Zahl der vorhandenen Rezeptoren ist sehr verschieden, und manche Zellen haben so viele, dass sie wahrscheinlich mehr Aktivität anziehen werden als andere mit weniger Rezeptoren.

Wenn eine übermäßige Belastung durch elektromagnetische Felder die Zahl der Rezeptoren erhöht, wächst bei vielen Zellen die Bereitschaft, sich für alle möglichen Botschaften aus Ihrem Körper wie auch aus der Umwelt zu öffnen. Und während Ihre Zellen versuchen, den lebenswichtigen Notruf an das Immunsystem zu schicken, beginnen sie plötzlich, auf andere Stimmen und Anweisungen zu horchen und zu reagieren. Es ist wie bei einem altmodischen Gemeinschaftstelefon: Zu viele Leute reden, und deshalb setzen sich die falschen – oder gar keine – Botschaften durch.[16]

Unsere Zellen verlieren den Zusammenhalt.

Kontrovers diskutierte neue Forschungsergebnisse zeigen eine Möglichkeit, wie die Informationsübertragung zwischen den Zellen unterbrochen werden kann. Bei den Untersuchungen wurde festgestellt, dass sogar schwache elektromagnetische Felder die zarten Zellmembranen verletzen können, so dass Kalzium aus den Zellen austritt und gleichzeitig die Art und Weise verändert wird, wie Kalzium-Ionen – elektrisch geladene Kalziumatome – an der Membranoberfläche andocken. Adey und seine Kollegen entdeckten beispielsweise, dass aus den Hirnzellen frisch geschlüpfter Küken Kalzium-Ionen austreten, wenn man sie einer Frequenz von 16 Hz aussetzt.[17] Da Kalzium-Ionen den Klebstoff bilden, der die nur zwei Moleküle dicken Zellmembranen zusammenhält, besteht die Gefahr, dass sie schwächer werden und reißen, so dass giftige Stoffe in die Zellen gelangen und der ursprüngliche Zellinhalt nach außen sickert. Die Zellmembranen verlieren buchstäblich ihren Zusammenhalt.[18]

Niemand bezweifelt, dass unsere Zellen Kalzium brauchen. Es gibt sogar ein natürliches System, das dafür sorgt, dass sie die richtige Dosis erhalten. Aber was passiert, wenn eine Flut von Kalzium-Ionen durch eine gerissene Membran das Zellinnere überschwemmt? Das hängt davon ab, was die Zellen in diesem Moment gerade tun. Ist jemand krank oder verletzt, sind die Zellen mit der Heilung beschäftigt, und die zusätzlichen Kalzium-Ionen beschleunigen den Prozess.[19]

Wenn Kalzium-Ionen in eine oder mehrere Ihrer hundert Milliarden Hirnzellen einströmen, die geringe Mengen Kalzium brauchen, um Neurotransmitter zu erzeugen, dann kann es sein, dass sie diese chemischen Botenstoffe zu früh, zu häufig oder zur falschen Zeit freisetzen; dadurch können Botschaften erzeugt werden, die Ihnen sagen, dass Sie Schmerzen haben, oder es treten neurologische Symptome wie Kopfschmerzen, eine veränderte Geschmacks- oder Geruchswahrnehmung, Ohrgeräusche oder Taubheit auf. Genau das waren einige der Symptome, unter denen die Menschen litten, die Sie bereits kennen gelernt haben, und einige der Probleme, die Leuten zu schaffen machen, die auf elektromagnetische Felder sehr empfindlich reagieren.[20]

Zu viele Kalzium-Ionen in Ihren Hirnzellen können auch Ihre lebensrettende Fähigkeit beeinträchtigen, Situationen richtig einzuschätzen – beispielsweise wenn Sie am Steuer Ihres Autos sitzen. Der angesehene britische Wissenschaftler Andrew Goldsworthy, Honorarprofessor am Londoner Imperial College, vermutet, dass die wachsende Zahl der Unfälle unter Handynutzern (bei jedem vierten Unfall telefoniert der Fahrer) weniger mit Ablenkung als mit Reaktionsverzögerung zu tun hat, die durch das Einströmen von Kalzium-Ionen in die Hirnzellen verursacht wird. Diese Überflutung erzeugt einen so genannten »mentalen Nebel« falscher Informationen, wodurch der Fahrer nicht mehr fähig ist, beispielsweise auf ein Kind zu reagieren, das auf dem Fahrrad zwischen zwei Autos hervorkommt, oder auf ein Reh, das in der Dämmerung aus dem Wald auf die Straße läuft. Immerhin sind wir am Steuer oft abgelenkt, wenn wir uns mit unserem Beifahrer unterhalten, Radio oder eine CD hören, aber nichts davon wurde bisher mit einem erhöhten Unfallrisiko in Verbindung gebracht. Offensichtlich spielt beim Telefonieren mit dem Handy noch etwas anderes eine Rolle – eine konkrete körperliche Beeinträchtigung.[21]

Und tatsächlich ergab eine australische Untersuchung von Jugendlichen im Alter zwischen zwölf und vierzehn Jahren, dass diejenigen, die ihr Handy am häufigsten benutzten, ein schlechtes Gedächtnis und verzögerte Reaktionen hatten – sogar dann, wenn sie nicht telefonierten.[22]

Chemische Stoffe, die aus den gerissenen Zellen austreten, schädigen die zelluläre DNA.

Unser Körper hat ein faszinierendes Abwehrsystem. So wie die Zellmembranen einen gewissen Schutz vor elektromagnetischen Feldern liefern (wenn auch nicht genug), kann sich eine gesunde Zelle nach einer Verletzung selbst heilen. Bevor sie den Riss in ihrer Membran repariert, wird sie aber wahrscheinlich das Verdauungsenzym DNAase freisetzen, das die DNA zerstören oder schädigen kann, wodurch Ihr genetisches Material durch die Veränderung der Anweisungen für Wachstum, Teilung und Zelltod möglicherweise in eine Vorstufe für Krankheiten verwandelt wird. Studien, in denen Mobilfunksignale verwendet wurden, fanden Hinweise auf genau diese Wirkung. Eine griechische Untersuchung von Fruchtfliegen, deren kurze Lebenszeit sie zu einem perfekten Objekt für die genetische Grundlagenforschung macht, zeigte, dass eine Bestrahlung mit Mobilfunksignalen für eine Zeit von jeweils nur sechs Minuten an sechs Tagen ausreichte, um das Genmaterial in den Zellen, die die Fliegeneier erzeugten, zu fragmentieren – die Hälfte der Eier starb dadurch ab.[23]

Elektromagnetische Felder können die normale Zellteilung stören.

Elektromagnetische Felder können das Erbgut der Zellen auch auf andere Weise beeinträchtigen. Wissenschaftliche Untersuchungen haben ergeben, dass die Teilung und Reproduktion der Zellen beschleunigt werden kann, wenn sie ELFs ausgesetzt sind. Während der Zellteilung, der so genannten Mitose, wird die DNA reproduziert, die Chromosomen reihen sich paarweise auf und trennen sich dann, um eine Tochterzelle zu erzeugen, die das exakte Doppel der Mutterzelle sein sollte. Setzt man aber die Zellen elektromagnetischen Feldern aus, wird dieser Prozess der paarigen Anordnung und anschließenden Trennung der Chromosomen gestört, so dass die beiden neuen Zellen nicht genau dieselbe genetische Information enthalten. Das kann zu einem Durcheinander der Informationen führen. Die Folge?

Eine Schädigung der Fruchtbarkeit oder eines sich entwickelnden Fötus.[24]

Elektromagnetische Felder erzeugen oxidativen Stress, der die DNA und andere physiologische Prozesse zusätzlich schädigt.

In Tierstudien hat man Hinweise darauf gefunden, dass schon elektromagnetische Felder, denen man beispielsweise in der Nähe eines Kühlschranks ausgesetzt ist, freie Radikale erzeugen können, Moleküle, deren Verhalten sich nicht vorhersagen lässt und denen in ihrer chemischen Struktur ein Elektron fehlt, das sie anderen Molekülen zu rauben versuchen. Die lebenswichtigsten Dinge, die wir tun – atmen und essen – lassen unseren Körper mit Sauerstoff reagieren. Das ist völlig normal, doch dieser Prozess kann schiefgehen. Wenn beispielsweise Metall oxidiert, beginnt es zu rosten. Wenn man einen Apfel aufschneidet und ihn an der Luft liegen lässt, werden die Schnittflächen braun. Oxidation kann Fette ranzig werden lassen, weshalb man Ölflaschen fest verschlossen an einem kühlen, dunklen Ort aufbewahren soll. Dasselbe geschieht in unserem Körper. Das Fett wird ranzig – Wissenschaftler sprechen von Lipidperoxidation –, und dadurch können sich in unseren Adern verhärtete Fettklumpen und andere Stoffe bilden, die sich an den Gefäßwänden ablagern und manchmal zum Herzinfarkt oder Hirnschlag führen. Freie Radikale fördern auch die Entwicklung von Arthritis, indem sie die Gelenkflüssigkeit oxidieren lassen, so dass sie die Gelenke nicht mehr ausreichend befeuchtet. Freie Radikale können die DNA in unseren Zellen schädigen, indem sie die Memb-

ranen so stark verhärten, dass die Nährstoffe nicht mehr ins Innere gelangen. Am Ende wird die Zelle so morsch, dass sie
bricht, wodurch Toxine eindringen und Flüssigkeit heraussi-
ckert, bis sie am Ende völlig zusammenfällt. Dieser Prozess gilt
als die Wurzel von Alterungsprozessen und Krankheiten – von
Krebs bis Alzheimer. An der University of Washington stellten
die Wissenschaftler Henry Lai und Narendra P. Singh fest, dass
freie Radikale, die bei einem Wechselfeld von 60 Hz erzeugt
werden – das sind die üblichen Immissionswerte in Häusern, die
keine Leitungsprobleme haben und nicht in der Nähe von Hochspannungsleitungen stehen –, schon nach 24 bis 48 Stunden
Brüche in der DNA der Hirnzellen von Ratten hervorriefen.[24] Wir
Menschen sind davon jeden Tag rund um die Uhr betroffen.

Die Wissenschaft wird auf das Problem aufmerksam

Die Beweise häufen sich. Eine der ersten Untersuchungen, die
magnetische Felder von Starkstromleitungen mit gesundheitlichen Störungen bei Menschen in Verbindung brachte, wurde
1979 von zwei Forschern aus Denver veröffentlicht, der inzwischen verstorbenen Nancy Wertheimer und dem Physiker Ed
Leeper. Ausgehend von Wertheimers Feldstudien über Krebserkrankungen von Kindern im Gebiet von Denver-Boulder berichteten die beiden Wissenschaftler, dass Kinder, die ein oder zwei
Häuser entfernt von einem so genannten Mittelspannungstrans-
formator (die tonnenförmige Vorrichtung, die auf den Strommasten in Ihrer Nachbarschaft angebracht ist) lebten, ein zwei-
bis dreimal so hohes Risiko hatten, an Krebs zu erkranken, vor

allem an Leukämie und Hirntumoren.[26]Eine ähnliche Studie, die 1986 an der University of North Carolina, Chapel Hill, durchgeführt wurde, bestätigte diese Ergebnisse.[27]

Obwohl der Zusammenhang zwischen Leukämie und elektromagnetischen Feldern seitdem bei einer ganzen Reihe von Untersuchungen nicht bestätigt werden konnte, gibt es inzwischen mindestens dreißig Studien, die die ursprüngliche Arbeit von 1979 nicht nur bestätigen, sondern auch Starkstromleitungen, Haartrockner, gewöhnliche Haushaltsgeräte, Videospiele und Mikrowellenherde mit Krebserkrankungen von Kindern in Verbindung bringen.

Der Arzt David Carpenter, Dekan der School of Public Health an der State University von New York, erklärte, er sei überzeugt, dass bis zu 30 % aller Krebserkrankungen bei Kindern durch elektromagnetische Felder verursacht werden.[28] Und dafür muss die Belastung gar nicht besonders hoch sein. In mehreren der erwähnten Studien stieg das Risiko schon, wenn Kinder in der Nähe magnetischer Felder lebten, die tausendmal niedriger waren als die von der International Commission on Non-Ionizing Radiation Protection (ICNIRP) festgelegten Grenzwerte.

Seit der Leeper-Wertheimer-Studie sind Hunderte von Untersuchungen zu dem Ergebnis gekommen, dass die Belastung durch elektromagnetische Felder mit einer Vielzahl gesundheitlicher Probleme verbunden sein können, darunter die Alzheimer-Krankheit, Herzkrankheiten, Amyotrophe Lateralsklerose (ALS oder Lou-Gehrig-Krankheit), Fehlgeburten, angeborene Behinderungen, Unfruchtbarkeit und emotionale Störungen wie Depressionen.

Außerdem erklären jetzt einige Experten, die ausufernden Technologien würden unsere veraltete elektrische Infrastruktur überlasten, so dass wir in unseren Wohnhäusern, Büros und Schulen auch hochfrequenten elektromagnetischen Feldern ausgesetzt seien. Hochspannungsstöße oder elektromagnetische Strahlungen von Funkwellen, Ströme, die an geerdeten Leitungen oder Wasserleitungen entlangfließen, oder hochfrequente Spitzen und Oberwellen (Verzerrungen in der Welle) aus unseren elektrischen Geräten und anderen elektronischen Quellen kontaminieren die niedrigen Frequenzen und erzeugen eine Mischung, die man jetzt als »schmutzige Elektrizität« bezeichnet.

Manche Studien äußern die Vermutung, diese »verrückten« Frequenzen könnten ursächlich für das Sick-Building-Syndrom sein – ein Symptombild, zu dem Kopfschmerzen, Allergien, Müdigkeit, Hautreizungen, depressive Stimmungen und Verhaltensstörungen von Kindern gehören – sowie für manche Fälle von Aufmerksamkeitsdefizitstörung (ADS). Es gibt auch Hinweise auf einen Zusammenhang mit steigenden Blutzuckerwerten bei Diabetikern und zunehmenden Symptomen bei Kranken, die an Multipler Sklerose leiden.

Die Liste wächst weiter

In den letzten fünf Jahren haben neue Forschungsarbeiten ein detaillierteres Bild der Auswirkungen von Elektrosmog auf die menschliche Gesundheit und die Umwelt gezeichnet. Nachfolgend einige Schlaglichter aus den Hunderten von Studien, die ich gelesen habe:

* Das Schwedische Institut für Arbeitsleben untersuchte 2006 die Handy-Gewohnheiten von 900 Personen mit Hirntumoren und stellte dabei fest, dass diejenigen, die ihr Mobiltelefon insgesamt 2000 Stunden benutzt hatten, ein um 240 Prozent höheres Risiko hatten, einen malignen Tumor an der Kopfseite zu entwickeln, an der sie gewöhnlich das Telefon hielten.[29] Zwei Jahre später stellten israelische Forscher fest, dass Leute, die ihr Handy mehrere Stunden täglich an eine Seite des Kopfes hielten, mit 50 Prozent höherer Wahrscheinlichkeit einen seltenen Speicheldrüsentumor (wie meiner) an dieser Seite entwickelten.[30]

* Eine im Juli 2008 in der Fachzeitschrift *Epidemiology* veröffentlichte Studie berichtete, dass Kinder von Müttern, die während der Schwangerschaft ein Mobiltelefon benutzt hatten und ihre Kinder schon im Alter von sieben Jahren ebenfalls mit dem Handy telefonieren ließen, mit 80 Prozent höherer Wahrscheinlichkeit hyperaktiv waren und unter emotionalen Problemen und Verhaltensstörungen litten.[31]

* Bei vielen Untersuchungen wurde festgestellt, dass elektromagnetische Felder die nächtliche Produktion des Hormons Melatonin stören. Melatoninmangel führt zu Schlafstörungen und kann das Immunsystem schwächen.[32]

* Andere Studien und persönliche Berichte verknüpfen sogar minimale Belastungen durch elektromagnetische Felder mit Schlafstörungen, Immunschwäche, veränderten Hirnwellen, Kopfschmerzen, Lichtempfindlichkeit, Herzrhythmusstörungen, chronischer Müdigkeit, Gedächtnisproblemen, Tinnitus, Depressionen – alles Symptome, die zu dem neuen Gesundheitsproblem, der so genannten Elektrosensitivität, gehören.

Der Preis für das Ignorieren früher Warnungen

Wenn Sie in den 1940er- und 1950er-Jahren aufgewachsen sind, war der Besuch im Schuhgeschäft für Sie immer etwas Besonderes, weil es dort ein tolles kleines Spielzeug gab, das Pedaskop, durch das Sie in Ihre Füße hineinsehen konnten. Die Schuhgeschäfte hatten diese Geräte, um die Kinder zu beschäftigen, damit sie die Eltern nicht beim Einkauf störten. Und weil es sich dabei um ein Fluoroskop handelte, bekam der Nachwuchs jedes Mal eine heftige Röntgenstrahldosis ab, während Mutter sich unbesorgt der neuesten Schuhmode widmete.

Das ist nur eine der Gefahren, denen wir ausgesetzt waren – und weiterhin ausgesetzt sind –, wenn die tatsächlichen Auswirkungen einer Technologie entweder unbekannt sind oder ignoriert werden. In den dreißiger und vierziger Jahren wurden Frauen, die unerwünschten Haarwuchs beseitigt haben wollten, mit Röntgenstrahlen behandelt, und dasselbe tat man mit Kindern, die unter Ringelflechten litten. In den dreißiger Jahren wurden Geisteskranke mit Radium behandelt, obwohl dieses Element für den frühen Tod von Marie Curie verantwortlich war, die für ihre Entdeckung gemeinsam mit ihrem Ehemann Pierre 1903 mit dem Physik-Nobelpreis geehrt worden war. Ähnlich erging es Clarence Dally, dem Assistenten von Thomas Edison, dem zunächst der Arm amputiert wurde und der dann 1904 an den Folgen einer übermäßigen Belastung durch Röntgenstrahlen starb. Es waren diese frühen schädlichen Auswirkungen der Strahlung, die Wissenschaftler vermuten ließen, man könne sie vielleicht auch nutzen, um Krebszellen abzutöten.[33]

Das Einsetzen von Regulierungsbehörden war nach dem Zweiten Weltkrieg der erste Schritt zur Entwicklung von Sicherheitsstandards (die natürlich erst nötig werden, wenn man endgültig anerkennt, dass etwas gefährlich ist). Die Forschungsergebnisse eines Epidemiologen, der Ende der fünfziger Jahre festgestellt hatte, dass Kinder, die im Mutterleib Röntgenstrahlen ausgesetzt worden waren, ein höheres Risiko hatten, an Leukämie zu erkranken, stießen zunächst auf Ungläubigkeit, aber nachdem die Untersuchung immer wieder mit stets denselben Ergebnissen wiederholt worden war, bildete sie die Grundlage dafür, dass Geburtshelfer heute auf Röntgenuntersuchungen verzichten. Aber es dauerte sehr lange, bis die Erkenntnisse der ursprünglichen Studie in die Praxis umgesetzt wurden, und man schätzt, dass in der Zwischenzeit etwa fünf Prozent der Krebserkrankungen bei Kindern durch pränatale Röntgenstrahlen verursacht wurden.[34]

Strahlenexperte Barrie Lambert, der darüber ausführlich im *Journal of the European Environment Agency* schreibt und seinem Beitrag den passenden Titel »Radiation: Early Warnings, Late Effects« gibt, führt aus: »Man könnte behaupten, dass diese Leukämiefälle hätten vermieden werden können, wenn man früher auf die Arbeit [der Epidemiologen] reagiert hätte. Ganz ähnlich könnte es uns heute im Hinblick auf die Leukämieerkrankungen von Kindern (...) in den Vereinigten Staaten ergehen«, die durch elektromagnetische Felder herbeigeführt werden.[35]

◆ Es gibt auch mehrere Hinweise darauf, dass elektromagnetische Felder an einigen der größten Umweltprobleme unserer Zeit beteiligt sind. Deutsche Untersuchungen gehen davon aus, dass das Waldsterben (in Deutschland und im Westen der Vereinigten Staaten), das man früher für eine Folge des sauren Regens hielt, durch die permanente Bombardierung mit Feldern aus 50/60-Hz-Stromleitungen und Mobilfunkwellen verursacht sein könnte. Außerdem vermuten einige Forscher, der Elektrosmog könnte zum Teil für Veränderungen von Wettermustern verantwortlich sein, an denen man bisher der globalen Erwärmung die Schuld gibt.[36]

Die Ausnahme, die die Regel bestätigt

Um ganz ehrlich zu sein: Viele Wissenschaftler halten die Niederfrequenzfelder und die Hochfrequenz-Funkwellen, denen wir ausgesetzt sind, immer noch für vollkommen harmlos. Sie argumentieren, es handele sich dabei um ziemlich schwache Felder, die rasch abnähmen, je weiter man sich von ihrer Quelle entferne. Und viele Studien haben dieselben Daten analysiert und sind zu unterschiedlichen Ergebnissen gekommen.

Eine Gruppe führender internationaler Wissenschaftler hat sich 2007 im *BioInitiative Report*, der zu einer weiteren Untersuchung der Wirkungen elektromagnetischer Felder aufgerufen hatte, eindeutig erklärt: Widersprüchliche Studienergebnisse sollten nicht so verstanden werden, dass »alles in Ordnung« sei. Vielmehr, so heißt es wörtlich, »dürfte *überhaupt keine Wirkung* festgestellt werden, wenn es wahr wäre, dass elektromagnetische

Felder zu schwach sind, um irgendwelchen Schaden anzurichten«. Und falls elektromagnetische Felder wirklich keine substanziellen Effekte auf den menschlichen Körper hätten, so der Report, dann wäre ihr Einsatz als *therapeutische Werkzeuge* nicht mehr als Quacksalberei.[37]

Es stimmt. Die konventionelle Medizin setzt elektromagnetische Felder zur Heilung ein. Das erscheint völlig paradox. Die Heilung von Knochenbrüchen und Wunden wird durch pulsierte EMF-Stimulation angeregt; Schmerzen werden durch transkutane elektrische Nervenstimulation (TENS) gelindert, eine Anwendung der Elektrizität, die offenbar dafür sorgt, dass mehr körpereigene Schmerzmittel (Morphine) ausgeschüttet werden; unansehnliche Feuermale werden mit Laserstrahlen beseitigt, einer Lichtquelle, die elektromagnetische Felder erzeugt; und Depressionen lindert man mit Hilfe der transkraniellen Magnetstimulation, die Nervenzellen im Gehirn mit Hilfe schwacher elektrischer Ströme und rasch wechselnder Magnetfelder zu erregen versucht.

Zur Zeit erprobt man am Menschen den Einsatz niederfrequenter elektromagnetischer Felder, um die elektrisch geladenen Teilchen in Zellen, welche die Teilung von Krebszellen unterbinden und deren Ausbreitung verhindern können, buchstäblich mehrere hunderttausendmal pro Sekunde zu rütteln. Israelische Forscher haben zehn Patienten mit multiformem Glioblastom – der tödliche Hirntumor, an dem Senator Edward Kennedy gestorben ist – untersucht. Wer die niederfrequente EMF-Therapie erhielt, lebte länger – mittlere Überlebenszeit 62 Wochen – als die meisten Patienten mit dieser Krankheit, an der man gewöhnlich innerhalb von zwölf Monaten nach der Diagnose stirbt.[38]

Mitten in diesem Untergangsszenario gibt es also doch den ein oder anderen Hoffnungsschimmer und echte Heilung, wie Sie bald feststellen werden. Es gibt Mittel und Wege, die Auswirkungen und negativen Einflüsse elektromagnetischer Felder zu verringern, ohne auf den Komfort und die Annehmlichkeiten des modernen Lebens zu verzichten.

Leben mit der Technologie

An diesem Punkt werden Sie vielleicht das tun, was ich während meiner Recherchen zu diesem Buch getan habe – in Gedanken eine Liste all Ihrer Elektrogeräte erstellen und überlegen, auf welche Sie verzichten könnten; oder Sie planen vielleicht Ihren Umzug in eine relativ entlegene Gegend dieser Welt. Es stimmt, dass manche Technologien eine eindeutige und akute Gefahr darstellen. Es gibt Hunderte von verlässlichen, unabhängigen Studien, die das belegen. Aber es gibt auch Möglichkeiten, diese Gefahren auf eine sichere und praktikable Weise zu entschärfen – und genau darum geht es in diesem Buch. Vielleicht kennen wir nicht das genaue Ausmaß der Bedrohung durch elektromagnetische Felder, aber wir wissen, welchen Nutzen die Technologien, die sie erzeugen, für uns haben. Mit diesen Technologien sicher zu leben, ist zweifellos ein Balanceakt. Sie werden an Ihrer persönlichen Lebenssituation einiges ändern müssen. Aber Sie müssen nicht ohne elektrisches Licht, Satellitenfernsehen, Mikrowelle, Handy oder BlackBerry auskommen, solange Sie den Umgang damit reduzieren, auf übertriebenen Gebrauch verzichten und einige der innovativen und grundlegenden Therapien anwenden, die ich Ihnen später in diesem Buch vorstellen werde. Immerhin, selbst wenn Sie alle elektrischen Geräte aus Ihrem Haus entfernen würden, wären Sie immer noch jeden Tag stundenlang am Arbeitsplatz, im Auto, im Restaurant, Theater oder im Einkaufszentrum von Elektrosmog umgeben.

Dieses Buch will zeigen, wie wir am besten mit unserer Technologie leben können, um deren schädliche Nebenwirkungen zu meiden oder sogar umzukehren. Sie finden hier praxisbezogene Informationen, mit deren Hilfe Sie die Risiken in Ihrem Alltag verringern können. Das Problem lässt sich nicht einfach oder schnell lösen, aber es ist ein Problem, das jeder von uns auf die eine oder andere Weise angehen kann, um sich selbst und seine Familie besser zu schützen. Hier eine kurze Zusammenfassung dessen, was Sie in den folgenden Kapiteln lernen werden:

Im nächsten Kapitel »Der Schleier wird gelüftet« finden Sie erste Anhaltspunkte, was hinter dem epidemisch auftretenden chronischen Stress, den Schlafstörungen und den Krebserkrankungen in unserem Land stecken könnte. Sie werden überrascht sein zu erfahren, was allen diesen modernen Krankheiten gemeinsam ist, und was elektromagnetische Felder wahrscheinlich damit zu tun haben.

In Kapitel 4 widmen wir uns der Quizfrage: »Wie stark stehen Sie unter Strom?« Dieses einfache Quiz hilft Ihnen festzustellen, wann und wie oft Sie in wichtigen Lebensbereichen Elektrosmog ausgesetzt sind. Kapitel 5 konzentriert sich auf Ihre häusliche Umgebung und wird Ihnen helfen, einen Aktionsplan zum Schutz vor Elektrosmog in den eigenen vier Wänden zu erstellen. In Kapitel 6 lernen Sie einige erstaunlich preiswerte Mittel kennen – von denen Sie eines vielleicht schon zur Hand haben –, die

Sie unverzüglich nutzen können, um mit Ihren eigenen Nachforschungen zu beginnen, während Sie Ihre Kenntnisse über den Schutz vor Elektrosmog ausbauen. Ich werde Sie durch alle potenziellen »Hot Spots« im Inneren und in der äußeren Umgebung Ihres Hauses führen, wo Sie vielleicht noch genauere Messungen durchführen wollen, um die tatsächlich Stärke und Lage schädlicher elektromagnetischer Felder festzustellen. Hinweis: Vergessen Sie nicht, die Felder zu messen, die Ihre Wasserleitungen umgeben; es könnte sein, dass Sie hier die stärksten elektromagnetischen Belastungen in Ihrer gesamten Umgebung finden.

Wie schädlich ist »schmutzige Elektrizität«? In Kapitel 7 erfahren Sie alles darüber und lernen außerdem Catherine Kleiber kennen, die jahrelang versucht hat, die Ursachen der Beschwerden herauszufinden, unter denen sie zu leiden hatte, als sie kurz nach ihrer Hochzeit mit ihrem Mann auf eine Farm nach Wisconsin zog. Heute ist sie eine engagierte Lehrerin, die andere über die Gefahren von Elektrosmog unterrichtet. Am wichtigsten jedoch ist, dass Sie einige wertvolle Informationen über eine schnelle, einfache, wissenschaftlich geprüfte Lösung erhalten werden, die einen großen Teil der schmutzigen Elektrizität aus Ihren Wohnräumen beseitigen kann.

In Kapitel 8 »Schützen Sie sich beim Telefonieren vor Elektrosmog« finden Sie Dutzende gut recherchierter Tipps, wie Sie Ihr Handy so gefahrlos wie möglich benutzen können, und auch wichtige Informationen über die Auswahl eines Mobiltelefons. Kapitel 9, »Schützen Sie Ihre Kinder vor Elektrosmog«, ist Pflichtlektüre. Weil sie klein sind und ihr Gehirn und Körper noch nicht ausgereift ist, sind Kinder durch die Auswirkungen elektromagnetischer Felder am stärksten bedroht. Manche Untersuchungen haben auch einen Zusammenhang zwischen elektromagnetischen Feldern und Fruchtbarkeitsproblemen festgestellt. Hier finden Sie Anleitungen, wie Sie Ihre Fruchtbarkeit und Ihre Kinder schützen können – und sogar guten Rat, wie Sie mit Teenagern über eine Einschränkung ihrer Handytelefonate sprechen können (was Sie nach meiner Überzeugung für ausgeschlossen halten!).

In Kapitel 10 »Schützen Sie sich am Arbeitsplatz vor Elektrosmog« werden Sie den Elektroingenieur kennen lernen, der in einer Einrichtung der Navy arbeitete und seinen Tag nicht überstehen konnte, ohne zwischendurch zu schlafen – bis sein Arbeitgeber etwas tat, was weit über seine Pflichten hinausging.

In Kapitel 11 »Weitere Quellen von Elektrosmog« erfahren Sie, bei welchen medizinischen Untersuchungen Sie auf der Hut sein sollten und warum. Sie werden lernen, welche Teile unseres Körpers am empfindlichsten auf elektromagnetische Strahlung reagieren. Außerdem finden Sie dort Informationen über vergessene Gefahren von Kernkraftwerken und Mülldeponien in Ihrer Gegend und über Radon in Ihrem Wohnhaus.

Da ich selbst elektrosensitiv bin, habe ich immer nach Möglichkeiten gesucht, meine Gesundheit vor aktuellen Umweltbedrohungen zu schützen. Da ich seit fast dreißig Jahren als Ernährungsberaterin arbeite, weiß ich, wie gut unsere Nahrung uns vor den Risiken des modernen Lebens schützen kann, einschließlich Stress, Infektionen, Krankheiten und Umweltverschmutzung – sogar vor Elektrosmog. In Kapitel 12 finden Sie meine Liste von Lebensmitteln und Gewürzen, die widerstandsfähig gegen Elektrosmog machen, und ein paar himmlische Rezepte, die Ihnen helfen, daraus köstliche Mahlzeiten zu zaubern. Kapitel 13 enthält eine zusätzliche Dosis gesunder Vorbeugung durch Mineralstoffe und Nahrungsergänzungen, die vor den Auswirkungen von Elektrosmog schützen.

Im Anhang finden Sie eine Sammlung von Literaturempfehlungen, informativen Webseiten, Hinweisen auf energiemedizinische Geräte und Bezugsquellen. Sie werden lernen, wie Sie sich auf therapeutische Weise unter Strom setzen können, um den elektromagnetischen Feldern entgegenzuwirken, die so viele von uns krank machen.

Aber zunächst wenden wir uns der Frage zu, welche Rolle bestimmte Hormone und unterschwelliger Stress für unsere Gesundheit insgesamt spielen.

Kapitel 3
Der Schleier wird gelüftet

Auch wenn wir Elektrosmog nicht sehen können, reagiert unser Körper darauf, als würde es sich um eine Wolke giftiger Chemikalien oder mit Schwermetallen verseuchtes Wasser handeln.

Wir haben bereits verschiedene Möglichkeiten kennen gelernt, wie elektromagnetische Felder unsere Zellmembranen schädigen oder freie Radikale erzeugen können, die in unserem Körper so viel Schaden anrichten, dass die meisten Wissenschaftler sie inzwischen für die Ursache von allem halten, von Alzheimer über die Alterung bis zum vorzeitigen Tod. Neue Forschungsergebnisse lassen vermuten, dass die Sache noch heimtückischer ist, als wir uns bisher vorgestellt haben: Diese unsichtbare Umweltverschmutzung erzeugt nicht nur Schäden durch freie Radikale – sie verringert auch die Fähigkeit des Körpers, sich von solchen Schäden selbst zu heilen.

Das geschieht zum Teil dadurch, dass die körpereigene Produktion wichtiger Antioxidantien unterdrückt wird. Einer dieser Stoffe ist Melatonin, das als Hormon gleichzeitig den Schlaf-Wach-Rhythmus reguliert.

Wie Sie in späteren Kapiteln sehen werden, stehen wir diesen Gefahren zum Glück nicht hilflos gegenüber. Veränderungen im Lebensstil – einschließlich einer von mir entwickelten immunstärkenden Ernährungsweise – werden Ihnen helfen, sich vor Elektrosmog zu schützen.

Die Melatonin-Verbindung

Dutzende von Studien sind zu dem Ergebnis gekommen, dass schon eine geringe Belastung durch elektromagnetische Felder dazu führen kann, dass der Körper weniger Melatonin produziert. Melatonin wird von der Zirbeldrüse hergestellt, einer erbsengroßen Drüse tief im Inneren des Gehirns, die wie ein Tannenzapfen geformt ist. Das Hormon Melatonin ist weit mehr als nur unsere körpereigene Zeitschaltuhr, die zu Schlaflosigkeit und einem Jetlag führen kann. Weil nachts am meisten davon produziert wird, bezeichnet man es auch als Dracula-Hormon. Dass es uns auch vor Krankheiten schützt, wurde erstmals festgestellt, als Untersuchungsergebnisse zeigten, dass Frauen, die in Nachtschicht arbeiteten, häufiger an Brustkrebs erkrankten als andere, die Jobs mit der üblichen Tagesarbeitszeit hatten. Inzwischen wissen wir, dass Melatonin die Effektivität der Lymphozyten genannten körpereigenen Killerzellen erhöhen kann, die beispielsweise mutierte Zellen bekämpfen. Das Hormon fördert nicht nur unseren Schlaf – es ist ein potenzieller Lebensretter, ein wahrhaft erstaunlicher chemischer Stoff.

Soldat des Immunsystems

Melatonin stärkt unser Immunsystem auch noch auf eine andere wichtige Weise. Es erhöht die antioxidative Aktivität von zwei anderen körpereigenen Chemikalien: Superoxid Dismutase (SOD) und Glutathion Peroxidase. SOD, die auch entzündungshemmend wirkt, hilft bei der Reparatur von Zellschäden, vor allem solchen, die durch das am häufigsten vorkommende freie Radikal im Körper ausgelöst werden – Superoxidase. Neuere Untersuchungen gehen davon aus, dass es einen Zusammenhang zwischen einem niedrigen SOD-Spiegel und der amyotrophen Lateralsklerose (ALS) geben könnte, der so genannten Lou-Gehrig-Krankheit, bei der die Nervenzellen im Gehirn und in der Wirbelsäule geschädigt werden, was zu einer totalen Lähmung und schließlich zum Tod führt.[1] Bezeichnenderweise spürten die Forscher auch einen Zusammenhang zwischen ALS und einer berufsbedingt starken Belastung durch elektromagnetische Felder auf.[2] Eine Studie der Dänischen Krebsgesellschaft fand einen eindeutigen Hinweis auf diese Verbindung. Melatonin könnte das fehlende Zwischenglied sein.[3]

Ähnlich wie SOD wirkt auch Glutathion, das in jeder Zelle unseres Körpers vorhanden ist, stark antioxidativ und entgiftend. Wie ein körpereigener Handwerker kann es an Ort und Stelle jeden durch freie Radikale erzeugten Schaden reparieren und alle Giftstoffe beseitigen, die als Folge der Schädigung entstanden sind. Interessant ist in diesem Zusammenhang, dass der Glutathion-Spiegel bei Patienten mit Krebs, AIDS oder anderen schweren Erkrankungen sehr niedrig ist, woraus man schließen kann, dass dieses Enzym eine wichtige Rolle bei der körpereigenen Abwehr spielt.[4] Glutathion wurde sogar schon versuchsweise zur Behandlung bestimmter Krebsarten eingesetzt. Wie die meisten Antioxidantien wirkt es dadurch, dass es den freien Radikalen ein zusätzliches Elektron zur Verfügung stellt und sie dadurch unschädlich macht. Aber indem es ein Elektron hergibt, wird das Glutathion selbst zum freien Radikal. Melatonin hilft ihm, wieder zu seinem Status als Antioxidans zurückzukehren – so dass es überleben und einen weiteren Tag kämpfen kann.

Melatonin verbessert den Stoffwechsel

Die Zirbeldrüse ist auch eine ergänzende Quelle des Thyreotropin-Releasing-Hormons (TRH), mit dessen Hilfe der Körper thyreoidea-stimulierendes Hormon (TSH) produziert. Das antioxidativ wirkende Hormon Melatonin fördert ebenfalls die Produktion von TSH, welches seinerseits Schilddrüsenhormone erzeugt, die unseren Stoffwechsel steuern.

Schon lange weiß man, dass radioaktive Strahlung die Schilddrüse wie ein deutlich markiertes Ziel aufs Korn nimmt, denn die Schilddrüse braucht Jod aus dem Blutstrom, um die Hormone herzustellen, die unsere Energie und unseren Stoffwechsel regulieren – doch kann sie nicht zwischen normalem und radioaktivem Jod unterscheiden. Sie nimmt auf, was gerade vorhanden ist, und deshalb sind Jodtabletten ein so guter Schutz gegen radioaktive Strahlung. Nach dem Unfall im Kernkraftwerk von Tschernobyl 1986 entwickelten ukrainische Kinder, die der Strahlung ausgesetzt gewesen waren, sehr viel schneller und in sehr viel größerer Zahl Schilddrüsenkrebs, als die Wissenschaftler angenommen hatten. Die Erkrankungsrate stieg auf dramatische 2400 Prozent! Im Nachbarland Polen, wo die Verantwortlichen des staatlichen Gesundheitswesens dafür gesorgt hatten, dass Kaliumjodid-Tabletten ausgegeben wurden, um die Bevölkerung vor der radioaktiven Wolke zu schützen, gab es längst keinen so steilen Anstieg beim Schilddrüsenkrebs.[5]

Es gibt Indizien dafür, dass sich sogar eine geringfügige Strahlenbelastung auf die Schilddrüse auswirken kann. Untersuchungen an Ratten kamen zu dem Ergebnis, dass elektromagnetische Felder von 50 Hz (europäische Elektroleitungen) und 900 MHz (Mobiltelefone) zu einer verringerten Produktion des Schilddrüsenhormons führten, was auf eine Schilddrüsenunterfunktion (Hypothyreodismus) hinweist, die mit Müdigkeit, Kälteempfindlichkeit, Depression, Muskelkrämpfen, Gelenkschmerzen, Gewichtszunahme, verlangsamter Herzfrequenz und Verstopfung einhergehen kann.[6] Möglich sind auch negative Auswirkungen auf den Cholesterinspiegel mit einem Anstieg des schlechten – LDL – Cholesterins, wodurch das Risiko von Herzerkrankungen steigen kann.

Kanadische Forscher haben festgestellt, dass Patienten, die durch Umweltbelastungen, am Arbeitsplatz oder durch medizinische Behandlungen mindestens drei Jahre vor ihrer Schilddrüsenoperation radioaktiver Strahlung ausgesetzt waren, mit größerer Wahrscheinlichkeit unter einer aggressiveren Form von Schilddrüsenkrebs litten, der erneut auftrat oder metastasierte. Das Durchschnittsalter für die erste Belastung durch radioaktive Strahlung lag bei 19,4 Jahren – die Krebserkrankung wurde im Schnitt 28,7 Jahre später diagnostiziert. In den letzten zwanzig Jahren ist die Zahl der Schilddrüsenkrebserkrankungen wie auch der Fälle mit Metastasierung dramatisch gestiegen.[7]

Melatonin als potentes Antioxidans

Melatonin selbst ist auch ein äußerst wirksames Antioxidans – fünfmal stärker als Vitamin C – das die Zellen vor den Erbgutschädigungen schützt, die durch freie Radikale verursacht werden. Melatonin verringert nachweislich die Schäden an den Blutgefäßen, die zu einer Arteriosklerose (Verhärtung der Arterien) führen, senkt den Cholesterinspiegel und kann dazu beitragen, die Risiken für neurodegenerative Krankheiten wie Alzheimer zu verringern, indem es das Absterben von Neuronen (Nervenzellen, die dabei helfen, Botschaften durch das elektrochemische Kommunikationssystem des Körpers zu befördern) verhindert.[8]

Ein niedriger Melatoninspiegel steht im Zusammenhang mit Schädigungen durch freie Radikale

Welch wichtige Rolle Melatonin im Körper spielt, erkennt man besonders gut am Immunsystem. Aber was passiert, wenn sich die Melatoninproduktion verlangsamt, wie es mit zunehmendem Alter oder bei Belastungen durch elektromagnetische Strahlung geschieht? Viele Wissenschaftler vermuten inzwischen, dass der niedrige Melatoninspiegel, den wir im Alter von über sechzig Jahren haben, zumindest teilweise für altersbedingte Schlafstörungen und zunehmende Krankheitsanfälligkeit verantwortlich ist. Degenerative und tödlich verlaufende Krankheiten treten umso häufiger auf, je älter wir werden. Wenn weniger Melatonin in der Blutbahn kreist, wird der Körper anfälliger für die Schädigung durch freie Radikale und damit auch für die erwähnten Krankheiten.

Da das Hormon auch die Lymphozyten unseres Immunsystems stärkt, damit sie zuverlässig jede Krebszelle beseitigen können, die andere Abwehrzellen nicht erwischt haben, bedeutet weniger Melatonin im Blut, dass eine weitere Kampfeinheit unseres Abwehrsystems geschwächt ist. Da überrascht es kaum, dass bei einem niedrigen Melatoninspiegel nicht nur Brustkrebs häufiger auftritt, sondern auch Melanome – die tödlichste Form von Hautkrebs – und bösartige Tumoren an Eierstöcken und Prostata. Melatoninmangel spielt außerdem eine Rolle bei Alzheimer und Parkinson, beides Krankheiten, die mit größerer Wahrscheinlichkeit in höherem Alter auftreten.[9]

Untersuchungen an Tieren und Menschen haben überzeugende Beweise geliefert, dass elektromagnetische Felder, deren Frequenz nicht wesentlich höher als die der natürlichen Felder liegt, welche die Erde umgeben, die Melatoninproduktion verändern.[10] Eine deutsche Untersuchung von Leuten, die in der Nähe eines kürzlich installierten Mobilfunkmasts lebten, fand in den Blutproben der Versuchspersonen verringerte Melatonin- und Serotoninspiegel, verglichen mit Proben, die vor der Inbetriebnahme des Mobilfunkmasts entnommen worden waren. Bei 84 Prozent der Studienteilnehmer war der Serotoninspiegel »massiv« gesunken, und so überrascht es kaum, dass fast alle über Symptome wie Depression, Lethargie, Teilnahmslosigkeit, Appetitmangel und innere Unruhe klagten. Bei ungefähr 54 Prozent war der nächtliche Melatoninspiegel gesunken, und sie litten unter Schlafstörungen – die meisten wachten nachts zwischen zwei und vier Uhr auf und konnten nur schwer wieder einschlafen, ganz ähnlich wie es älteren Menschen ergeht, die von Natur aus einen niedrigeren Melatoninspiegel haben. Außerdem klagten diese Studienteilnehmer, dass sie am nächsten Tag müde waren und sich nicht konzentrieren konnten.[11]

Alle diese Symptome haben sowjetische Wissenschaftler bereits in den 1950er-Jahren als Anzeichen der »Radiowellenkrankheit« beschrieben, ein Zustand, unter dem hauptsächlich Personen litten, die in Rundfunk- und Radarstationen arbeiteten und den Feldern der Funkwellen oder Mikrowellen ausgesetzt waren, die ihre Geräte erzeugten.[12]

Nicht nur in dieser, auch in anderen Studien wurde festgestellt, dass sowohl tierische als auch menschliche Blutzellen, die Funkfrequenzfeldern und elektromagnetischen Feldern ausgesetzt waren, eine geringere Aktivität von SOD zeigten. Bei den menschlichen Blutzellen ließ die Aktivität schon *nach einer einzigen Minute der Bestrahlung* nach.[13]

Elektromagnetische Felder – die dreifache Bedrohung

Was damit gemeint ist, habe ich schon erwähnt: Elektromagnetische Felder erzeugen nicht nur freie Radikale, die unser Erbgut schädigen, sie unterdrücken gleichzeitig auch die Produktion körpereigener Abwehrstoffe. Zunächst schränken sie die Herstellung des stark antioxidativ wirkenden Hormons Melatonin ein. Das wiederum führt zu einem niedrigeren Spiegel und einer geringeren Effizienz der antioxidativ wirkenden Enzyme SOD und Glutathion. Mit anderen Worten: Wenn wir elektromagnetischen Feldern ausgesetzt sind, werden die Grenzwachen unseres Immunsystems regelrecht abgeschlachtet, während die feindlichen Invasoren gleichzeitig Verstärkung schicken.

Untersuchungen, die im Cancer Therapy & Research Center in San Antonio, Texas, durchgeführt wurden, haben ergeben, dass unsere körperliche Abwehr durch die Einwirkung elektromagnetischer Felder geschwächt wird. Menschliche Krebszellen wachsen dann vierundzwanzigmal schneller als Zellen, die keinen elektromagnetischen Feldern ausgesetzt waren, und setzen »ihrer Zerstörung durch die Zellen des körpereigenen Abwehrsystems sehr viel mehr Widerstand entgegen«.[14]

Elektromagnetische Felder verursachen unterschwelligen oder unbewussten Stress

Auf welche Weise elektromagnetische Felder auf den menschlichen Körper wirken, ist noch sehr umstritten. Die Untersuchungsergebnisse sind nicht eindeutig. Angesehene Wissenschaftler sind verschiedener Meinung und beharren bisweilen verbissen auf ihren jeweiligen Positionen. Aber wenn wir auf die Weisheit unseres Körpers achten, wird das Bild klarer. Während die Forscher sich noch streiten, reagiert unser Körper auf elektromagnetische Felder, als seien sie der Staatsfeind Nummer eins. Jedes Mal, wenn Sie mit Ihrem Handy telefonieren, produziert Ihr Körper Hitzestress-Proteine. Diese Reaktion ist gewöhnlich ein Signal, dass sich der Organismus in einem Hitzeschock befindet oder giftigen Chemikalien, Schwermetallen oder anderen Belastungen aus der Umwelt ausgesetzt ist. Das bedeutet, *dass*

Ihre Zellen unter Stress stehen, auch wenn Sie sich vollkommen wohl fühlen.

Wenn man Versuchstiere den elektrischen und magnetischen Feldern aussetzt, von denen wir umgeben sind, dann zeigen sie die verschiedensten Stressreaktionen. Ihr Adrenalinspiegel steigt, was zur körpereigenen Kampf-oder-Flucht-Reaktion bei Gefahr gehört; sie erzeugen mehr Stresshormone wie beispielsweise Cortisol; ihre Immunreaktionen werden unterdrückt; Herzfrequenz und Blutdruck steigen. Dennoch wirken die Tiere nicht gestresst.[15]

Natürlich gehört zum Stress nicht nur die emotionale Reaktion, die wir alle kennen. Wenn man unter Stress steht, ist der gesamte Körper betroffen und reagiert mit einer massiven chemischen Mobilisierung, die uns vor einer tatsächlichen oder vermeintlichen Bedrohung schützen soll. Das geschieht von jetzt auf gleich, aber dahinter steckt ein komplizierter Schlachtplan, der folgendermaßen aussieht:

* Nur noch die wichtigsten Organe wie Herz und Gehirn werden mit Blut und Sauerstoff versorgt.
* Alle Systeme – einschließlich Immunabwehr und Verdauung – die für Kampf oder Flucht nicht nötig sind, werden unterdrückt.
* Um den Organismus für den bevorstehenden Kampf oder die Flucht zu rüsten, wird eine Flut von chemischen Stoffen ausgeschüttet, die die Herz- und Atemfrequenz steigern, den Blutdruck erhöhen, den Blutstrom mit Energie in Form von Glukose (Zucker) anreichern und die Gefäße in Armen und Beinen erweitern, damit mehr Blut hindurchfließen kann.

Elektromagnetische Felder scheinen das auszulösen, was der herausragende Forscher Robert O. Becker als »unterschwelligen Stress« bezeichnet – Stress, der unterhalb unseres intellektuellen Radarsystems angesiedelt ist, aber von den inneren Antennen unseres Körpers sehr genau wahrgenommen wird.[16]

Instinktiv weiß unser Organismus, dass elektromagnetische Felder eine Bedrohung darstellen, und er reagiert entsprechend. Forscher der Marine haben dieses Phänomen bei Tieren untersucht und festgestellt, dass die Einwirkung elektromagnetischer Felder die Konzentration des Neurotransmitters Acetylcholin im Hirnstamm ansteigen ließ. Acetylcholin ist der wichtigste Neurotransmitter für das zentrale Nervensystem, und man kann ihn mit einer Person in einem Rettungsboot vergleichen, die aufsteht und hysterisch zu schreien beginnt (bevor jemand klug genug ist, ihr eine Ohrfeige zu verpassen). Es verursacht Erregbarkeit und Erregung, so dass dieser chemische Botenstoff eine Alarmglocke im Körper des Tieres erklingen lässt, obwohl das betreffende Tier nie irgendeine Bedrohung entdeckt oder sich gestresst gefühlt hat.[17]

Aber was ist, wenn die Gefahr endlos anhält? Wie wir gesehen haben, badet die Welt, in der wir leben, in elektromagnetischen Feldern aller möglichen Frequenzen, und die meisten davon werden nie abgeschaltet. Die Wissenschaft sagt eindeutig, was passiert, wenn wir chronischem Stress ausgesetzt sind und das chemische Warnsystem ständig auf Hochtouren läuft. Es wirkt dann genauso wie eine Schädigung durch freie Radikale – jedes Organsystem wird angegriffen.

Ihr Herz unter Stress

Eine permanent erhöhte Herzfrequenz, ein Übermaß an Stresshormonen wie Adrenalin und Cortisol sowie steigender Blutdruck
führen schließlich zu krankhaftem Bluthochdruck, der einen
Herzinfarkt oder Schlaganfall auslösen kann. Stress kann auch
den Cholesterinspiegel erhöhen und Entzündungsprozesse anhei-
zen, was beides mit einer Arterienverengung in Verbindung gebracht wird. Viele dieser Symptome haben auch einen Bezug zu
Belastungen durch elektromagnetische Felder, besonders bei Menschen wie jenen, die wir im zweiten Kapitel kennen gelernt haben.

Ihr endokrines System unter Stress

Unter Stress signalisiert Ihr Hypothalamus (die Hirnregion, die
Körpertemperatur, Hunger, Durst, Müdigkeit und unsere innere
Uhr reguliert) Ihrem autonomen Nervensystem, dass es die
Stresshormone Adrenalin und Cortisol produzieren soll, um Ihnen die Energie für Kampf oder Flucht zu geben – und das führt
dazu, dass Zucker (Glukose) ins Blut abgegeben wird, damit Sie
einen noch größeren Energieschub bekommen. Chronischer
Stress kann dieses System ständig aktiv halten und uns dadurch
anfällig für Diabetes machen, der ja durch zu viel Zucker im Blut
charakterisiert ist. Wissenschaftliche Studien und Fallberichte
bestätigen, dass der Blutzuckerspiegel steigt, wenn man elektromagnetischen Feldern ausgesetzt ist, vor allem den niedrigen
und mittleren Hybridfrequenzen, die man als schmutzige Elektrizität bezeichnet.

Ihr Verdauungssystem unter Stress

Wenn wir unter chronischem Stress stehen, produziert unser Körper noch eine Reihe weiterer chemischer Stoffe, die uns buchstäblich auf Magen und Darm schlagen können: Cytokine sind Teile unseres Immunsystems, die Entzündungen verursachen; Serotonin ist ein Neurotransmitter, der sich auf die Muskelkontraktionen auswirkt; und das Enzym Protease steuert die Proteinverdauung. Bei manchen Leuten können diese chemischen Stoffe den Verdauungsprozess verlangsamen, so dass sie unter Blähungen, Schmerzen und Verstopfung leiden, während andere oft schon gleich nach einer Mahlzeit Durchfall bekommen. Stress kann chronisches Sodbrennen und saures Aufstoßen verschlimmern, die Risikofaktoren für Speiseröhrenkrebs sind. Verdauungsstörungen gehören zu den vielen Symptomen der so genannten Elektrosensitivität. Die Menschen, die davon betroffen sind, leiden unter einer Vielzahl oft Kräfte zehrender Beschwerden, sobald sie der geringsten Strahlung ausgesetzt sind.

Ihr Fortpflanzungssystem unter Stress

Die stressbedingte Freisetzung körpereigener Chemikalien kann beim Mann negative Auswirkungen auf den Testosteronspiegel sowie die Produktion und Reifung der Spermien haben, sie kann zu Erektionsstörungen und Impotenz führen. Bei Frauen kann sie die Durchblutung der Fortpflanzungsorgane verringern und die Funktion von Proteinen stören, die für die Einnistung eines befruchteten Eies von Bedeutung sind. Manche Fruchtbarkeits-spezialisten geben chronischem Stress die Schuld an bis zu 30 Prozent aller Fruchtbarkeitsprobleme. Schlechte Spermaqualität wird ebenso mit elektromagnetischen Feldern in Verbindung gebracht wie fötale Missbildungen, angeborene Behinderungen und Fehlgeburten.[18]

In Ihrem Körper leuchtet das rote Warnlicht auf, wenn Sie elektromagnetischen Feldern ausgesetzt sind, und deshalb müssen Sie sehr wachsam sein und eine starke Abwehr aufbauen. Dafür brauchen Sie unbedingt eine realistische Einschätzung, welchen Belastungen Sie tatsächlich ausgesetzt sind – und diesem Zweck dient das Quiz im folgenden Kapitel.

Kapitel 4
Wie stark stehen Sie unter Strom?

Sie werden überrascht, vielleicht sogar geschockt sein, wenn Sie feststellen, dass Sie jeden Tag irgendeiner Form elektromagnetischer Strahlung ausgesetzt sind, die Ihre Gesundheit schädigen kann. Bisher war Ihnen diese unsichtbare Form von Umweltverschmutzung vermutlich gar nicht bewusst, und Sie hatten keine Vorstellung davon, dass Sie zu Hause, am Arbeitsplatz und sogar beim Spiel ständig unter Strom stehen. Und wenn Sie in bestimmten Berufen arbeiten, sich oft in der Nähe von Funktürmen, Mobilfunkmasten, Starkstromleitungen oder Transformatoren aufhalten oder bestimmte Lebensgewohnheiten haben, dann liegt Ihre Belastung durch elektromagnetische Felder wahrscheinlich weit über dem Durchschnitt. Das könnte auch erklären, warum Sie vielleicht unter scheinbar unzusammenhängenden oder unverständlichen Beschwerden leiden.

Ich möchte Sie nun dabei unterstützen, ein realistisches Inventar Ihrer täglichen Elektrosmog-Belastung zu erstellen, damit Sie mögliche Veränderungen ins Auge fassen und Entscheidungen treffen können, die nötig sind, um Ihr Wohlbefinden zu verbessern. Dieses Quiz ist zwar kein wissenschaftlicher Fragebogen, gibt Ihnen aber doch einen Einblick in mögliche Gesundheitsrisiken, die mit Ihrer persönlichen Belastung einhergehen. Und das wiederum wird Ihnen helfen zu entscheiden, in welchem Umfang Sie welche positiven Veränderungen Ihres Lebensstils für sich selbst, Ihre Familie, andere Menschen in Ihrem Umfeld und für den Planeten insgesamt vornehmen wollen.

Dieses Quiz kann einem so sehr die Augen öffnen, dass ich empfehle, es mit Ihrem Partner und den Kindern gemeinsam zu machen. Sie werden feststellen, dass hinter jeder Frage eine Ziffer steht, die den potenziellen Risikofaktor anzeigt, den Sie berücksichtigen müssen, wenn die Antwort »Ja« lautet. Zwar ist heutzutage jeder von uns Elektrosmog ausgesetzt, aber es gibt Ihnen vielleicht zu denken, wenn Sie die Faktoren zusammenzählen, die auf Sie persönlich und Ihre Familie zutreffen. Je höher am Ende die Summe ist, desto größer ist das Risiko der Elektrosmog-Belastung mit ihren Konsequenzen. Errechnen Sie für jeden Abschnitt die Zwischensumme, um zu sehen, in welchen Bereichen Ihre Belastung am größten ist. Nach diesen Vorbemerkungen noch ein Hinweis: Wenn Sie bereits irgendwelche rätselhaften Symptome haben, ähnlich wie die im zweiten Kapitel vorgestellten Leute, dann kann jede zusätzliche Belastung, und sei sie noch so geringfügig, eine toxische Überlastung erzeugen, die Sie elektrosensitiv macht.

Sie finden im Quiz auch die Option »Weiß nicht«, und ich hoffe, dass Sie sich Zeit nehmen, den Fragen, bei denen Sie dieses Kästchen angekreuzt haben, genauer nachzugehen. Ihre derzeitige und zukünftige Gesundheit kann von den Antworten auf genau diese Fragen abhängen, denn was wir nicht wissen, kann uns trotzdem schaden.

❖ Quiz ❖

Zu Hause

❖ Die Lage Ihres Hauses

Gibt es im Umkreis von 35 Metern rund um Ihr Haus oberirdische Stromleitungen? (2)

❏ Ja   ❏ Nein   ❏ Weiß nicht

Gibt es im Umkreis von fünf Metern rund um Ihr Haus Transformatoren (Trafostationen)? (2)

❏ Ja   ❏ Nein   ❏ Weiß nicht

Gibt es im Umkreis von 200 Metern um Ihr Haus Hochspannungsleitungen? (2)

❏ Ja   ❏ Nein   ❏ Weiß nicht

Die Risiken: Wohnen in der Nähe von Hochspannungsleitungen, die elektromagnetische Felder erzeugen, steht im Zusammenhang mit schweren Krankheiten wie Leukämie bei Kindern.

➠ *Was Sie dagegen tun können:* siehe Kapitel 6.

✦ Geräte im Haus

Haben die magnetischen Felder in Bereichen Ihres Hauses, wo Sie oder andere Familienmitglieder die meiste Zeit des Tages verbringen, Messwerte ergeben, die auch in einem Meter Entfernung von elektronischen Geräten, Instrumenten und Kabeln noch über 100 nT lagen? (3)

❑ Ja ❑ Nein ❑ Weiß nicht

Die Risiken: Elektromagnetische Felder, die stärker als 100 nT sind, gelten als biologisch aktiv, was bedeutet, dass sie physiologische Prozesse in unserem Körper beeinträchtigen können, einschließlich einer Störung der Zellkommunikation und Schädigung von Erbmaterial in den Zellen, was uns möglicherweise ultra-sensitiv sogar gegenüber einer niedrigen, nichtionisierenden Strahlung machen kann.

Was Sie dagegen tun können: In den Kapiteln 5 bis 7 lernen Sie, wie man elektromagnetische Felder im Haus misst und welche Schritte Sie unternehmen müssen, um die Strahlung auf 100 nT oder weniger zu reduzieren.

Benutzen Sie schnurlose Telefone? (1)

❑ Ja ❑ Nein ❑ Weiß nicht

Die Risiken: Die Basisstation des schnurlosen Telefons sendet – auch wenn nicht telefoniert wird – Funkwellen aus.

➠ *Was Sie dagegen tun können:* siehe Kapitel 5.

Benutzen Sie Mobiltelefone oder Smartphones? (2)

❑ Ja   ❑ Nein   ❑ Weiß nicht

Die Risiken: Wissenschaftliche Untersuchungen geben Hinweise darauf, dass die Benutzung von Mobiltelefonen, vor allem wenn sie sich über mehr als ein Jahrzehnt erstreckt, im Zusammenhang mit Hirntumoren steht. Kabellose elektronische Organizer erzeugen aufgrund ihrer Batterien zusätzliche elektromagnetische Felder, die erheblich sein können.

➠ *Was Sie dagegen tun können:* siehe Kapitel 8.

Haben Sie irgendwo im Haus Dimmerschalter? (2)

❑ Ja   ❑ Nein   ❑ Weiß nicht

Die Risiken: Dimmerschalter sind erstaunlicherweise eine beachtliche Quelle von schmutziger Elektrizität – und sie erzeugen sehr große elektromagnetische Felder.

➠ *Was Sie dagegen tun können:* siehe Kapitel 6.

Sind Ihre Computer zu Hause kabellos über WLAN mit dem Internet verbunden? (3)

❑ Ja   ❑ Nein   ❑ Weiß nicht

Die Risiken: Ein kabelloses System gibt rund um die Uhr eine niedrige Strahlung ab und schickt Funkwellen durch das Haus. Je näher Sie der Quelle sind, desto mehr Strahlung bekommen Sie ab. Auch die WLAN-Verbindung aus dem Nachbarhaus oder vom Haus gegenüber kann Sie einer solchen Strahlung aussetzen. Das ist wichtig zu wissen, damit Sie auch diese messen und sich davor schützen können.

➠ *Was Sie dagegen tun können: siehe Kapitel 5.*

Tragen Sie als Mann Ihr Handy eingeschaltet in der Hosentasche? (1)

❑ Ja   ❑ Nein   ❑ Weiß nicht

Die Risiken: Wissenschaftliche Untersuchungen haben festgestellt, dass Männer, die ihr Handy eingeschaltet in der Hosentasche tragen, eine schlechtere Spermaqualität haben.

➠ *Was Sie dagegen tun können: siehe Kapitel 8.*

Befindet sich auf der anderen Seite der Wand, an der Ihr Fernseh-Sofa steht, ein Kühlschrank, Fernseher, Stereogerät, eine Mikrowelle, eine Ladestation für Ihr Mobiltelefon oder ein Netzteil für die Stromversorgung elektronischer oder sonstiger Geräte ? (1)

❑ Ja   ❑ Nein   ❑ Weiß nicht

Die Risiken: Durch seinen Motor und das Gebläse erzeugt Ihr Kühlschrank eines der größten magnetischen Felder im Haus. Vielleicht verbringen Sie nicht viel Zeit in der Küche, aber wenn sich auf der anderen Seite der Wand, an der Ihr Kühlschrank steht, Ihr Wohnzimmer oder Schlafzimmer befindet, dann halten Sie sich stundenlang in diesem Feld auf. Die anderen oben erwähnten Quellen erzeugen zwar kleinere magnetische Felder, aber auch diese wirken, wenn Sie sich weniger als einen Meter vom Gerät entfernt aufhalten.

➠ *Was Sie dagegen tun können: siehe Kapitel 7.*

Benutzen Sie elektrische Werkzeuge in Ihrem Werkraum oder bei Reparaturen im Haus? (1)

❑ Ja ❑ Nein ❑ Weiß nicht

Die Risiken: Auch die kleinsten elektrischen Werkzeuge produzieren ein starkes elektromagnetisches Feld. Wenn Sie mit einer Elektrosäge arbeiten, können Sie beispielsweise 100.000 nT ausgesetzt sein.
➠ *Was Sie dagegen tun können:* siehe Kapitel 5.

✦ Das Schlafzimmer

Benutzen Sie eine elektrische Heizdecke? (2)

❑ Ja ❑ Nein ❑ Weiß nicht

Die Risiken: Diese Decken können sehr große elektrische und magnetische Wechselfelder erzeugen, und man hat sie mit Unfruchtbarkeit in Verbindung gebracht.
➠ *Was Sie dagegen tun können:* siehe Kapitel 5.

Schlafen Sie in einem beheizbaren Wasserbett? (2)

❑ Ja ❑ Nein ❑ Weiß nicht

Die Risiken: Wenn das Wasserbett ans Stromnetz angeschlossen ist, erzeugt es ein großes magnetisches Wechselfeld.
➠ *Was Sie dagegen tun können:* siehe Kapitel 5.

Gibt es in Ihrem Schlafzimmer einen Fernseher oder eine Stereoanlage, die immer eingestöpselt sind und näher als einen Meter vom Bett entfernt stehen? (1)

❑ Ja ❑ Nein ❑ Weiß nicht

Die Risiken: Magnetische Wechselfelder, die von diesen Geräten ausgehen, können in Ihrem Körper die Produktion des Hormons Melatonin stören, das Ihren Tag-Nacht-Rhythmus und damit auch die Schlafbereitschaft steuert. Außerdem bringt Melatonin das Immunsystem auf Touren und ist ein starkes Antioxidans. Den größten Teil dieses Hormons erzeugt Ihr Körper nachts, so dass er auf magnetische Wechselfelder im Schlafzimmer besonders empfindlich reagiert.

➡ *Was Sie dagegen tun können:* siehe Kapitel 5.

Steht in Ihrem Schlafzimmer ein Computer? (1)

❑ Ja ❑ Nein ❑ Weiß nicht

Die Risiken: Moderne Computer erzeugen elektromagnetische Felder, deren Frequenzen von 60 Hz bis zu einigen Millionen Hz reichen. Ihr Schlafzimmer sollte so weit wie möglich von Technologie frei sein, nicht nur, damit Sie besser schlafen können, sondern auch, um Sie vor den Folgen eines zu niedrigen Melatoninspiegels zu schützen.

➡ *Was Sie dagegen tun können:* siehe Kapitel 5.

Liegt Ihr Kopf beim Schlafen in der Nähe einer Wand, in der sich Stromleitungen oder Steckdosen befinden? (1)

❑ Ja ❑ Nein ❑ Weiß nicht

Die Risiken: Die elektrischen Wechselfelder Ihrer Stromleitungen erzeugen in Ihrem Körper eine unnatürliche Wechselspannung, die zahlreiche physiologische Probleme verursachen kann.

➠ *Was Sie dagegen tun können:* siehe Kapitel 5.

Gibt es an der Wand, an der Ihr Bett steht, im Nebenzimmer einen Fernseher, einen Computer oder große Elektrogeräte (beispielsweise einen Kühlschrank)? (1)

❏ Ja   ❏ Nein   ❏ Weiß nicht

Die Risiken: Wände sind keine Grenzen für magnetische Wechselfelder; und solchen Feldern sind Sie oft ausgesetzt, weil sich an der Wand im Nebenzimmer Geräte befinden, die magnetische Wechselfelder erzeugen.

➠ *Was Sie dagegen tun können:* siehe Kapitel 5.

Gibt es an der Zimmerdecke unter Ihrem Schlafzimmer Neon- oder Halogenlampen oder einen Ventilator? (1)

❏ Ja   ❏ Nein   ❏ Weiß nicht

Die Risiken: Die durch solche Lampen oder Ventilatoren erzeugten magnetischen Wechselfelder sind in den darüber liegenden Räumen größer, weil Sie sich dort näher an der Quelle befinden.

➠ *Was Sie dagegen tun können:* siehe Kapitel 5.

✦ Die Küche

Besitzen Sie ein Mikrowellengerät? (1)

❏ Ja   ❏ Nein   ❏ Weiß nicht

Die Risiken: Mikrowellengeräte geben Funkfrequenzen ab, auch wenn sie neu sind. Diese Funkfrequenzen treffen durch das Sichtfenster direkt auf Ihre Augen. Aufgrund überholter Bestimmungen ist das immer noch erlaubt. Nach häufigem Gebrauch schließt außerdem die Tür nicht mehr absolut dicht, so dass noch mehr gefährliche Strahlung austreten kann.

➡ *Was Sie dagegen tun können:* siehe Kapitel 5.

Nehmen Sie Ihre Mahlzeiten in der Küche ein? (1)

❏ Ja   ❏ Nein   ❏ Weiß nicht

Die Risiken: Wenn Sie sich weniger als einen Meter von Ihren Elektrogeräten entfernt aufhalten, können Sie elektromagnetischen Feldern ausgesetzt sein – besonders große erzeugt Ihr Kühlschrank.

➡ *Was Sie dagegen tun können:* siehe Kapitel 5.

✦ Das Bad

Benutzen Sie eine elektrische Zahnbürste? (1)

❏ Ja   ❏ Nein   ❏ Weiß nicht

Die Risiken: Sie ist großartig für Ihre Zähne, aber die Ladestation erzeugt ein magnetisches Feld. Die Zahnbürste selbst erzeugt ein Feld von 260 Hz, und wenn Sie Ihre Zähne korrekt putzen, haben Sie es zwei Minuten lang im Mund.

➠ *Was Sie dagegen tun können:* siehe Kapitel 5.

Benutzen Sie einen elektrischen Rasierapparat? (1)

❑ Ja   ❑ Nein   ❑ Weiß nicht

Die Risiken: Das Electric Power Research Institute (EPRI) hat die Magnetfelder um die üblichen Elektrogeräte im Haushalt gemessen und ist beim elektrischen Rasierapparat zu einem ganz verblüffenden Ergebnis gekommen: Er erzeugt in fünfzehn Zentimeter Entfernung ein Feld von 60.000 nT.

➠ *Was Sie dagegen tun können:* siehe Kapitel 5.

Benutzen Sie einen Haartrockner? (2)

❑ Ja   ❑ Nein   ❑ Weiß nicht

Die Risiken: Ein durchschnittlicher Föhn erzeugt rund um den Motor ein Feld von 2500 nT. Das ergibt an Ihrer Hand und rund um Ihren Kopf ein Feld von 5000 nT, und diese Belastung ist wahrscheinlich höher als die der Stromleitungen in Ihrer Nachbarschaft. Da Sie aber den Haartrockner immer nur kurze Zeit benutzen, sind die potenziellen Gefahren – trotz der großen Nähe zum Körper – geringer als bei anderen Geräten. Problematischer ist die häufige Benutzung von Haartrock-

nern bei Kindern, weil sie gegenüber Magnetfeldern eine höhere Empfindlichkeit haben als Erwachsene.

➠ *Was Sie dagegen tun können:* siehe Kapitel 5.

Zwischensumme: ....

✦ Der Arbeitsplatz

Halten Sie sich die Hälfte Ihres Arbeitstags oder länger weniger
als einen Meter entfernt von großen elektrischen Motoren, Generatoren oder der Stromversorgungseinrichtung in einem Gebäude
auf? (3)

❏ Ja   ❏ Nein   ❏ Weiß nicht

Die Risiken: Motoren, Generatoren und die Stromversorgungseinrichtung können extrem große magnetische Wechselfelder erzeugen, die
mit dem gehäuften Auftreten von Krebserkrankungen an verschiedenen Arbeitsplätzen in den USA in Verbindung gebracht wurden.

➠ *Was Sie dagegen tun können:* siehe Kapitel 10.

Haben Sie die magnetischen Wechselfelder und andere elektromagnetische Felder (elektrische Felder, Hochfrequenzfelder und schmutzige Elektrizität) gemessen? Sind die magnetischen Wechselfelder
höher als 100 nT? (2)

❏ Ja   ❏ Nein   ❏ Weiß nicht

Die Risiken: Belastungen von 100 nT und höher können kleine, in manchen Fällen aber sehr nachteilige Veränderungen in Ihrem Körper bewirken. Im *BioInitiative Report* wird gewarnt, dass magnetische Wechselfelder nicht über 100 nT liegen sollten. Vergleichen Sie diesen Wert mit den natürlich vorkommenden magnetischen Wechselfeldern, die unter 0,00002 nT liegen!

➡ *Was Sie dagegen tun können:* siehe Kapitel 10.

Haben Sie zehn Jahre oder länger mehr als vier Stunden täglich ein Mobiltelefon benutzt? (3)

❑ Ja ❑ Nein ❑ Weiß nicht

Die Risiken: Untersuchungen aus Schweden, wo man schon sehr lange Mobiltelefone benutzt, sind zu dem Ergebnis gekommen, dass die Risiken für Hirntumoren nach zehn Jahren »starker Nutzung« stiegen. Die Wissenschaftler sind jetzt besorgt, dass durch die Nutzung von Handys schon in der Kindheit in Zukunft noch mehr junge Menschen an Hirntumoren erkranken könnten.

➡ *Was Sie dagegen tun können:* siehe Kapitel 10.

Befinden sich Starkstromleitungen im Umkreis von weniger als 30 Metern um Ihren Arbeitsplatz? (1)

❑ Ja ❑ Nein ❑ Weiß nicht

Befinden sich Trafostationen im Umkreis von weniger als fünf Metern um Ihren Arbeitsplatz? (2)

❏ Ja ❏ Nein ❏ Weiß nicht

Die Risiken: Starkstromleitungen und Transformatoren (Trafostationen), die mit Leukämie in Verbindung gebracht worden sind, erzeugen große elektromagnetische Felder, die mit zunehmender Entfernung geringer werden.

➡ *Was Sie dagegen tun können:* siehe Kapitel 10.

Sind Sie Starkstromelektriker, Elektriker, Schweißer, oder arbeiten Sie in einem Radiologie-Labor? (2)

❏ Ja ❏ Nein ❏ Weiß nicht

Die Risiken: Bei Untersuchungen hat man festgestellt, dass Menschen aus diesen Berufen häufiger unter ernsten Krankheiten leiden als der Rest der Bevölkerung.

➡ *Was Sie dagegen tun können:* siehe Kapitel 10.

Arbeiten Sie mit Ihrem Laptop auf dem Schoß? (1)

❏ Ja ❏ Nein ❏ Weiß nicht

Die Risiken: Während Ihr Laptop an den Netzadapter angeschlossen ist, kann er hohe magnetische und elektrische Wechselfelder erzeugen. Halten Sie ihn währenddessen auf dem Schoß, wirken diese Felder aus nächster Nähe auf Ihre Fortpflanzungsorgane und andere Organe ein.

➡ *Was Sie dagegen tun können:* siehe Kapitel 5.

Weltweit geltende Richtlinien und Standards für magnetische Wechselfelder

Von Elektroingenieur Larry Gust:

1. ACGIH[1] beruflich TLV[2]: 200 000 nT

2. DIN[3]/VDE: beruflich für 7 Std. 500 000 nT, allgemein 400 000 nT

3. ICNIRP[4] und 26. BImSchV[8]: 100 000 nT

4. Schweiz: 1000 nT

5. WHO[5]: ab 300–400 nT »möglicherweise krebserregend«

6. TCO[6]: 200 nT

7. U.S.-Congress/EPA: 200 nT

8. BioInitiative Report[7]: 100 nT

9. In der Natur: < 0,00002 nT

---

1. American Congress of Governmental and Industrial Hygienists

2. Threshold Limit Value

3. Deutsches Institut für Normung

4. International Commission on Non-Ionizing Radiation Protection

5. World Health Organization

6. Schwedische Zentralorganisation der Angestellten

7. www.bioinitiative.org

8. 26. Bundesimmissionsschutzverordnung

Die ursprüngliche Liste »EMF in Your Environment«, EPA, 1992, enthielt Messwerte für Videogeräte, die inzwischen eine veraltete Technologie sind; deshalb habe ich sie hier nicht mit aufgenommen.

Liegt Ihr Arbeitsplatz weniger als 150 Kilometer von einem Kernkraftwerk entfernt? (1)

❑ Ja ❑ Nein ❑ Weiß nicht

Die Risiken: Sie könnten einer sehr niedrigen radioaktiven Strahlung ausgesetzt sein.

➠ *Was Sie dagegen tun können:* siehe Kapitel 11.

Zwischensumme: ....

✦ **Die Schule**

Liegt Ihre Schule oder die Schule Ihrer Kinder in der Nähe eines Mobilfunkmasten oder eines Funkturms? (2)

❑ Ja ❑ Nein ❑ Weiß nicht

Die Risiken: Bei Untersuchungen wurde festgestellt, dass Menschen, die im Umkreis von etwa vierhundert Metern von solchen Masten oder Türmen leben, möglicherweise ein erhöhtes Risiko für Krankheiten und Tumoren haben. Ihr Kind ist dieser geringfügigen Strahlung möglicherweise sechs oder mehr Stunden täglich ausgesetzt.

➠ *Was Sie dagegen tun können:* siehe Kapitel 9.

Hat die Schule Ihres Kindes einen Wi-Fi-Anschluss? (2)

❑ Ja ❑ Nein ❑ Weiß nicht

Die Risiken: Den schädlichen Wellen, die von der Drahtlos-Technologie erzeugt werden, kann man nicht entkommen. Wenn auch Ihr Haus damit ausgestattet ist, könnte Ihr Kind ihnen rund um die Uhr ausgesetzt sein.

➠ *Was Sie dagegen tun können:* siehe Kapitel 9.

Liegt das Klassenzimmer Ihres Kindes neben dem Computerraum der Schule? (1)

❏ Ja   ❏ Nein   ❏ Weiß nicht

Die Risiken: Moderne Computer erzeugen zwar nicht mehr so starke elektromagnetische Strahlung wie ältere Modelle, aber wenn sich viele Geräte in einem Raum befinden, können beachtliche Felder mit unterschiedlichen Frequenzen entstehen, die durch die Wände dringen, vor allem wenn die Internetverbindungen bei allen Computern über WLAN laufen!

➠ *Was Sie dagegen tun können:* siehe Kapitel 9 und 10.

Zwischensumme: ....

✦ Spiel und Erholung im Freien

Gibt es dort, wo Sie hauptsächlich Ihre Zeit im Freien verbringen, Hochspannungsleitungen, die weniger als dreißig Meter entfernt sind? (2)

❏ Ja   ❏ Nein   ❏ Weiß nicht

Die Risiken: Solche Leitungen können im Umfeld von etwa dreißig Metern beträchtliche Felder erzeugen, die sich aber mit zunehmender Entfernung auflösen.

➠ *Was Sie dagegen tun können:* siehe Kapitel 6.

Gibt es dort, wo Sie hauptsächlich Ihre Zeit im Freien verbringen, Transformatoren (Trafostationen), die weniger als fünf Meter entfernt sind? (2)

❑ Ja ❑ Nein ❑ Weiß nicht

➠ *Was Sie dagegen tun können:* siehe Kapitel 6.

Gibt es dort, wo Sie hauptsächlich Ihre Zeit im Freien verbringen, im Umkreis von 150 Kilometern ein Kernkraftwerk? (1)

❑ Ja ❑ Nein ❑ Weiß nicht

Die Risiken: Sie könnten einer sehr niedrigen Strahlung ausgesetzt sein, die möglicherweise aus dem Kernkraftwerk austritt – das gilt umso mehr, wenn Sie sich in der Nähe einer Deponie für radioaktive Abfälle befinden.

➠ *Was Sie dagegen tun können:* siehe Kapitel 11.

Gesamtbelastung: ....

♣ Auswertung des Quiz

15 bis 25 Punkte: hohes Risiko
6 bis 10 Punkte: mittleres Risiko
5 Punkte oder weniger: niedriges Risiko

Wenn Sie jetzt erschüttert sind, stehen Sie damit wirklich nicht alleine. Die meisten von uns haben sich noch nie Gedanken über die gesundheitlichen Auswirkungen unserer modernen Technologien und Annehmlichkeiten gemacht. Wir halten das alles einfach für selbstverständlich. Wir kaufen, was die Industrie anpreist, was andere haben, was vielversprechend klingt, und wir machen uns dabei gar nicht klar, dass einige dieser Produkte unsere Lebenskraft beeinträchtigen könnten. Mit entsprechender Anleitung in den folgenden Kapiteln werden Sie hoffentlich über die nötigen Informationen für verantwortliche Entscheidungen verfügen, die Ihnen und den Menschen, die Ihnen wichtig sind, weiterhelfen.

Kapitel 5

Schützen Sie sich zu Hause vor Elektrosmog

Das Quiz aus Kapitel 4 hat Ihnen eine Vorstellung davon vermittelt, wo Sie durch elektromagnetische Felder belastet werden. Und nun die gute Nachricht: Es gibt eine Reihe von praktischen Lösungen und Vorschlägen zum Schutz vor Elektrosmog, die relativ einfach und preiswert umzusetzen sind. Davon sollten Sie unbedingt Gebrauch machen, um Ihr Zuhause in einen heilsamen Hafen zu verwandeln. Ich spreche in diesem Zusammenhang gerne von elektronischem Feng Shui, denn es kann sein, dass Sie Möbel und Geräte umstellen müssen, um die elektromagnetischen Felder in Ihrer Umgebung zu verringern.

Sie können so viel oder so wenig von diesen Vorschlägen umsetzen, wie Sie wollen, aber ich empfehle Ihnen, sich auf die Räume zu konzentrieren, in denen Sie die meiste Zeit verbringen: Schlafzimmer, Wohnzimmer und Arbeitszimmer.

Wir gehen jetzt Raum für Raum durch:

Ihr Schlafzimmer

Das ist der Raum, in dem Sie jede Nacht mindestens acht Stunden schlafen sollten. Wenn Sie sich stattdessen im Bett herumwerfen, könnte es sein, dass Sie durch unnatürliche, hausgemachte Spannungen in Ihrem Körper wach gehalten werden, verursacht durch elektromagnetische Felder, die aus den Stromleitungen in Ihren Wänden kommen, aus den Verlängerungskabeln oder Mehrfachsteckdosen unter Ihrem Bett oder Schreibtisch oder aus den Anschlusskabeln Ihrer Nachttischlampe, Ihres Weckers oder anderer Geräte. Da unser Körper sich im Laufe der Nacht regeneriert – und in dieser Zeit 80 bis 90 Prozent seines Melatonins produziert –, müssen Sie sehr gewissenhaft dafür sorgen, dass die Belastung durch elektromagnetische Felder in Ihrem Schlafzimmer noch geringer ist als in den anderen Räumen Ihres Hauses.

Die richtige Beleuchtung

Thomas Edisons Glühbirne war eine gute Idee, und obwohl ihr Generationen weiterer Lichtquellen gefolgt sind, ist sie in den Augen der meisten Elektrosmog-Experten immer noch die beste Idee.

Glühbirnen funktionieren ziemlich einfach. Wenn elektrischer Strom durch einen Metallfaden (Wolfram) fließt, leuchtet das Metall auf. *Leuchtstofflampen* beginnen zu leuchten, wenn Elektronen auf die Quecksilberdämpfe in der Röhre treffen, was dazu führt, dass sie ultraviolettes Licht ausstrahlen; trifft es auf die

Phosphorhülle der Röhre, erzeugt das ultraviolette Licht weißes Licht. Zudem sind Leuchtstofflampen mit einem Vorschaltgerät ausgestattet, das ein sehr viel höheres magnetisches Feld ausstrahlt als eine einfache Glühbirne – mindestens 600 nT im Vergleich zu 30 nT auf fünf Zentimeter Entfernung. Die Leuchtstofflampen sind auch von einem starken elektrischen Feld umgeben, dessen Frequenzen von 50 Hz bis zu den niedrigen Hochfrequenzen reichen. Ein Teil dieser Emissionen umfasst auch schmutzige Elektrizität. Welche Lichtquelle hätten Sie lieber in der Nähe Ihres Kopfes?

Halogenlampen funktionieren ähnlich wie Glühbirnen, haben aber eine längere Lebensdauer und sind bei gleichem Stromverbrauch heller, weil sie ihr Licht mit Hilfe von Halogengas in einer Quarzhülle erzeugen, weshalb der Wolframfaden heißer glühen kann und trotzdem nicht so rasch verschleißt. Das Halogen führt verdampftes Wolfram zum Glühfaden zurück, so dass er sich nicht so schnell auflöst, wie es in herkömmlichen Glühbirnen geschieht. Das macht den Einsatz von Halogenlampen sehr viel wirtschaftlicher. Aber Halogenlampen sind in verschiedener Hinsicht problematisch. Erstens bilden sie eine Menge Hitze und brauchen eine gute Belüftung, damit sie nicht feuergefährlich werden. Handelt es sich um *Niedervolt-Halogenlampen*, sind die Lampen zudem mit einem Transformator ausgestattet, der ein hohes magnetisches Wechselfeld erzeugt. Wenn Sie die Lampen als Deckeneinbauleuchten verwenden, ist das Feld darunter nicht so stark wie darüber, abhängig davon, wo sich der Transformator befindet. Achten Sie darauf, dass Betten, Sofas oder Sessel, in denen Sie viel Zeit verbringen, mindestens einen Meter vom Transformator entfernt stehen. Und schalten Sie die Lampen aus, wenn sie nicht benötigt werden.

Eine gute Alternative sind die mit einem normalen Glühlampen-Schraubsockel ausgerüsteten mit 230 Volt betriebenen *Hochvolt-Halogenlampen*, deren Angebot in den letzten Jahren stark zugenommen hat.

Bei den neuen *Energiesparlampen* handelt es sich um kompakte Leuchtstoffröhren, die mit vielen Gesundheitsgefahren verbunden sind – Quecksilber, UV-Strahlung, Funkfrequenzfelder und schmutzige Elektrizität. Die Weltgesundheitsorganisation zählt diese Funkfrequenzfelder zu den intermediären Frequenzen, und diese »mittleren« Felder sind biologisch aktiv. Ein Artikel in der New York Times geht detailliert auf Probleme bei der Qualitätskontrolle von Energiesparlampen ein – wahrscheinlich verursacht durch die Eile, mit der sie auf den Markt gebracht wurden, durch billiges Material und schlechte Installationsanweisungen.[1]

Empfehlenswerter sind *LED-Leuchten* (Licht Emittierende Diode) – sie sind frei von Quecksilber, Hochfrequenzen und schmutziger Elektrizität. Die Entwicklung von LEDs zu Leuchtzwecken sollten Sie im Auge behalten.

Räumen Sie Ihr Schlafzimmer auf. Nicht das Gerümpel, sondern die elektrischen Geräte. Da die größte Heilung während des Schlafs geschieht und Sie fast ein Drittel Ihres Lebens im Bett verbringen, ist Ihr Schlafzimmer der wichtigste Raum, wenn es um den Schutz vor Elektrosmog geht. Fernseher, Uhrenradios, Wecker (außer batteriebetriebene), schnurlose Telefone, Handys, Heizkissen und ältere elektrische Heizdecken müssen aus dem Schlafzimmer verbannt werden oder sich zumindest so weit wie möglich vom Bett entfernt befinden. Manche Leute schalten nachts die Sicherungen für die Stromversorgung ihres Schlafzimmers aus.

Stellen Sie das Bett um. Wenn Sie die Sicherungen nicht ausschalten können (beispielsweise weil der Rauchmelder an den Strom angeschlossen ist und dann nicht mehr funktionieren würde), stellen Sie Ihr Bett so, dass Sie mit dem Kopf nicht in der Nähe einer Steckdose liegen, und achten Sie auch auf die magnetischen Wechselfelder, die unter oder neben Ihnen erzeugt werden könnten – beispielsweise von Leuchtstoffröhren oder Halogenlampen, Netzhauptleitungen, Kühlschränken, Computern und anderen Geräten. Wenn Ihr Schlafzimmer groß genug ist, sollten Sie das Bett möglichst von der Wand wegrücken, weil sich die elektrischen Leitungen Ihres Hauses in den Wänden befinden. Von den Feldern, die sie erzeugen, sollte sich Ihr Körper während des Schlafs möglichst weit (mindestens einen Meter) entfernt befinden. Da Metall elektrische Felder überträgt, wäre es auch sinnvoll, Ihre Sprungfedermatratze oder das Kopfbrett gegen etwas auszutauschen, das aus Naturmaterial besteht, beispielsweise ein Futon. Wenn Ihr Schlafzimmer im Obergeschoss liegt, werden Sie den elektrischen Leitungen vielleicht nicht entkommen, weil sie durch den Fußboden laufen. In diesem Fall ist die beste und billigste Lösung, die Sicherungen für alle Zimmer, die über, unter oder neben dem Schlafzimmer liegen, während der Nacht auszuschalten.

Benutzen Sie einen batteriebetriebenen Wecker. Wenn Sie den häufigen Batteriewechsel scheuen, sollten Sie dafür sorgen, dass sich Ihr elektrischer Wecker oder Ihr Uhrenradio mindestens zwei Meter von Ihrem Kopf entfernt befindet. Sie müssten dann zwar aufstehen, um den Wecker abzustellen, aber das kann in mancher Hinsicht auch gut sein.

Rücken Sie das Babyphon beiseite. Auch das Babyphon ist von starken magnetischen Feldern umgeben, aber wenn Sie Ihre Belastung (und die Ihres Babys) ansonsten verringert haben, kann der Einsatz vertretbar sein – und sei es nur zu Ihrer Beruhigung.

Erden Sie sich. Das gefeierte amerikanische Tour de France-Team benutzte Matratzen, die mit Silberfäden durchwebt waren und ähnlich wie elektrische Leitungen über einen in den Boden gesteckten Stahlstab geerdet wurden. Der Chiropraktiker des Teams, Jeffrey Spencer, berichtet, dass die Fahrer besser schliefen, mehr Energie hatten, weniger Verspannungen, mehr Kraft – und dass Verletzungen schneller heilten, wenn sie geerdet waren.[2] Unter der Überschrift »Verbinden Sie sich mit Mutter Erde« finden Sie auf Seite 113-117 weitere Informationen über die Technologie der Erdung.*

---

* Die Erdung von Personen im Bett ist ein zweischneidiges Schwert. In Räumen, die frei von elektrischen Feldquellen sind, mag das Erden vorteilhaft sein. Sind aber elektrische Feldquellen im Zimmer (z. B. eine Wand, in der unter Spannung stehende Stromkabel verlaufen), zieht die im Bett liegende Person durch die Erdung die elektrischen Feldlinien verstärkt auf sich und ist damit erhöhten elektrischen Feldbelastungen ausgesetzt. Entsprechend empfindliche Personen merken schnell, ob sie sich mit einer Erdung besser oder schlechter fühlen als ohne. Das elektrische Erden von Personen kann man nicht allgemein empfehlen. [Anm. d. Red.]

Schalten Sie die elektrische Heizdecke aus. Frühe Untersuchungen von Nancy Wertheimer und Ed Leeper sind zu dem Ergebnis gekommen, dass Heizdecken ein magnetisches Feld von 500 nT oder mehr erzeugten, das fünfzehn bis achtzehn Zentimeter tief in den Körper eindringt.[3] Sie sollten die Heizdecke allenfalls nutzen, um das Bett anzuwärmen, bevor Sie sich hineinlegen, sie dann aber ausschalten und auch den Stecker ziehen (weil sie sonst immer noch ein elektrisches Feld erzeugt). Wasserbetten sind wie elektrische Heizdecken dem Körper sehr nah und können ihn deshalb ebenfalls durch elektrische und magnetische Felder beeinträchtigen.

Prüfen Sie Ihre Beleuchtung. Energieeffiziente Leuchtstofflampen, ob sie nun als Röhren unter der Decke angebracht sind oder in Form von Energiesparbirnen verwendet werden, erzeugen erhöhte magnetische und elektrische Felder und auch schmutzige Elektrizität, wenn sie eingeschaltet sind. Wenn eine Energiesparbirne zerbricht, lässt sich das mit einem Gefahrgut-Unfall vergleichen: Das Quecksilber in der Birne reicht aus, um den gesamten Raum zu verseuchen, sagt Larry Gust, ein Elektroingenieur und staatlich geprüfter Baubiologe, dessen Firma Gust Environmental in Kalifornien Gebäude nach ökologischen Gesichtspunkten überprüft und saniert. »Und welche Folgen hat es für die Umwelt, wenn Millionen verbrauchter Energiesparbirnen auf der Mülldeponie landen?«, gibt er außerdem zu bedenken. Verzichten Sie auf Energiesparbirnen, und verwenden Sie stattdessen altmodische Glühbirnen oder Hochvolt-Halogenlampen, bis eine größere Vielfalt von LED-Leuchten angeboten wird.

Verringern Sie Ihre Belastung durch Leuchtstoffröhren, Niedervolt-Halogenstrahler und sogar Kompaktleuchtstofflampen –

sie alle erzeugen beträchtliche elektromagnetische Felder. Die meisten gewöhnlichen Lampen und auch die Leuchten selbst (sofern sie keine geerdeten Metallgehäuse haben) erzeugen ein mehr oder weniger starkes elektrisches Feld, unabhängig davon, wie viele Glühbirnen benutzt werden oder wie hoch der Stromverbrauch ist – deshalb sollten sie sich möglichst weit von Ihrem Kopf entfernt befinden, während Sie schlafen. Ziehen Sie entweder den Stecker, oder schalten Sie den Strom während der Schlafenszeit über eine automatische Netzfreischaltung ab. Leuchten mit elektronischem Tastdimmer geben besonders starke elektrische Felder ab und gehören nicht ins Haus. Eine Gleichstrom-Halogenleuchte mit geringer Voltzahl, die in die Decke eingelassen ist, ist kein Problem, wenn Sie sich darunter befinden, aber sie kann starke magnetische Felder in den darüber liegenden Raum abstrahlen, die sich bis zu einem Meter weit im Boden ausbreiten. Bringen Sie sie deshalb nicht an Decken an, über denen Räume liegen, in denen Kinder oder Erwachsene schlafen oder sich länger aufhalten.

Denken Sie noch einmal über den Ventilator nach. Jeder Deckenventilator arbeitet mit einem Elektromotor, der im darüber liegenden Raum ein starkes magnetisches Feld erzeugt. Solche Geräte sind deshalb ungeeignet für Räume, über denen sich ein Kinderzimmer befindet. Frei stehende elektrische Ventilatoren sind unproblematisch, solange sie sich mindestens einen Meter von Ihrem Körper entfernt befinden. Dasselbe gilt für alle Arten von elektrischen Heizgeräten. Als Daumenregel gilt immer: Es kommt auf den Standort an. Die Belastung verringert sich um jeweils 85 Prozent, sobald Sie Ihre Entfernung von der Quelle des magnetischen Feldes verdoppeln.

Investieren Sie in Vorhänge, um den Raum abzudunkeln. Das verringert zwar nicht Ihre Belastung durch elektrische und magnetische Felder, aber wenn es im Schlafzimmer länger dunkel ist, hilft das Ihrem Körper, mehr Melatonin zu produzieren, das antioxidativ wirkende Hormon, das unter der Einwirkung von Licht und elektromagnetischen Feldern in geringeren Mengen erzeugt wird.

Ihre Küche

Obwohl Ihre Küche pro Quadratmeter mehr elektrische Geräte enthält als jeder andere Raum in Ihrem Haus, erzeugen die meisten davon – wie Toaster, Kaffeemaschine oder Mixer – nur dann Felder, wenn sie benutzt werden. Selbst wenn Sie Ihren Toast und Ihren Kaffee wirklich heiß bevorzugen, sind die Geräte nicht lange genug eingeschaltet, um Ihnen Schaden zuzufügen.

Schicken Sie kleine Kinder einfach aus der Küche, wenn alles in Betrieb ist, und achten Sie auf die Räume, die sich unter oder direkt neben den Geräten befinden – die magnetischen Felder, die sie erzeugen, gehen durch Wände und Böden hindurch.

Inspizieren Sie Ihre Mikrowelle. Ähnlich wie Funktürme, Mobilfunkmasten, Mobiltelefone und Radar arbeiten Mikrowellengeräte mit Hochfrequenzen. (Mobilfunkmasten werden auch als Mikrowellenmasten bezeichnet – sie benutzen dieselbe hochfrequente Strahlung wie Ihr Mikrowellengerät, wenn Sie darin Fertiggerichte erhitzen.) Einige Experten halten diese Strahlung für zu gefährlich. Das gilt auch für Larry Gust. »Leider«, so erklärt

Gust, »sind Mikrowellengeräte so konstruiert, dass sie den offiziellen Grenzwerten entsprechen, und die liegen tausendfach zu hoch. Die Geräte geben Strahlung direkt durch das Sichtfenster in der Tür ab, und diese Strahlung breitet sich in der Luft ungehindert über weite Entfernungen aus. Der Strahlungsaustritt lässt sich vermeiden, wenn Sie die Mikrowelle anders stellen. Aber damit ist es nicht getan. Der Nährwert von Mahlzeiten aus der Mikrowelle wird durch die heftigen Vibrationen der Wassermoleküle in der Nahrung (2,4 Milliarden Hz) völlig zerstört. Ich sage es ungern, aber Sie würden besser gar nichts essen als eine Mahlzeit aus der Mikrowelle.«

Nach häufiger Benutzung kann sich die Tür des Gerätes lockern, die Dichtungen können verschleißen, und die Sicherheitsvorrichtungen, die dafür sorgen, dass bei geöffneter Tür keine Mikrowellen erzeugt werden, funktionieren vielleicht irgendwann nicht mehr richtig. Das ist kein Heimwerkerjob, sondern Sie brauchen einen qualifizierten Fachmann, der Ihre Mikrowelle überprüft und repariert. (Noch besser wäre es, sofern Sie überhaupt eine haben wollen, Sie würden eine neue kaufen, denn die Geräte sind inzwischen recht billig.) Gleichwie, Sie sollten auf keinen Fall vor Ihrer Mikrowelle stehen und zuschauen, wie das Teewasser kocht oder das Popcorn poppt. Die Augenlinse ist gegenüber Mikrowellen besonders empfindlich und kann sich bei längerer Bestrahlung trüben.

Wenn Sie Ihre Mikrowelle bequem über dem Kochfeld angebracht haben, denken Sie daran, dass sie sich in Kopfhöhe befindet. Suchen Sie ihr einen anderen Platz, und wenn das nicht möglich ist, dann benutzten Sie sie nicht, während Sie am Herd arbeiten.

Verbinden Sie sich mit Mutter Erde

Als Pionier der Kabelfernsehindustrie in den USA wusste Clint Ober sehr genau, wie wichtig die Erdung für eine saubere und klare Übertragung ist. Er kannte die Probleme, die elektromagnetische Felder verursachen können. Um zu verhindern, dass bildverzerrende Störsignale eindringen, mussten die Kabelsysteme abgeschirmt und anschließend geerdet – mit der Erde verbunden – werden, damit keine Interferenzen auftreten konnten.

Nach seiner Pensionierung begann sich Ober zu fragen, ob vielleicht auch Menschen, wie alle elektrischen Systeme – einschließlich des Kabelfernsehens – eine Erdung brauchten, um effektiv zu funktionieren. Ihm war klar geworden, dass die meisten Menschen Schuhe mit Plastik- oder Gummisohlen tragen, die sie von dem natürlichen elektrischen Feld der Erde isolieren, eben jenem Feld, das die stabile Erdung für elektrische Systeme ermöglicht. Er fragte sich, ob diese Isolierung unsere Gesundheit in irgendeiner Weise beeinträchtigen könnte. Plastik und Gummi können keine elektrische Energie leiten. Aber die Menschen sind ursprünglich barfuß gelaufen oder haben Fußbekleidungen aus Tierhäuten (Leder) getragen, welche die Oberflächenenergie der Erde nicht daran hinderten, in den Körper zu fließen. Sie schliefen auf dem Boden oder auf Fellen. Mit großer Wahrscheinlichkeit, so dachte er, würde die Natur »diese Elektrizität auf irgendeine Weise genutzt haben«.

Weil Ober neugierig war, begann er zu untersuchen, ob wir die Verbindung zu unserer Mutter Erde brauchen, um gesund zu sein. Er erdete sich selbst und prüfte seine eigene elektrische Energie an verschiedenen Stellen in seinem Haus mit einem einfachen Voltmeter. Er stellte fest, wie sich die Spannung in seinem Körper veränderte. Sie war hoch, wenn er an seinem Computer oder in seinem Schlafzimmer elektromagnetischen Feldern ausgesetzt war, lag jedoch praktisch bei null, wenn er sich selbst erdete, indem er einen Draht hielt, der mit einem Stab verbunden war, der draußen in der Erde steckte. Dann konstruierte er ein grobes Drahtgitter, legte es auf sein Bett und versah es mit einem Erdungskabel, das er durch das Fenster mit einem Stab draußen in der Erde verband. Er legte sich ins Bett, das Voltmeter in der Hand, und schlief ein! Als er am nächsten Morgen aufwachte, lag er noch genauso da, das Voltmeter auf seiner Brust. Er hatte zum ersten Mal seit Jahren fest geschlafen und keine Schmerzmittel gebraucht, ohne die er sonst oft nicht einschlafen konnte. Er wiederholte sein Experiment, und nach etwa einer Woche stellte er fest, dass die Schmerzen und die Steifheit, unter denen er als Folge alter Skiverletzungen und einer Rückenoperation ständig litt, verschwunden waren.

Verblüfft führte Ober das gleiche Experiment bei Freunden durch, die ebenfalls unter Schmerzen litten und Schlafprobleme hatten. Das Ergebnis war dasselbe. Nun machte sich Ober auf die Suche nach Ärzten und Forschern, die etwas über die Zusammenhänge wussten oder die Sache erklären konnten. Niemand zeigte Interesse. Also beschloss er, seine eigenen Mittel in die Suche nach Antworten zu investieren. War die Wirkung echt? Und wie funktionierte das alles beim Menschen?

Es sind erst zehn Jahre vergangen, seit er sich auf die Suche nach einer wissenschaftlichen Erklärung gemacht hat, zunächst allein, später gemeinsam mit anerkannten Forschern. Er arbeitet immer noch daran. Die Beweise, die er bisher zusammengetragen hat, sind beeindruckend. Die Erdung des eigenen Körpers verbessert den Schlaf, verleiht mehr Energie, fördert eine schnellere Heilung, verringert Entzündungen und Schmerzen und normalisiert die Produktion des Stresshormons Cortisol.[4]

Ein Dutzend Studien bestätigen die Theorie, dass Menschen ähnlich wie Fernsehkabel und elektrische Systeme geerdet sein müssen. Die Ergebnisse bestätigen die Pionierarbeit von Dr. Ross Adley, der davon überzeugt war, dass elektromagnetische Felder die natürliche, normale elektrische Kommunikation zwischen Zellen stören. Individuelle Erdung verhindert, dass Störsignale von außen das normale »Zellgeflüster« durcheinanderbringen und dadurch alle möglichen »Missverständnisse« auslösen, die Krebs und Immunschäden verursachen können. Die Forschungsergebnisse belegen, dass Erdung die Spannung im menschlichen Körper auf dem Wert der Erde hält. Der Körper erhält einen stabilisierenden elektrischen Einfluss für alle seine zahlreichen bioelektrischen Schaltkreise. Außerdem erhalten wir auf diese Weise eine Infusion mit negativ geladenen freien Elektronen, die als Folge von Sonneneinstrahlung und Blitzeinschlägen auf der Erdoberfläche allgegenwärtig sind. Sie werden übertragen, wenn wir körperlichen Kontakt mit der Erde haben und scheinen die positiv geladenen freien Radikale zu neutralisieren, die bei den Zellen zu Entzündungsschäden führen.

Bei ihren Untersuchungen stellten Ober und mehrere Forscher – von denen zumindest einer skeptisch war – fest, dass Erdung den nächtlichen Cortisolspiegel senkt. Der Arzt Maurice Ghaly und Dale Teplitz untersuchten zwölf Personen mit chronischen Schmerzen und Schlafstörungen; sie kamen zu dem Ergebnis, dass die Erdung während des Schlafs Schmerzen und Stress reduzierte und den Schlaf förderte.[5] Die Cortisolausschüttung, die bei emotionalem oder körperlichem Stress stattfindet, wurde in einen normaleren 24-Stunden-Rhythmus gebracht. »Cortisol ist einer der Gründe für schlechten Schlaf«, erläutert Ober. Sorgen und Ängste stimulieren die Sekretion von Cortisol, das den Schlaf stört und uns mit dem Gefühl aufwachen lässt, als hätten wir Säure in unseren Adern.«

Diese Untersuchung und andere, die folgten, ergaben außerdem einen neuen Hinweis, warum Erdung Schmerzen verringert: Cortisol steht auch im Zusammenhang mit Entzündungen. In den letzten Jahren haben Wissenschaftler begonnen, Entzündungsprozesse als die bisher unbekannte Verbindung zwischen Krankheiten wie Arthritis, Krebs, Herzkrankheiten und Alzheimer zu betrachten. Das Immunsystem unseres Körpers mobilisiert weiße Blutkörperchen, eine Vielzahl von chemischen Stoffen und eine anfängliche Entzündungsreaktion, um uns vor Infektionen und Eindringlingen zu schützen. Aber wenn diese Reaktion unkontrolliert anhält, kann sie sich vom Freund in einen Feind verwandeln und schmerzhafte Arthritis, Asthma, Colitis, Arteriosklerose und sogar Krebs verursachen. Entzündungen spielen bei chronischen Schmerzen eine wichtige Rolle.

Interessanterweise führte Ghaly, ein kalifornischer Anästhesist, die Untersuchung durch, weil er *nicht* daran glaubte, dass

Erdung wirken würde. Seine (für ihn) überraschenden Ergebnisse wurden 2004 im *Journal of Alternative and Complementary Medicine* veröffentlicht. Die periphere Durchblutung wurde – rasch – verbessert, ebenso die Muskelentspannung und Beruhigung der linken Hirnhemisphäre (typischerweise dem Denken zugeordnet). Gaétan Chevalier, damals Forschungsdirektor am California Institute for Human Science in Encinitas, erdete 51 Versuchspersonen und prüfte mit Hilfe der Enzephalographie (Messung von Hirnwellen) und anderen ausgeklügelten Messungen die Auswirkungen auf eine Vielzahl von Körperfunktionen, abgesehen von der Cortisol-Synchronisierung sowie der Schmerz- und Stressreduktion. Die unverzügliche Reaktion in der linken Hirnhälfte wie auch bei der Durchblutung weist auf eine allgemeine Entspannung hin, die erklären könnte, warum die Erdung anscheinend die Schlafqualität verbessert.[6]

Im Laufe seiner Forschungsarbeit stellte Ober fest, dass der steile Anstieg von Krankheiten, die einen Bezug zu Entzündungsprozessen haben, Ende der 1960er-Jahre begann, als wir immer häufiger Schuhe mit Gummi- oder Plastiksohlen (statt leitendem Leder) trugen und unsere Wohnräume mit Teppichböden auslegten. »Damals«, so sagt er, »hat die große Abkopplung stattgefunden.«

Ober weist gerne darauf hin, dass jeder sich überall selbst erden und mit Mutter Erde verbinden kann. »Sie müssen nur Ihre Schuhe ausziehen und Ihre Füße auf die Erde stellen«, erklärt er lachend. Ein einfacher, aber guter Rat. Gehen Sie so oft wie möglich barfuß, oder stellen Sie beim Sitzen Ihre nackten Füße auf den Boden – das wünscht sich Ihre Mutter von Ihnen.

Halten Sie sich nicht länger als nötig in der Nähe Ihres Kühlschranks auf. Im Inneren Ihres Kühlschranks befindet sich ein großer elektrischer Motor, der eine Miniatur-Klimaanlage antreibt, die Ihre Nahrungsmittel kühl hält. Sie können hören, wenn der Motor anspringt. Wenn er aufhört zu laufen, merken Sie, dass es in der Küche plötzlich viel stiller ist. Dieser Motor verbraucht mehr Strom als Beleuchtung und Elektronik, sagt Gust. Außerdem gibt es vielleicht noch einen Ventilator, der die Luft im Inneren zirkulieren lässt und ein Magnetfeld erzeugen kann, das in der Nähe des Kühlschranks mehrere hundert Nanotesla beträgt. Vielleicht ist Ihr Gerät sogar mit einer elektronischen Türheizung ausgestattet, um Kondensation zu verhindern. Die dadurch erzeugten Felder sind gewöhnlich kein großes Problem. »Die Leute lehnen sich normalerweise nicht lange an ihren Kühlschrank«, erläutert Elektrosmog-Experte Charles Keen. Aber wenn Ihr Sofa an der anderen Seite der Wand steht, dann baden Sie oder wer immer dort sitzt in einem massiven Feld, sobald der Kühlschrank läuft. Wenn Sie den Kühlschrank nicht anders stellen können, dann stellen Sie das Sofa um. Achten Sie bei der Küchenplanung darauf, dass der Kühlschrank mindestens einen Meter vom Herd oder Esstisch entfernt und auch nicht an einer Wand steht, an der sich im Nebenzimmer Sitzgelegenheiten oder Betten befinden.

Die Ergebnisse von Untersuchungen dieser so genannten intermittierenden elektromagnetischen Felder sind besorgniserregend. Charles Graham, ein Experimentalphysiologe am Midwest Research Institute in Missouri, und seine Kollegen stellten fest, dass diese Ein-Aus-Felder, die von Kühlschränken und Dimmerschaltern erzeugt werden, den Schlaf und die Schlafqualität stören und die Herzratenvariabilität (HRV) verringern. (Die HRV ist ein wichtiger Aspekt der Herzgesundheit: Ihre Herzfrequenz muss auf das zentrale Nervensystem reagieren und schwankt daher immer etwas; wenn das Herz also ganz stetig schlägt, könnte etwas nicht in Ordnung sein.) In Grahams Untersuchungen schliefen die Versuchspersonen gut und die Herzratenvariabilität war normal, solange sie konstanten elektromagnetischen Feldern ausgesetzt waren. Das war ganz anders, wenn sie in einem Zimmer schliefen, das von intermittierenden Wellen bombardiert wurde.[7] (vgl. Kap. 7 über schmutzige Elektrizität)

Kochen Sie auf Armeslänge. Ein Gasherd erzeugt keine elektrischen und magnetischen Felder, auch wenn er einen elektronischen Zünder hat. Wenn Sie aber an einem Elektroherd kochen, sollten Sie mindestens einen Meter vom eingeschalteten Gerät entfernt stehen, was oft nicht praktikabel ist, besonders wenn Sie die Kochplatten benutzen. In diesem Fall versuchen Sie, so oft wie möglich die hinteren Platten zu verwenden, von denen Sie wenigstens etwas weiter entfernt stehen. Besonders starke Magnetfelder gehen von Induktionsherden aus. Diese erzeugen unter dem Kochtopf ein kräftiges magnetisches Wechselfeld im höheren Kilohertzbereich, das starke elektrische Wirbelströme in den Topfboden induziert. Die Wärme entsteht dabei unmittelbar durch die im Topfboden fließenden kräftigen Wirbelströme.

Achten Sie auch auf die Dunstabzugshaube, die in der Regel einen Ventilator und eine Lampe enthält und ebenfalls ein Feld von bis zu fünfzig Zentimeter erzeugen kann, das sich gewöhnlich in Kopfhöhe befindet. Benutzen Sie die Abzugshaube und das Licht also nur, wenn es unbedingt nötig ist.

Reinigen Sie auf Entfernung. Selbstreinigende Backöfen ersparen Ihnen stundenlanges Schrubben, aber weil sie den Schmutz mit einer hohen Wattleistung buchstäblich von den Backofenwänden wegbrennen, sind sie auch von einem starken magnetischen Wechselfeld umgeben. Halten Sie sich während der Ofenreinigung aus der Küche fern.

Überlegen Sie, welche Geräte Sie ausmustern wollen. Kaffeemaschinen, Mixer, Toaster, Brotbackautomaten, elektrische Brotschneidemaschinen, elektrische Dosenöffner, Tischgrills und elektrische Wasserkocher können alle elektromagnetische Felder erzeugen – doch gewöhnlich halten Sie sich nur kurz in ihrer Nähe auf, und Sie können sich schützen, indem Sie auf die angemessene Entfernung achten. Trotzdem kann es sinnvoll sein zu überlegen, ob Sie nicht einige Küchenarbeiten wieder auf altmodische Weise erledigen und einige Elektrogeräte ausmustern wollen.

Ihr Badezimmer

Es mag der kleinste Raum in Ihrem Haus sein, aber es beherbergt einige der größten Produzenten von elektromagnetischen Feldern – von denen einige Sie überraschen dürften. Doch abgesehen von langen Badeorgien sind Sie diesen Feldern nur in sehr geringem Maße ausgesetzt.

Ersetzen Sie Ihren Haartrockner. Er ist vielleicht nicht größer als Ihr Haarglätter oder Ihr Lockenstab, aber alle diese Geräte erzeugen rund um den Motor und vor allem rund um Ihre Hand und Ihren Kopf ein starkes elektromagnetisches Feld von bis zu

2500 nT. Und Tatsache ist, dass schon sehr viel geringere Belastungen von 100 nT oder weniger biologisch schädlich sein können.

Es gibt inzwischen einige neue Haartrocknermodelle, die nur etwa 200 nT erzeugen. Mir gefällt besonders der Chi Ceramic Low EMF Ionic-Haartrockner mit seiner zwei Meter langen Schnur, durch die man sich gut von dem 45.000-nT-Motor fernhalten kann, so dass die tatsächliche Belastung, während man ihn benutzt, nur noch 10 nT beträgt. Dieses Gerät eignet sich auch gut für Frisöre, die den Belastungen durch ihren Beruf längere Zeit ausgesetzt sind.

Verzichten Sie auf einen Elektrorasierer. Als das Electric Power Research Institute (EPRI) die Magnetfelder rund um gewöhnliche elektrische Haushaltsgeräte ausgemessen hat, war der Elektrorasierer eine Überraschung. Zugegeben, das sehr starke Feld reicht nur fünfzehn Zentimeter weit, aber weil das Gerät direkt auf der Haut benutzt wird, ist die Belastung in Wirklichkeit wahrscheinlich noch höher. Da Rasierapparate aber wie Haartrockner nicht stundenlang benutzt werden, sind die Auswirkungen auf unsere Gesundheit möglicherweise gar nicht so gravierend. Trotzdem ist man mit einer Nassrasur natürlich immer auf der sicheren Seite.

Ihr Wohnzimmer

Wie Ihre Küche wird wahrscheinlich auch Ihr Wohnzimmer mit vielen Elektrogeräten ausgestattet sein: Fernseher, Stereoanlage, Spielkonsolen, vielleicht sogar ein elektrischer Kamin. Aber Sie müssen jetzt nicht auf alles verzichten. In den meisten Fällen reicht es, einiges umzustellen.

Rücken Sie die Sitzmöbel von den Wänden. Es ist eine Versuchung, die Wohnzimmermöbel an den Wänden entlang zu stellen, aber wenn Sie und Ihre Familie sich viel dort aufhalten, sollten Sie die Sitzmöbel mehr in die Zimmermitte rücken. Denn in den Wänden verlaufen die Elektrokabel, und Sie könnten dort einem starken elektromagnetischen Feld ausgesetzt sein, das beispielsweise vom Heizungsmotor, vom elektrischen Heißwassergerät, vom Kühlschrank oder Gefrierschrank stammt.

Kaufen Sie einen neuen Fernseher. Wenn Sie immer noch einen sperrigen konventionellen Fernseher haben, dann setzen Sie sich wahrscheinlich sehr viel mehr elektromagnetischen Feldern aus als Leute, die sich ein Gerät mit LCD-Bildschirm zugelegt haben, dessen Bildqualität besser ist und das sehr viel schwächere Felder erzeugt.

Setzen Sie sich nicht zu nah vor den Bildschirm. Als Sie noch ein Kind waren, haben Ihre Eltern Sie vielleicht ermahnt, mindestens anderthalb Meter vom Bildschirm entfernt zu sitzen, um Ihre Augen zu schützen. Vermutlich haben sie das in der Bedienungsanleitung gelesen, wo der Hinweis eigentlich ganz anders gemeint war. Der Vorschlag zielte einfach darauf ab, den Blick auf den Bildschirm möglichst angenehm zu machen – weil man aus größerer Entfernung die Linien, aus denen sich das Bild zusammensetzte, nicht mehr wahrnehmen konnte. Ohne es zu wissen haben Ihre Eltern Sie aber auch vor den starken elektromagnetischen Feldern geschützt, von denen die damaligen Fernsehgeräte umgeben waren. Bei neueren Geräten ist die Strahlung geringer, aber es ist immer noch zweckmäßig, Abstand zu halten – anderthalb Meter sind eine brauchbare Faustregel. Da trifft es sich gut, dass diese Entfernung, abhängig von der Bildschirmgröße, auch immer noch zur Verbesserung der Bildqualität empfohlen wird.

Halten Sie sich von Kabeln fern. Stromkabel und FI-Schalter können ebenfalls elektrische Felder erzeugen. FI-Schalter enthalten mehrere Spulen, deren magnetisches Feld bis zu einem Meter weit reichen kann. Spielkonsolen haben einen Transformator, der in eine Steckdose oder Steckerleiste eingestöpselt wird und sehr starke magnetische Wechselfelder abgibt. Sogar die Regler können ein starkes Funkfrequenzfeld abgeben – messen Sie die Geräte aus.

Investieren Sie in Steckerleisten. Auch wenn Ihre elektronischen Geräte nicht in Betrieb sind, können sie magnetische und elektrische Wechselfelder erzeugen, solange der Stecker nicht gezogen ist. Ein Gerät, das mit Elektronik ausgestattet ist (hat es ein digitales Display?) schaltet sich niemals aus – es geht nur in den Standby-Modus. Das gilt für den Satellitenempfänger Ihres Fernsehers oder Recorders, den Anrufbeantworter und vieles mehr. Sie verbrauchen Strom, auch wenn sie nicht benutzt werden (das kann einer Schätzung zufolge bis zu 10 Prozent Ihrer Stromrechnung ausmachen).[8] Eine Steckerleiste gibt Ihnen die Möglichkeit, alle Geräte auf einen Schlag vom Netz zu nehmen. Zudem gibt es im Fachhandel Steckerleisten, die Hochfrequenzen zwischen 150 kHz und 100 MHz ausfiltern.

Ihr Arbeitszimmer oder Hobbyraum

Mit großer Wahrscheinlichkeit werden Sie zwischen Computer, Maus, Tastatur und Drucker samt WLAN sowie Ihrem schnurlosen Telefon regelmäßig durch beträchtliche Hochfrequenzwellen surfen.

Verkabeln Sie Ihre Internetanschlüsse. Denken Sie ernsthaft über eine LAN-Verbindung nach. Ja, das bedeutet noch ein paar Kabel mehr unter Ihrem Schreibtisch und den Verzicht auf ein Stück Bequemlichkeit, weil Sie alle Computer in Ihrem Haus einschließlich Ihres Laptops verkabeln müssen. Sie werden nicht mehr mit dem Notebook in der Hand durchs Haus streifen können. Aber für einen WLAN-Anschluss brauchen Sie einen Router, der im Prinzip ein Funkgerät ist, das Signale empfängt und an alle Computer und Peripheriegeräte wie Drucker in Ihrem Haus sendet. Kaufen Sie stattdessen einen Router mit Kabelanschlüssen und führen Sie die Kabel für die Internetverbindung zu allen Computerarbeitsplätzen im Haus. Falls Sie einen WLAN-Router haben, schalten Sie auch die WLAN-Funktion ab, wenn Sie den Computer herunterfahren.

Kehren Sie zu Telefonen mit Schnur zurück. Wenn Sie ein schnurloses Telefon benutzen, basiert die Verbindung auf DECT-Technologie. Die Basisstation strahlt ständig Funkwellen aus, auch wenn Sie nicht telefonieren. (Prüfen Sie Ihr Telefon – wenn es ein Gerät mit 1,9 GHz ist, dann verwendet es gepulste digitale Signale, die schädlicher sind als die früheren analogen Signale.) Wechseln Sie es gegen ein konventionelles Tastentelefon mit Schnur aus. Solche Geräte gibt es immer noch – viele Unternehmen nutzen sie –, und Sie sollten den größten Teil Ihrer Telefonate damit führen. Schnurlose Telefone geben eine beträchtliche Strahlung ab. »Warum sollten wir all diese Funkfrequenzen durch unseren Kopf jagen, wenn es nicht nötig ist?«, gibt Gust zu bedenken. »Welchen Preis wollen Sie am Ende dafür zahlen, dass Sie jetzt ein Stückchen mehr Bequemlichkeit genießen?«

Inzwischen sind neue DECT-Schnurlos-Telefone erhältlich, deren Basisstation nur noch während der Telefonate sendet und deren Mobilteile die Sendeleistung dem Bedarf anpassen und entsprechend herunterregeln. Bei manchen dieser neuen Modelle muss man vorher den Full-Eco-Modus aktivieren.

Halten Sie Ihren Laptop nicht auf dem Schoß. Der Name suggeriert zwar, dass er dafür gedacht ist, aber benutzen Sie ihn trotzdem niemals auf diese Weise. Unabhängig davon, ob er mit Netzanschluss oder über Akku läuft, strahlt er schädliche elektromagnetische Felder aus. Stellen Sie ihn lieber auf einen Tisch oder Schreibtisch. Alternativ können Sie eine Abschirmmatte unterlegen, wenn Sie ihn unbedingt auf dem Schoß benutzen wollen (vgl. Serviceteil). Schalten Sie die WLAN-Verbindung in Ihrem Computer aus, wenn sie nicht benötigt wird.

Kaufen Sie einen LCD-Monitor. Wenn Sie noch einen alten Monitor (Röhrenbildschirm) haben, dann tauschen Sie ihn gegen einen LCD-Monitor aus, der weniger elektromagnetische Felder erzeugt. Die meisten Informationen über die Gefahren von Computermonitoren beziehen sich auf die Röhrenbildschirme, die nur noch selten genutzt werden. Wenn Sie einen alten Computer haben, sollten Sie zumindest über einen neuen Monitor nachdenken.

Stellen Sie Ihren Stuhl richtig. Dabei geht es nicht nur um die Ergonomie. Sie sollten Ihren Stuhl für die Arbeit am Computer (womit Sie wahrscheinlich die meiste Zeit verbringen) so stellen, dass er sich nicht direkt an der Wand befindet, durch die Elektrokabel laufen oder an der eine andere Quelle elektromagnetischer Felder wie beispielsweise die Basisstation Ihres Computers steht. Sorgen Sie dafür, dass Kabel, FI-Schalter, Steckerleisten oder Verlängerungskabel und idealerweise auch die Basisstation des Computers ungefähr 1,20 Meter von Ihnen entfernt sind. Auch das Faxgerät oder andere Büromaschinen sollten möglichst weit weg stehen (am besten mindestens einen Meter).

EPA-Magnetfeldmessungen

Messwerte, angegeben in Einheiten von Milligauss (mG),
1 mG = 100 Nanotesla (nT)

Entfernung von der Quelle				
	15 cm	30 cm	60 cm	120 cm
BAD				
Haartrockner				
Niedrigste	1	—	—	—
Mittelwert	300	1	—	—
Höchste	700	70	10	1
Elektrische Rasierer				
Niedrigste	4	—	—	—
Mittelwert	100	20	—	—
Höchste	600	100	10	1

Entfernung von der Quelle			
	15 cm	30 cm	60 cm	120 cm

KÜCHE			
Standmixer			
Niedrigste	30	5	—	—
Mittelwert	70	10	2	—
Höchste	100	20	3	—
Dosenöffner			
Niedrigste	500	40	3	—
Mittelwert	600	150	20	2
Höchste	1500	300	30	4
Kaffeemaschinen			
Niedrigste	4	—	—	—
Mittelwert	7	—	—	—
Höchste	10	1	—	—
Elektrische Langsamkocher			
Niedrigste	3	—	—	—
Mittelwert	6	—	—	—
Höchste	9	1	—	—
Spülmaschinen			
Niedrigste	10	6	2	—
Mittelwert	20	10	4	—
Höchste	100	30	7	1

Entfernung von der Quelle				
	15 cm	30 cm	60 cm	120 cm
Küchenmaschinen				
Niedrigste	20	5	—	—
Mittelwert	30	6	2	—
Höchste	130	20	3	—
Mikrowellen				
Niedrigste	100	1	1	—
Mittelwert	200	4	10	2
Höchste	300	200	30	20
Handmixer				
Niedrigste	30	5	—	—
Mittelwert	100	10	1	—
Höchste	600	100	10	—
Backofen				
Niedrigste	4	1	—	—
Mittelwert	9	4	—	—
Höchste	20	5	1	—
Elektroherde				
Niedrigste	20	—	—	—
Mittelwert	30	8	2	—
Höchste	200	30	9	6

Entfernung von der Quelle				
	15 cm	30 cm	60 cm	120 cm
Kühlschränke				
Niedrigste	—	—	—	—
Mittelwert	2	2	1	—
Höchste	40	20	10	10
Toaster				
Niedrigste	5	—	—	—
Mittelwert	10	3	—	—
Höchste	20	7	—	—
WOHNZIMMER				
Deckenventilator				
Niedrigste	—	—	—	—
Mittelwert	—	3	—	—
Höchste	—	50	6	1
Klimaanlage (unter dem Fenster)				
Niedrigste	—	—	—	—
Mittelwert	—	3	1	—
Höchste	—	20	6	1
Plattenspieler/Kassettendecks				
Niedrigste	—	—	—	—
Mittelwert	—	3	1	—
Höchste	3	1	—	—

Entfernung von der Quelle				
	15 cm	30 cm	60 cm	120 cm
Fernseher				
Niedrigste	—	—	—	—
Mittelwert	—	7	2	—
Höchste	—	20	8	4
WASCHKÜCHE/WIRTSCHAFTSRAUM				
Wäschetrockner				
Niedrigste	2	—	—	—
Mittelwert	3	2	—	—
Höchste	10	3	—	—
Waschmaschinen				
Niedrigste	4	1	—	—
Mittelwert	20	7	1	—
Höchste	100	30	6	—
Bügeleisen				
Niedrigste	6	1	—	—
Mittelwert	8	1	—	—
Höchste	20	3	—	—
Heizlüfter				
Niedrigste	5	1	—	—
Mittelwert	100	20	4	—
Höchste	150	40	8	1

Entfernung von der Quelle				
	15 cm	30 cm	60 cm	120 cm
Staubsauger				
Niedrigste	100	20	4	—
Mittelwert	300	60	10	1
Höchste	700	200	50	10
SCHLAFZIMMER				
Digitalwecker				
Niedrigste	—	—	—	—
Mittelwert	—	1	—	—
Höchste	—	8	2	1
Analogwecker				
Niedrigste	—	1	—	—
Mittelwert	—	15	2	—
Höchste	—	30	5	3
Babyphone				
Niedrigste	4	—	—	—
Mittelwert	6	1	—	—
Höchste	15	2	—	—
WERKSTATT				
Akkuladegeräte				
Niedrigste	3	2	—	—
Mittelwert	30	3	—	—

Entfernung von der Quelle				
	15 cm	30 cm	60 cm	120 cm
Höchste	50	4	—	—
Bohrmaschinen				
Niedrigste	100	20	3	—
Mittelwert	150	30	4	—
Höchste	200	40	6	—
Elektrosägen				
Niedrigste	50	1	—	—
Mittelwert	200	40	5	1
Höchste	1000	300	40	4

Quelle: »EMF in Your Environment,« Environmental Protection Agency
(EPA), 1992.

Kapitel 6
Verbesserter Schutz vor Elektrosmog

Nachdem Sie nun mit dem elektromagnetischen Hausputz begonnen haben, sind Sie vielleicht richtig motiviert, auch die echten »Hotspots« innerhalb und außerhalb Ihres Hauses aufzuspüren, um Ihre Belastung messbar zu verringern. Wir werden uns weiterhin auf das Quiz in Kapitel 4 beziehen, während wir uns genauer ansehen, wie wir die elektromagnetischen Felder und die Belastung durch Funkwellen noch weiter reduzieren können.

Sich der Probleme bewusst zu sein, ist der erste Schritt zu Veränderungen, aber wenn Sie Ihre tatsächliche Belastung konkret messen, können Sie gezielter und effektiver an der Lösung arbeiten. Zu diesem Zweck brauchen Sie einige Instrumente.

Seien Sie Ihr eigener Geisterjäger

Es gibt eine verwirrende Vielfalt technischer Geräte, mit deren Hilfe Sie elektromagnetische Felder aufspüren und messen können, und Sie werden vielleicht überrascht feststellen, dass Sie in denselben Geschäften einkaufen wie Elektriker, Gesundheits- und Sicherheitsexperten sowie Leute, die sich mit paranormalen Phänomenen beschäftigen. (Ja, der freundliche Geisterjäger von nebenan benutzt einen EMF-Detektor, um Geister unter die Lupe zu nehmen, auch wenn mir nicht ganz klar ist, wie man Besucher aus der Anderswelt von Elektrosmog unterscheiden kann, der durch zwanzig oder mehr Elektrogeräte, Computer, Schnurlostelefone und die Nähe zu Mobilfunkantennen und Funktürmen zustande kommt.)

Die preiswerteste Option ist ein ganz gewöhnliches Mittelwellen-Transistorradio, das die Funkfelder (allerdings nicht die typischen 50-Hz-Felder) erfassen wird. Wählen Sie eine Einstellung zwischen zwei Sendern, gehen Sie mit dem Radio durchs Haus und horchen Sie auf die verschiedenen Änderungen des Rauschens, die auf elektrische Felder hinweisen. Daraus können Sie schließen, dass es an den betreffenden Stellen auch magnetische Felder gibt. Ich würde mir zu diesem Zweck nicht extra ein Transistorradio kaufen – es ist nicht das beste Messgerät – aber wenn Sie schon eines haben, kann es Ihnen erste Hinweise auf die unsichtbare Verschmutzung in Ihren Wohn- oder Büroräumen geben. Ein Mittelwellen-Radio erfasst Funkfelder zwischen 55 und 1600 KHz; wenn es das tut, wird das Rauschen lauter. An manchen Stellen – beispielsweise in einem Büro mit Computer und WLAN – sind die statischen Geräusche stärker. Mit Hilfe des Radios können Sie sogar beurteilen, in welcher Entfernung die Felder allmählich schwächer werden (das Rauschen lässt dann nach), und das kann Ihnen bei der Entscheidung helfen, wie weit Sie Ihre Sitzmöbel vom Fernseher wegstellen, um die Belastung zu minimieren.

Larry Gust berichtet, er habe »einen 2,4-GHz-Router und ein Ladegerät für ein schnurloses Telefon« aufgespürt, als er mit einem Mittelwellenradio durch sein Haus ging. »Andere Dinge – ein Kupferspulentransformator (60 Hz), ein schnurloses Telefon (900 MHz) und starke Magnetfelder, die vom Transformator meiner Deko-Beleuchtung auf der anderen Wandseite ausgingen (60 Hz), wurden kaum oder gar nicht registriert.«

Um auf preiswerte Weise noch mehr Funkwellen aufzuspüren, empfiehlt Gust einen Telefonverstärker, der eigentlich für Hörbehinderte gedacht ist und den man für wenig Geld im Fachhandel bekommt.

Wenn Sie die 60-Hz-Felder genauer ausmessen wollen, können Sie sich ein Feldstärkemessgerät (Feldmeter oder Teslameter) zulegen, das etwa 100 Euro aufwärts kostet. Dieses kleine Gerät, das Sie in die Jackentasche stecken können, wenn Sie Elektrogeräte oder einen Computer kaufen wollen, misst die Stärke eines magnetischen Feldes, die in Gauss oder Tesla angegeben wird. Die üblichen Sicherheitsgrenzwerte liegen bei 200 bis 300 nT, auch wenn in wissenschaftlichen Untersuchungen festgestellt wurde, dass schon sehr viel schwächere Felder biologische Auswirkungen haben, besonders bei Kindern. Messen Sie mit dem Feldmeter die Felder um Ihre elektronischen und elektrischen Geräte, bis das Ergebnis bei 100 nT oder darunter liegt, was die meisten Elektrosmogexperten für relativ sicher halten. Dann wissen Sie ziemlich genau, welche Entfernung Sie und Ihre Angehörigen vom Fernseher, Computermonitor oder sogar vom elektrischen Luftbefeuchter einhalten sollten. Sie können damit auch die magnetischen und elektrischen Felder um Ihre Stromleitungen herum ausmessen – oder, wenn Sie ein Haus kaufen wollen, die EMFs in und rund um Ihr potenzielles Traumhaus messen. (Es gibt Dutzende von Feldmetern auf dem Markt, und die Preise sind sehr unterschiedlich. Viele Geräte geben akustische Warnsignale ab. Man unterscheidet zwischen eindimensionalen und dreidimensionalen Modellen. Die eindimensionalen sind billiger, aber Sie müssen dabei den Sensor in drei Richtungen um das elektromagnetische Feld halten und dann die drei Messergebnisse zu einer Gesamtmessung der Feldstärke kombinieren. Mit einem dreidimensionalen Gerät brauchen Sie nur einmal zu messen. Es gibt auch spezielle Geräte, die beispielsweise nur Funkwellen erfassen.)

Gust erwähnt auch ein Trifieldmeter, das – wie der Name andeutet – elektrische, magnetische und Funkfrequenzfelder aufspürt und misst. Es kostet etwa 130 Dollar, wurde für ca. 150 Euro auch in Deutschland angeboten (eventuell bei Ebay gebraucht zu ersteigern) und eignet sich hervorragend, um magnetische Felder aufzuspüren, reagiert aber nur sehr unempfindlich auf elektrische Felder und gilt für die Funkfrequenzfelder als unzuverlässig.

Alle diese Produkte kann man online erwerben. Bevor Sie ein Gerät kaufen, sollten Sie jedoch mit einem Fachberater besprechen, was Sie messen und was Sie mit den gemessenen Werten anfangen wollen, damit er/sie Ihnen für diesen Zweck geeignete Geräte empfehlen kann. Vergessen Sie nicht – teuer heißt nicht unbedingt gut.

Ein dreiachsig messendes Gerät wäre zwar wünschenswert, ist aber schon in einfachster Ausführung nicht ganz billig. Für den Hausgebrauch genügt ein einachsiges Gerät, das neben magnetischen Wechselfeldern auch elektrische Wechselfelder messen kann. Zu beziehen sind solche Messgeräte unter der Bezeichnung Niederfrequenz-Analyser direkt beim Hersteller unter www.gigahertz-solutions.de. Das einfachste dort angebotene Gerät (ca. 130 Euro) ist bereits recht brauchbar. Wer mehr Geld anlegen will, kann zu einem Modell mit Frequenzfiltern greifen, mit dem man verschiedene Frequenzbereiche (z. B. Bahnstrom 16,7 Hz und Netzstrom 50 Hz oder Computermonitore über 2 kHz) getrennt untersuchen kann.

Die teuersten Geräte sind für industrielle und professionelle Anwendungen entwickelt und für den privaten Haushalt eindeutig zu viel des Guten.

Wenn Sie einen EMF-Berater konsultieren, sollten Sie unbedingt darauf achten, dass er/sie in allen Bereichen kompetent ist, von elektrischen und magnetischen Feldern über Funk- und Mikrowellen bis hin zu schmutziger Elektrizität.

Was zu messen ist

Bei Untersuchungen hat man zwar festgestellt, dass die Belastung in den meisten Haushalten unter 300 nT und in vielen unter 100 nT liegt, aber das sind nur Durchschnittswerte, und vielleicht gehört Ihr Haus nicht zum Durchschnitt. Vielleicht haben Sie Felder ausgemessen, die sehr viel höher sind: 1000, 2000 oder sogar 5000 nT sind »durchaus üblich«, erklärt der Physiker und Elektrosmog-Experte Ed Leeper in seinem Buch *Silencing the Fields*.[1]

Leeper warnt vor einem Fehler, der gelegentlich bei der Suche nach elektromagnetischen Feldern gemacht wird: Man misst in der Mitte des Raums und in der Mitte des Tages. Die dabei gewonnenen Werte sind nicht besonders aussagekräftig. Die meisten Felder befinden sich eher nahe den Zimmerwänden, wo wir Fernseher, Computer oder Elektrogeräte aufstellen und wo die Stromleitungen verlaufen. Und alle diese Dinge sind wahrscheinlich eher am Abend eingeschaltet, wenn die ganze Familie zu Hause ist und zusätzlich sämtliche Lichter brennen. Dann sind die Belastungen sehr viel höher als am Tag.[2]

Die äußere Umgebung Ihres Hauses

Bevor Sie die Räume im Haus ausmessen, sollten Sie nach draußen gehen. Schauen Sie sich um. Sehen Sie irgendwelche Transformatoren? Sie befinden sich bei Freileitungen in Form einer Tonne auf einem Mast vor oder hinter Ihrem Haus, oder es sind Metallkästen am Straßenrand oder in einer Häusernische oder auch garagengroße Gebäude, sofern die Stromleitungen unterirdisch verlegt wurden. Suchen Sie nach größeren, auf einer Unterlage montierten Metallkästen mit der Aufschrift *Hochspannung*. Denken Sie aber daran, dass bei den Untersuchungen, die ein erhöhtes Leukämierisiko mit der Nähe zu elektrischen Transformatoren in Verbindung gebracht haben, die elektrischen und magnetischen Felder von den Leitungen und nicht vom Transformatorkasten selbst erzeugt wurden.

Befinden sich Hochspannungsleitungen in der Nähe? Sie sind auf Stahlmasten angebracht und ziehen sich kreuz und quer durch das Land, um Haushalte und Betriebe mit Strom zu versorgen. Zum Leidwesen der Immobilienmakler schrecken sie die meisten potenziellen Hauskäufer ab, es sei denn, jemand ist bereit, seine Gesundheit und den Wertzuwachs seines Hauses für einen Schnäppchenpreis zu opfern. Hochspannungsleitungen erzeugen so starke elektromagnetische Felder, dass der britische Künstler Richard Box in Bristol 831 Leuchtstoffröhren unter den Leitungen einfach in den Boden steckte – und sie leuchteten wie die Kerzen auf einem Geburtstagskuchen. Er nannte sein Kunstwerk »Field«.[3] Wenn man direkt unter einer Hochspannungsleitung steht, spürt man möglicherweise einen leichten Schlag, sobald man etwas berührt, das Strom leitet – wozu auch andere Menschen gehören. Je näher diese Leitungen dem eigenen Haus kommen, desto stärker sind wir ihren elektrischen und magnetischen Feldern ausgesetzt, wobei die Stärke der Magnetfelder im Tagesverlauf erheblich schwanken kann und mit zunehmender Entfernung von den Leitungen geringer wird.

Vielleicht nehmen Sie an, dass Ihr Garten frei von elektromagnetischen Feldern ist, aber es gibt eine (zumindest bei Hauseigentümern) wenig bekannte Quelle solcher Felder, und das sind die Wasserleitungen Ihres Hauses.

Bevor wir uns jedoch Ihren Wasserleitungen zuwenden, hier noch eine kleine Lektion über Elektrotechnik: Die Elektrizität für Ihr Haus kommt von der Quelle durch eine Leitung als Stromfluss (gemessen in Ampere) und kehrt bei geschlossenem Stromkreis durch eine zweite Leitung gleich daneben zur Quelle zurück. Ein einziger Draht, durch den nur 1 Ampere fließt, kann ein starkes magnetisches Feld erzeugen, das sich über einen weiten Bereich ausdehnt. Ein zweiter Draht gleich daneben, der eine ähnliche Menge Strom in die entgegengesetzte Richtung transportiert, löscht den größten Teil dieses Feldes. Zurück bleibt ein kleines magnetisches Feld, das sich auf das Kabel beschränkt. Deshalb braucht man zwei Drähte – einer führt rein, einer führt raus –, und sie müssen dieselbe Menge Strom transportieren, weil sonst ein Ungleichgewicht (so genannte Stromsumme) herrscht, das ein relativ großes magnetisches Feld erzeugt.

Folglich sind alle Ihre Geräte, von Lampen über den Kühlschrank bis zum Heißwasserboiler, mit einem Kabel ausgestattet, das im Inneren (mindestens) zwei Drähte enthält – einer bringt Ihnen den Strom, der andere führt ihn zurück. Diesen zweiten Draht bezeichnet man als Neutralleiter. Was hat das nun mit Ihren Wasserleitungen zu tun? Wahrscheinlich wissen Sie, dass der Neutralleiter Ihres elektrischen Systems mit den Metallwasserrohren in Ihrem Haus verbunden ist, damit der Strom nicht in etwas geleitet wird, das Sie vielleicht berühren, beispielsweise den Wasserhahn an der Badewanne, wodurch Sie einen elektrischen Schock bekommen könnten.

Ihr elektrischer Strom soll ausschließlich auf dem dafür vorgesehenen Weg zur Quelle zurückkehren. Das Problem dabei: Weil Ihr elektrisches System über die Wasserleitung geerdet ist, kann der Strom, der durch den Neutralleiter fließt, die Wasserrohre entlang trampen (vorausgesetzt sie sind aus Metall und nicht aus PVC, das keinen Strom leitet) und sich auf diese Weise durchs ganze Haus verbreiten und sogar ins Nachbarhaus gelangen. Umgekehrt kann Strom aus dem Nachbarhaus über die Wasserversorgung auch in Ihr Haus gelangen. Letztlich findet die Elektrizität viele verschiedene Wege zurück zur Quelle. Was macht nun diese Ströme zu so unwillkommenen Besuchern? Wenn sie einen eher selten benutzten Weg wählen, dann werden sie nicht durch gleich starke Ströme in der Gegenrichtung ausgeglichen, und dadurch entsteht die oben erwähnte Stromsumme, die ein großes magnetisches Feld in Ihrem Haus erzeugt. Und wahrscheinlich tut sie das auch im Nachbarhaus.

Messen Sie also außerhalb Ihres Hauses in der Nähe des Gehwegs oder wo immer Ihre Hauptwasserleitung verläuft, denn dort könnten Sie auf ein stärkeres Feld stoßen. Messen Sie dann direkt neben der Stelle, wo die Wasserleitungen ins Haus führen. Es ist wichtig zu wissen, ob Ihre Hauptwasserleitung ein starkes Feld erzeugt, denn es gibt dafür eine Lösung, die nicht den Alptraum beinhaltet, den Sie sich jetzt vorstellen – den Austausch aller Wasserleitungen aus Metall.

Messungen im Inneren des Hauses

Nun gehen Sie durchs ganze Haus und notieren sich alle Stellen, wo Sie hohe Werte messen. Zuerst prüfen Sie den Hauptanschluss – er könnte sich im Keller oder neben der Garage befinden – und den Zählerkasten. Suchen Sie nach der Stelle, wo Ihr Neutralleiter zur Wasserleitung führt, wahrscheinlich irgendwo in der Nähe des Sicherungskastens oder des Hauptanschlusses. Ihr Elektriker bezeichnet die Vorrichtung als Erdungselektrode, was ziemlich anspruchsvoll klingt, aber wahrscheinlich handelt es sich nur um eine Metallschelle, mit der ein blanker Kupferdraht an einer Kaltwasserleitung befestigt ist. Die Messwerte, die Sie hier erhalten, zeigen Ihnen zusammen mit den Messwerten von der Hauptwasserleitung draußen, ob über die Wasserleitungen irgendwelche nennenswerten Ströme durch Ihr Haus geistern. Anschließend schalten Sie die Hauptsicherung aus und messen die Felder erneut. Wenn die Werte unverändert sind, fließt Strom von außen über die parallelen Neutralleiter in Ihr Haus und Sie brauchen professionelle Hilfe, um diesen Stromfluss durch die Installation nicht leitender Abschnitte zu unterbrechen. Darauf gehe ich später noch genauer ein. Sind die Felder verschwunden, dann sind die Stromkabel in Ihrem Haus falsch angeschlossen. Um das zu korrigieren, brauchen Sie ebenfalls professionelle Hilfe.

Achten Sie besonders auf alle Bereiche rund um Ihre Steckdosen und elektrischen Geräte – auf beiden Seiten jeder Wand. Wände lassen magnetische Felder durch. Zu den Quellen solcher Felder, auf die Sie beim Aufstellen Ihrer Möbel achten müssen, gehören die Transformatoren für elektronische Spielereien (der kleine Kasten am Ende des Anschlusskabels), Fernsehgeräte, Computer, elektrische Wecker mit Netzanschluss, Leuchtstoffröhren und Niedervolt-Halogenlampen sowie der Sicherungskasten und der Stromzähler. Die Elektroleitungen in der Wand können falsch angeschlossen sein und dadurch Stromsummen führen, die ausgedehnte magnetische Felder erzeugen. Wenn Sie solche Felder in Ihrem Haus messen, dann könnten sie aus einer derartigen Quelle stammen. In einer 1995 durchgeführten Studie hat der hervorragende Elektrosmog-Experte Karl Riley 150 Gebäude ausgemessen und festgestellt, dass 66 Prozent der starken Felder mit falsch angeschlossenen Leitungen und Erdungsproblemen zu tun hatten. Erstaunliche 65 Prozent waren durch falsche Anschlüsse verursacht.

Ist eine solche Inspektion wirklich nötig? Nicht in diesem Umfang. Sofern Sie nicht ohne elektrischen Strom irgendwo im tiefsten Alaska wohnen, können Sie davon ausgehen, dass es in

Ihrem Haus elektromagnetische Felder gibt, und einige einfache Maßnahmen wie die in Kapitel 5 erwähnten ergreifen, also beispielsweise Betten oder Sitzmöbel umstellen, in denen Sie viel Zeit verbringen, damit Sie sich so weit wie möglich von den Quellen der Felder entfernt aufhalten (einschließlich Leuchtstoffröhren unter dem Schlafzimmer und Computern, Elektrogeräten oder dem Stromzähler an den Wänden der Nebenzimmer). Wenn es in Ihrer Nähe einen Elektrosmog-Experten gibt, können Sie die Messungen auch von ihm durchführen lassen; er wird Ihnen bei Bedarf geeignete Maßnahmen empfehlen oder sie selbst umsetzen.

Eine Warnung: Es gibt tatsächlich einige Probleme, die man nicht als Heimwerker selbst lösen kann. Und Firmen, die eine professionelle Lösung anbieten, sind nicht so weit verbreitet wie Installateure oder Elektriker. Es kommt also darauf an, den richtigen Experten zu finden.

Der richtige Elektriker

Wenn Sie keinen Elektrosmog-Experten in Ihrer Nähe finden, brauchen Sie einen Elektriker, mit dem Sie arbeiten können. »Wahrscheinlich werden Sie keinen auftreiben können, der irgendetwas über elektromagnetische Felder weiß«, meint Charles Keen, Chef von EMF Services, einer Firma, die Klienten aus allen Teilen der USA hilft, ihre Belastung durch elektromagnetische Felder zu verringern.

»Sie brauchen einen Elektriker, der sein Handwerk versteht, dem die Qualität seiner Arbeit wichtig ist und der offen dafür ist, neue Dinge zu lernen und Probleme zu lösen«, erklärt Keen, staatlich geprüfter Inspektor für elektrische Anlagen in Florida und Mitglied der National Electromagnetic Field Testing Association.

Einen solchen Fachmann finden Sie vielleicht am ehesten bei einer regionalen, unabhängigen Firma – beispielsweise jemand, der schon längere Zeit in einem kleineren Ort ein Elektrogeschäft führt. »Es muss jemand sein, der sich streng an die Vorschriften hält«, empfiehlt Keen. Viele Probleme mit elektromagnetischen Feldern lassen sich allein schon dadurch lösen, dass alle Leitungen im Haus korrekt angeschlossen werden. Womit der Elektriker am meisten zu tun haben wird, ist die Beseitigung von Fehlern, die unkundige Laien gemacht haben.

Den Richtigen finden

2001 erkrankte »Debbie Roberts« (sie hat mich gebeten, hier nicht ihren richtigen Namen zu nennen) im Alter von 46 Jahren an chronischer lymphatischer Leukämie, einer unheilbaren Krankheit, die man aber über viele Jahre wie Diabetes unter Kontrolle halten kann. Nachdem sie den ersten Schock über die Diagnose und die damit verbundene Depression überwunden hatte, suchte sie nach Möglichkeiten, sich gesund zu halten. Heute ernährt sie sich nur makrobiotisch mit Lebensmitteln aus ökologischer Erzeugung und fühlt sich »besser als vor der Diagnose«.

Einige Jahre nachdem sie von ihrer Erkrankung erfahren hatte, entdeckte sie, dass die elektromagnetischen Felder in dem Schlafzimmer, wo sie und ihr Mann seit über 20 Jahren schliefen, um das Zwei- bis Dreifache über den als sicher erachteten Vorsorgewerten lagen. Im Bad und in ihrem Arbeitszimmer, das sie täglich nutzte, wurden ebenfalls hohe Werte gemessen. »Ich habe zwei Jahrzehnte lang buchstäblich in einem bekannten Karzinogen gebadet«, sagt sie. »Kein Wunder, dass ich krank war.«

Ein Teil der Felder wurde von einer Freileitung erzeugt, deren Mast etwa zwei Meter von Debbies Schlafzimmerfenster entfernt stand. Andere stammten von den Elektroleitungen und Wasserleitungen im Haus. Aber es war nicht einfach, diese Belastungen zu verringern, obwohl sie für mehrere tausend Dollar einen bekannten Experten beauftragte, ihr Haus zu testen und einen Bericht zu schreiben. Der Experte führte jedoch keine Sanierungen durch, und so brauchte sie für diese Arbeiten einen kompetenten Elektriker aus der Gegend. Ihn zu finden, gestaltete sich schwieriger als die Suche nach einem Seelengefährten.

»Der Erste, den ich anrief, sagte: ›Hey Lady, ich mache das seit neununddreißig Jahren, und es geht mir gut.‹ Er hielt mich für verrückt. Ich antwortete: ›Ja, es geht Ihnen gut, schön für Sie. Manche Leute rauchen jahrelang und bekommen keinen Krebs. Andere aber wohl. So einfach ist die Sache nicht.‹«

Ein anderer Elektriker, der ihr von Bekannten empfohlen worden war, »behandelte mich wie eine Geisterjägerin – so als sei ich eine Art Witzfigur«. Ein dritter äußerte sich am Telefon so verächtlich, dass Debbies Mann den Hörer aufknallte.

Und dann fanden sie ihn schließlich. »Ed war schon über achtzig, ein aufgeschlossener Rentner. Er ist wohl ein Dutzend Mal die Kellertreppe rauf und runter gegangen, und sein Sohn ist gekommen, um ihm zu helfen«, erzählt Debbie.

Ein Installateur aus der Nachbarschaft, der sich Debbies Feld-messgerät ausgeliehen hatte, »um zu prüfen, ob in seinem Haus alles in Ordnung war«, setzte ein Stück Kunststoff ein, das den elektrischen Stromfluss blockiert. Ed schloss ein paar Elektrolei-tungen anders an, und am Ende lagen die Werte im Haus der Roberts unter 50 nT. (Trotzdem war noch eine weitere Maßnahme nötig: Es wurde ein spezielles Gerät angebracht, um zu verhin-dern, dass die elektromagnetischen Felder der Freileitung vor Debbies Schlafzimmerfenster ins Zimmer strahlten. Als Debbie ihren Bericht dem örtlichen Stromversorger vorlegte, ließ dieser die Anschlüsse aller Häuser in der Nachbarschaft sanieren.)

Alles in allem dauerte es »fast vier Monate, und wir brauchten zwei Elektriker, dreimal musste die Kabelfirma kommen, zweimal die Telefonfirma, dazu ein Installateur und ein Elektrosmog-Exper-te aus Florida, den wir über das Internet gefunden hatten. Erst dann waren die Probleme in diesem Haus beseitigt. Wir sind Ed unendlich dankbar«, betont sie. »Ich schicke ihm immer noch Weihnachtskarten. Er hat den Auftrag angenommen, den die an-deren Elektriker nicht haben wollten.«

Diese Geschichte macht deutlich: Man darf nicht erwarten, schon beim ersten Anruf den Richtigen zu finden. Geben Sie nicht auf und suchen Sie weiter.

Es mag Dutzende solcher Fehler geben, aber einige sind beson-ders weit verbreitet, sagt Keen. Dazu gehören:

Gemeinsame Neutralleiter (oder Neutral-zu-Neutral-An-schlüsse) und Neutral-zu-Erde-Anschlüsse. Wie schon erwähnt erfordert eine sichere Elektroinstallation, dass ein Draht den Strom zur Lampe oder zum Elektrogerät führt (heißer Draht, auch Phase oder Außenleiter genannt), während ein zweiter Draht, der so genannte Neutralleiter, der gleich daneben durch dasselbe Kabel läuft, den Strom in umgekehrter Richtung fließen lässt, so dass die erzeugten Magnetfelder schwach und klein sind. Wenn der zweite Draht weiter entfernt ist oder eine andere Ladung transportiert, kann ein Ungleichgewicht entstehen, und das Magnetfeld dehnt sich dann weiter aus. Eine Messung mit dem Feldmeter zeigt Ihnen, ob irgendwelche Leitungen in Ihren Wänden diese Stromsummen führen – Sie sehen dann einen plötzlichen Anstieg im Magnetfeld.

In Ihrem Sicherungskasten befinden sich viele Sicherungen, die so genannte Verzweigungsleitungen versorgen. Wenn zwei oder mehr dieser Verzweigungsleitungen in derselben Verteilerdose zusammentreffen und alle Neutralleiter miteinander verbunden sind, fließt der Strom nicht mehr ausgeglichen. Wann immer in einer dieser Verzweigungsleitungen Strom fließt, werden Sie überall dort ein stärkeres und ausgedehnteres Magnetfeld haben, wo diese Leitung entlang läuft, und das kann es für Ihren Elektriker sehr schwer machen, die Quelle des Feldes zu identifizieren.

Wenn ein Neutralleiter irgendwo anders als im Hauptverteilerkasten mit einem Erdungsdraht verbunden ist, haben Sie eine weitere Quelle für stärkere magnetische Felder, weil dann kein Strom mehr in die entgegengesetzte Richtung fließt. Ihre Neutralleiter sollten niemals mit irgendetwas verbunden sein, das geerdet ist – einem Erdungskabel, einer geerdeten Verteilerdose oder dem Rahmen eines geerdeten Geräts. Andernfalls wird der zurückfließende Strom diesen Weg wählen, die natürliche Löschung des Magnetfeldes in der Leitung wird aufgehoben, und es entsteht ein ausgedehntes Magnetfeld.

Eine weitere potenzielle Quelle stärkerer Magnetfelder tritt auf, wenn ein Elektriker einen Dreiwegeschalter – mit dem man das Licht von mehreren Stellen aus einschalten kann – nicht korrekt anschließt, indem er die Drähte für die Stromversorgung (Außenleiter) und den entgegengesetzt fließenden Strom (Neutralleiter) aus verschiedenen Verzweigungsleitungen und Verteilerdosen nimmt. Dadurch fehlt bei einem Draht der entgegengesetzte Stromfluss, und wir haben dann wieder, wie schon erwähnt, starke magnetische Felder in den Räumen, durch deren Wände die Leitungen verlegt sind, die diese beiden Schaltkreise versorgen, und auch dort, wo das Verbindungskabel zwischen beiden Schaltern verläuft. Das widerspricht den Vorschriften für Elektroanschlüsse, und – viel wichtiger – es kann Ihr Wohlbefinden massiv beeinträchtigen, wenn zwischen den Kabeln in verschiedenen Wänden riesige magnetische Felder liegen, die schlimmstenfalls den gesamten Raum einnehmen können. Ihr Elektriker kann diese Probleme beseitigen, indem er die Leitungen anders anschließt. (Aber Vorsicht, wenn jemand behauptet, die Anschlüsse im gesamten Haus müssten geändert werden. In den meisten Fällen handelt es sich nur um einen einzigen falschen Anschluss, den man finden muss. Ein schlechter Elektriker oder ein Wochenend-Alleskönner wird das wahrscheinlich nicht schaffen.)

Wenn Sie in der Stadt oder am Stadtrand eine Wohnung in einem Hochhaus haben und bei der Messung hohe Werte für magnetische Felder erhalten, dann könnten die Transformatoren und Verteilerkästen des Gebäudes daran schuld sein. Außerdem kann der Strom in Hochhäusern durch die Stahlträger fließen, wenn es Verbindungen zwischen den Neutralleitern und der Erde gibt, so dass der zurückfließende Strom in das Erdungssystem gelangt. Wenn der Hauseigentümer eine Sanierung nicht bezahlen will, werden Sie Sitzmöbel und Betten so umstellen müssen, dass sie sich an Plätzen mit geringerer Belastung befinden.

Probleme mit Wasserleitungen. Ein guter Elektriker wird Ihnen wahrscheinlich auch sagen, dass Sie zusätzlich einen Installateur brauchen, weil Ihre Elektroleitungen über die Wasserleitungen geerdet sind, und wie wir gesehen haben, können dadurch erhebliche magnetische Felder entstehen. Die übliche Lösung besteht darin, dass ein Stück Rohr aus nicht leitendem (d. h. keine Elektrizität leitendem) Kunststoff eingesetzt wird, um den Stromfluss zu unterbrechen. Aber das ist keine leichte Aufgabe. Gewöhnlich wird das Kunststoffrohr unterirdisch angebracht, so dass man einen Bagger für die Arbeiten braucht. Besorgen Sie sich für die Baumaßnahmen die Genehmigung der zuständigen Behörden. Manche Sanierungsexperten schlagen auch vor, Ihr Installateur solle die Kupferverbindungen zu allen Elektrogeräten, die über Ihre Wasserleitungen geerdet sind, durch Kunststoffschläuche ersetzen, um zu vermeiden, dass der rückläufige Strom in Ihre Waschmaschine, den Gefrierschrank oder sogar das Spülbecken geleitet wird. (Elektrischer Strom kann auch die Gasleitungen im Inneren des Hauses kapern, obwohl sie in der Nähe des Zählers Verbindungsstücke aus Kunststoff haben, um einen Stromfluss zu vermeiden. Ebenso kann der Strom an Fernseh-, Daten- oder Telefonkabeln entlanglaufen. Wenn Sie ein starkes Feld in der Nähe Ihrer Gasleitung feststellen, wenden Sie sich an Ihr örtliches Versorgungsunternehmen, das die Sache kostenlos in Ordnung bringen wird. Sprechen Sie gegebenenfalls auch mit Ihrem Anbieter für Kabelfernsehen und der Telefongesellschaft.

Dimmerschalter. Sie wirken ganz harmlos, aber ob Sie es glauben oder nicht, so sagt Keen, Dimmer wirken wie ein elektronischer Transformator, der elektrische Felder erzeugt, die am Funkende des Spektrums liegen. (Ihr Langwellen- oder Mittelwellenradio wird sie als statisches Rauschen erfassen.) Das Problem ist das Kabel, das den Dimmer mit dem Verteilerkasten verbindet, und der Dimmer für das Licht wirkt wie eine Antenne, die diese Funkwellen ins Haus überträgt. »Die Emissionen sind bei einer mittleren Dimmereinstellung am stärksten«, erklärt Keen. »Sie baden sich in einer seltsamen Strahlenmischung, die ein breites Frequenzspektrum umfasst.« Sie können den Dimmerschalter entfernen (empfohlen) oder Ihren Elektriker nach einer speziellen Spule fragen, die entwickelt wurde, um das Summen, das Sie häufig im Schalter hören (aber auch in manchen Lampen, wenn die Metallfäden vibrieren), zu beseitigen. Diese Spule verringert auch die elektromagnetische Strahlung.

Hochspannungsleitungen und Umspannwerke. Auch der beste Elektriker kann dagegen nichts tun, weil sich beides Ihrer Kontrolle völlig entzieht. Durch Hochspannungsleitungen fließt nicht immer die gleiche Menge Elektrizität, sondern die Last wechselt täglich und manchmal sogar stündlich. Diese oft rasch wechselnde Last kann magnetische Felder erzeugen, »und eine Hochspannungsleitung kann man nicht abschalten«, sagt Keen.

Distanz ist die beste Medizin. Direkt unter der Leitung können die elektrischen Felder von etwa 100 Volt bis zu 5000 Volt pro Meter betragen, und die Stärke der magnetischen Felder liegt zwischen 100 nT und mehreren tausend nT in Spitzenzeiten. Die Stärke der Felder verringert sich zwar mit zunehmender Entfernung von den Leitungen, aber man kann sie nach Angaben von Gust mehrere hundert Meter weit messen. Auch die magnetischen Felder um die Leitungen außerhalb von Umspannwerken und sogar um die – großen – Freileitungen sind messbar, schwächen sich aber mit zunehmender Entfernung ab.

Interessanterweise haben manche elektrischen Geräte in Ihrem Haushalt – Haartrockner, Elektrorasierer, Staubsauger, Kochplatten – stärkere magnetische Felder als Hochspannungsleitungen! Aber zum Glück haben Sie darüber mehr Kontrolle und können selbst entscheiden, wie lange Sie sich diesen Feldern aussetzen wollen. Auch wenn Sie es sich nicht leisten können, von Hochspannungsleitungen und Umspannwerken wegzuziehen, können Sie Ihre sonstigen Belastungen durch Elektrosmog deutlich verringern – und das sollten Sie auch tun, vor allem wenn Sie schon Symptome einer Elektrosensitivität haben (vgl. Kap. 3).

Falls Ihre finanziellen Mittel ausreichen – die Kosten liegen oft zwischen 4000 und 15.000 Euro – können Sie eine aktive Abschirmung installieren lassen, ein System, das die Felder von Stromleitungen überwacht und sich anpasst, um die wechselnden Lasten zu kompensieren. Es erzeugt im Prinzip ein gleich starkes, entgegengesetztes Energiefeld, das die von den Stromleitungen ausgehenden Magnetfelder neutralisiert. Keens Firma installiert solche Systeme kommerziell, und wenn Sie über genügend Platz und Geld verfügen und es für unbedingt nötig halten, können die unschönen Drähte und Spulen auch unter der Erde verlegt werden. Wissenschaftliche Labors nutzen solche Systeme, um zu verhindern, dass ein Magnetfeld empfindliche Geräte stört.

Einige der einfachsten dieser Lösungen können helfen, wenn Ihre Stromversorgung durch hochfrequente Verzerrungen verseucht wird, so genannte Einschwingungen, die weit verbreitet sind und unter dem Oberbegriff »schmutzige Elektrizität« zusammengefasst werden. Achten Sie auch auf Mobilfunkmasten und Antennen in der Nachbarschaft – sie sind in den letzten fünfzehn Jahren wie Pilze aus dem Boden geschossen! Ob sich eine Funkanlage in Ihrer Nähe befindet, lässt sich über die Webseite http://emf2.bundesnetzagentur.de/karte.html ermitteln.

Im nächsten Kapitel werden Sie mehr über das Phänomen der schmutzigen Elektrizität erfahren, das unter anderem mit unserem veralteten Stromnetz und der Zunahme elektronischer Geräte in unseren Haushalten zusammenhängt.

Kapitel 7
Ein neues Problem: schmutzige Elektrizität

In dem Filmklassiker von 1971 stellt Clint Eastwood einen Mann dar, der »Dirty« Harry genannt wird, weil er immer einen guten Job macht, zugleich aber einen schlechten Charakter hat. Oder wie es im Untertitel zum Film heißt: »Man setzt ihn nicht auf Mordfälle an. Man lässt ihn einfach machen.«

Wenn Sie darüber nachdenken, funktioniert Elektrizität auf ganz ähnliche Weise. Wir lassen sie machen, wo wir gehen und stehen, im Haus, im Auto, im Büro, im Einkaufszentrum – und irgendwie, fast wie durch ein Wunder, schafft sie es, alle Lichter aufleuchten zu lassen, alle Geräte und Spielereien in Gang zu setzen und fast alles zu tun, was wir von ihr wollen. Sie werden jedoch bald feststellen, dass die Elektrizität zwar all unsere Wünsche erfüllt, dabei aber gleichzeitig ein unsichtbares und zerstörerisches Chaos anrichtet.

Schmutzige Elektrizität ist ein so allgegenwärtiges Problem geworden, dass mir nichts anderes übrig blieb, als dieser Gesundheitsbedrohung ein ganzes Kapitel zu widmen. Und so kommen wir von Dirty Harry ... zur schmutzigen Elektrizität.

Wie wird Elektrizität schmutzig?

Wussten Sie, dass der Strom für unsere Kaffeemaschinen, die Straßenbeleuchtung und die Pendlerzüge überall im Land über viele tausend Kilometer über Hochspannungsleitungen transportiert wird?

Dieses Stromnetz ist sozusagen mit unsichtbarem Schmutz verseucht – Signalen aus dem Spektrum der hohen und mittleren Frequenzen –, und dieser Schmutz ist vielleicht nicht nur für Schäden an den Maschinen verantwortlich, sondern auch für eine Vielzahl körperlicher Symptome bei Menschen, von Kopfschmerzen und Gelenkschmerzen bis hin zu Gedächtnisverlust und epileptischen Anfällen.

Und so entsteht schmutzige Elektrizität: Der Strom gelangt über Hochspannungsleitungen zu Ihrem Wohnort. Die Spannung liegt dabei zwischen 110.000 und 380.000 Volt. Diese Hochspannungsleitungen transportieren den Strom von seiner Quelle – dem Kraftwerk – in die Nähe Ihres Wohnortes, wo er in einem Umspannwerk landet. Hier wird die Spannung auf 10.000 bis 20.000 Volt gesenkt, um den Strom anschließend über das örtliche Verteilernetz in Haushalte und Betriebe weiterzuleiten. Aber diese Spannung ist immer noch viel zu hoch für die sichere Nutzung in einem Gebäude, und deshalb wird sie, wenn der Strom Ihr Wohngebiet erreicht, noch einmal auf 230 bis 400 Volt gesenkt. Das erledigen die Transformatoren, die Sie manchmal auf Strommasten sehen können oder die in Metallkästen auf Bürgersteigen oder in Gebäudenischen stehen. Erst danach fließt der Strom in die Gebäude. Wenn Sie ein Gerät hätten, das man Oszilloskop nennt, und sich damit die Spannung in der häuslichen Stromversorgung anschauen könnten, wie sie in den 1950er-Jahren war, dann würden Sie eine sanfte, sinusförmige Welle sehen – vergleichbar einer leicht bewegten Meeresoberfläche.

Woher kommt der Schmutz?

Bevor die Halbleitertechnik entdeckt wurde, die heute in allen elektronischen Geräten steckt, glich die Elektrizität, die unsere Häuser, Bürogebäude und Fabriken versorgt, einer Wiese draußen auf dem Land, sanft wogend, still, harmonisch und sauber. Heute ist sie nichts mehr von alledem. Sie ist verseucht mit hochfrequenten Einschwingungen und Oberwellen, die man schmutzige Elektrizität oder schmutzigen Strom nennt. Dieser Schmutz ist ganz ähnlich wie das statische Rauschen, das Sie vielleicht hören, wenn im Radio schöne klassische Musik erklingt. Man hört die Musik, und sie könnte wunderbar und entspannend sein, aber das Rauschen irritiert so sehr, dass Sie den Sender wechseln oder das Radio ausschalten.

Leider kann man schmutzige Elektrizität nicht einfach ausschalten. Sie ist überall in unserer Umgebung. Sie erzeugen diesen Schmutz in Ihrem eigenen Haus, und dasselbe geschieht bei Ihren Nachbarn, im Bürogebäude am Ende der Straße und in der Fabrik im Gewerbegebiet Ihrer Stadt.

Schmutzige Elektrizität entsteht durch die Funktionsweise unserer elektronischen Geräte wie Computer, Fernseher, Radios, Mikrowellen, Energiesparbirnen, Dimmerschalter, Digitaluhren und Ladegeräte für Handys. Außerdem benutzen die Stromnetzbetreiber ihre Hochspannungsleitungen zur Datenübertragung. Das geschieht durch Trägerfrequenzen im Lang- und Mittelwellenbereich, die zusätzlich zur Hochspannung auf die Leitungen moduliert werden. In der Nähe von Hochspannungsleitungen werden die von den Trägerfrequenzen verursachten Feldstärken so groß, dass der Radioempfang im Lang- oder Mittelwellenbereich gestört wird und sogar komplett ausfallen kann.

Der Schmutz folgt den elektrischen Leitungen, die durch Ihr Haus und nach draußen führen, immer entlang der Drähte, die Ihr Haus mit Strom versorgen. Der Schmutz aus dem Nachbarhaus, dem Bürogebäude und der Fabrik nimmt dieselben Wege und endet in jedem Haus, jedem Büro und jeder Fabrik.

Zunächst wurde angenommen, dass diese Art von Energie nicht biologisch aktiv ist, also lebende Systeme nicht beeinträchtigt. Aber inzwischen zeigen Forschungsergebnisse, dass die schmutzige Elektrizität doch biologisch aktiv sein kann und möglicherweise für eine Vielzahl von Symptomen verantwortlich ist.[1] »Wenn in Wohnhäusern und Schulen Filter zur Reduzierung der schmutzigen Elektrizität installiert werden, gehen Symptome wie chronische Müdigkeit, Depressionen, Kopfschmerzen, allgemeine körperliche Schmerzen, Ohrgeräusche, Schwindel, Diabetes, Schlafstörungen, Gedächtnisverlust und Verwirrung zurück«, sagt Elektrosmog-Experte Gust, der entsprechende Gebäudesanierungen durchführt. Und weiter: »Basierend auf diesen frühen Forschungen schätzt man, dass ein großer Teil der Bevölkerung empfindlich auf schmutzige Elektrizität reagieren könnte [auch wenn unter Wissenschaftlern nur von zwei Prozent die Rede ist]; Kinder könnten noch stärker betroffen sein als Erwachsene, und schmutzige Elektrizität in Schulen beeinträchtigt möglicherweise den Unterricht und trägt zu Verhaltensstörungen bei, die mit dem Aufmerksamkeitsdefizitsyndrom (ADS) in Verbindung gebracht werden; schmutzige Elektrizität kann den Blutzuckerspiegel von Diabetikern erhöhen und bei Patienten mit Multipler Sklerose und Tinnitus die Symptome verschlimmern.«

Unter Strom gesetzt

1996 zog die dreiundzwanzigjährige, frisch verheiratete Catherine Kleiber mit ihrem Mann Dan auf eine Farm in der Nähe von Waterloo, Wisconsin. Sechs Monate später war sie durch eine Reihe mysteriöser Symptome zu einem gesundheitlichen Wrack geworden. »Ich bekam Probleme mit Muskelschwäche, Kurzatmigkeit, Schwindel, Benommenheit, Frostschauern und Hitzewellen sowie Durchblutungsstörungen in Armen und Beinen«, zählt Catherine auf, die als Studentin an der University of Wisconsin-Madison gerne »Kurse belegt [hatte], für die man von einem Ende des Campus zum anderen rennen musste. Ich war eine sehr aktive Tochter zweier Ärzte und bekam sonst nie einen Arzt zu Gesicht, weil ich nie krank war.«

Doch im Winter ihres ersten Ehejahres war sie ernsthaft krank. »Ich schaffte es kaum noch die Treppen rauf. Wenn ich oben ankam, musste ich in die Hocke gehen, weil ich so benommen war, dass ich Angst hatte, gleich ohnmächtig zu werden. Mein Herz klopfte *bum, bum, bum*. Ich hatte so schlimmes Sodbrennen, dass ich nachts nicht schlafen konnte. Beim Aufwachen hatte ich das Gefühl, vor einen Lkw gelaufen und anschließend von einem Zug überfahren worden zu sein.«

Sie schleppte sich von einem Arzt zum nächsten, und am Ende lautete die Diagnose chronisches Müdigkeitssyndrom. Da ihr »diese Diagnose nicht besonders gefiel, weil ich nicht glaubte, dass sich mein Körper plötzlich grundlos zur Selbstzerstörung entschlossen hatte«, begann sie mit Recherchen über ihre Symptome, um zu sehen, ob es vielleicht eine andere Erklärung gab. Dabei stieß sie auf einen Artikel über schmutzige Elektrizität in ländlichen Gebieten. »In der Geschichte wurde erwähnt, dass eine von schmutziger Elektrizität betroffene Farm unter anderem dadurch gekennzeichnet ist, dass der Bauer keine Milchwirtschaft mehr betreibt, weil die Milchleistung der Kühe nachgelassen hat oder der Bauer selbst krank geworden ist. Auf unserer Farm hatte es seit den siebziger Jahren keine Milchwirtschaft mehr gegeben.«

Sie telefonierte mit dem Herausgeber der landwirtschaftlichen Zeitschrift, in der sie den Artikel gelesen hatte. »So ziemlich jeder Arzt, bei dem ich gewesen war, hatte mich für restlos durchgeknallt gehalten und angenommen, meine Probleme seien psychosomatisch. Der Herausgeber sagte stattdessen: ›Ach du meine Güte. Sie müssen den Elektrosmogexperten Dave Stetzer anrufen und ihn um einen Besuch auf der Farm bitten. Er kennt das Problem, und er hat eine Lösung dafür.‹ Ich bin fast in Tränen ausgebrochen, weil mich endlich jemand ernst genommen hat.«

Stetzer, CEO der Stetzer Electric Company in Blair, Wisconsin, besuchte die Farm der Kleibers und ergriff die nötigen Maßnahmen. Wie sich herausstellte, lag die Farm so nahe an einem Transformator, dass sich das Haus auf dem Weg des geringsten Widerstands für den rückläufigen Strom befand, der dazu neigt, schmutzige Elektrizität aufzunehmen, während er sich durch das Netz bewegt. Stetzer zeigte Catherine das Ergebnis einer Messung, die er bei ihr durchführte, als sie an ihrer Küchenspüle stand. »Da war mir klar, warum mir beim Erdbeeren putzen an der Spüle schwindlig wurde und ich Herzklopfen bekam«, berichtet sie. »Direkt durch meinen Körper verlief eine ganz seltsam aussehende Wellenform.« Offensichtlich waren nicht nur ihre Wasserleitungen mit schmutziger Elektrizität verseucht (manche ihrer Nachbarn bekamen einen elektrischen Schlag, wenn sie die Spüle auch nur berührten), sondern ihr gesamtes Haus war voll davon. Es war die Elektrosmog-Version von *The Amityvill Horror.*[*]

»Wir liegen am Ende der Stromleitung, und genau da hauen die hohen Frequenzen gerne ab«, erklärt Catherine, die heute die informative Webseite www.electricalpollution.com betreibt. Und wie die meisten Farmen im Mittleren Westen stand auch ihre auf dunklem, fruchtbarem Boden – mit besonders hoher Leitfähigkeit für überschüssigen Strom, der in die Erde gelangt. »Eine Meile entfernt befindet sich ein Umspannwerk, das früher das Umspannwerk für Waterloo [North Hydro] war, so dass wir direkt auf dem Weg lagen, über den 70 Prozent des rückläufigen Stroms durch die Erde kommen. Wenn man es sehen könnte, würde es wahrscheinlich wie ein Massenansturm wirken, doch

---

[*] Ein junger Mann erschießt eines Nachts seine gesamte Familie im Schlaf und behauptet bei der Vernehmung, er habe aufgrund von »Geisterstimmen«, die ihm das Gemetzel befohlen hatten, gehandelt. Ein Jahr später kauft eine andere Familie das Haus und erlebt Spukerscheinungen, die bald so massiv werden, dass sie das Haus fluchtartig verlässt. [Anm. d. Red.]

man kann es nicht sehen. Aber wenn ich mich auf den Boden setzen würde, bekäme ich Schmerzen.«

Bevor Catherine auf ihre Farm zog, war sie nie elektrosensitiv gewesen. Aber trotz aller erdenklichen Schutzmaßnahmen – sie ließ Filter installieren, die hochfrequenten Elektroschmutz blockieren, verzichtet auf die meisten elektronischen Geräte (einschließlich Fernseher) und schaltet nachts, bevor sie ins Bett geht, den Strom aus – hat die übermäßige Belastung durch Bodenströme sie offenbar dauerhaft sensibilisiert. Sogar ein Schnurlostelefon oder der Wi-Fi-Anschluss eines Freundes kann sich schon negativ auswirken.

»Wenn man einmal übermäßig belastet war, lässt sich das nicht mehr rückgängig machen«, sagte sie mir. »In einer Umgebung ohne nennenswerten Elektrosmog geht es mir gut. Geblieben sind gewisse Durchblutungsstörungen in Armen und Beinen. Mein autonomes Nervensystem muss irgendwie dauerhaft geschädigt sein. Mein Tastsinn ist nicht mehr so gut wie früher.«

Als Mutter von zwei kleinen Söhnen stört es sie sehr, dass ihr Familienleben durch ihren Zustand so eingeschränkt ist. »Wir können niemanden besuchen. Wir haben seit Jahren nicht mehr im Restaurant gegessen. Ich liebe Dans Familie, aber wenn sich siebzig Leute treffen und alle haben Mobiltelefone, kann das für mich unerträglich sein. Wenn ich die Jungen zum Gymnastikkurs bringe, muss ich dort vorher anrufen, damit sie das Wi-Fi ausschalten. Ich habe eine Freundin aus Kindertagen, die ich nicht besuchen kann, obwohl ihr Mann im Sterben liegt, einfach weil das Haus drahtlos vernetzt ist.

Ich sage den Leuten immer, wenn sie nicht wollen, dass es ihnen so geht wie mir, sollen sie eine übermäßige Belastung durch Elektrosmog vermeiden. Und wenn es ihnen so geht wie mir, dann haben sie nur die Möglichkeit, sich durch entsprechende Schutzmaßnahmen eine bessere Umgebung zu schaffen.«

Die 98-Prozent-Lösung zum Schutz Ihres Hauses vor Elektrosmog

Dave Stetzer, Experte für die Qualität von Elektroinstallationen, der die Farm der Kleibers in Wisconsin sanierte, kümmert sich professionell darum, für seine Kunden ein sicheres Wohnumfeld zu schaffen, und das geht oft auf Kosten seiner eigenen Gesundheit.

»Wenn ich mich in elektromagnetischen Feldern aufhalte, bekomme ich Herzklopfen und Brustschmerzen, die in den Arm ausstrahlen – alles Symptome eines Herzinfarkts«, gibt er zu. Auch sein Blutzucker schießt dann in die Höhe.[2] Aber wenn er in sein Büro zurückkommt, das mit Hochfrequenzfiltern ausgestattet ist, die er selbst entwickelt hat, fühlt er sich wieder normal.

Zusammen mit Martin Graham, einem emeritierten Professor vom College of Engineering an der University of California in Berkeley hat Stetzer einen Filter entwickelt, der die Amplitude dieser hochfrequenten Spannungsstöße (Fachausdruck: Transienten) im Frequenzbereich von 4 bis 100 kHz absenken kann. Diese Filter haben eine gewisse Ähnlichkeit mit dem Überspannungsschutz für Ihren Computer. Stetzer und Graham konstruierten auch ein Gerät, mit dem man die Spannungsstöße messen kann, um das Ausmaß des Problems abzuschätzen und zu entscheiden, wie viele Filter in einer Wohnung oder einem Büro installiert werden müssen. Die Filter und der Überspannungsdetektor sind so klein, dass sie in eine normale elektrische Steckdose passen. Stetzer schätzt, dass ein durchschnittlicher Haushalt etwa zwanzig Filter braucht, um schmutzige Elektrizität zu neutralisieren diese: so genannten Graham-Stetzer-Filter oder Stetzerizer können inzwischen auch in Europa online erworben werden, siehe www.stetzerizer.eu).

Stetzer und Graham haben ihre eigenen Lösungen entwickelt, als klar wurde, dass die US-Elektrizitätsindustrie (ungefähr fünfhundert Versorgungsunternehmen) keine umfassenden Sanierungsmaßnahmen durchführen würde – ein Projekt, das jeden Stromversorger potenziell Milliarden gekostet hätte.

»Um 1980 war schmutzige Elektrizität [in den USA] ein so gewaltiges Problem, dass Gebäude in Brand gerieten und elektrische Geräte versagten«, berichtet Stetzer. »Das IEEE (Institute of Electrical and Electronics Engineers) gab Standards für die Sanierung vor. Die Versorgungsunternehmen sollten dickere Stromkabel einsetzen und die Haushalte mit Filtern ausstatten, weil die Hochfrequenzen bis in das Funkspektrum reichen können. Und wenn sie erst einmal in den Drähten sind, können sie wie eine horizontale Antenne wirken. Arbeitet man beispielsweise in einem Gebäude aus Metall, dann saugt es die Strahlung auf wie eine Satellitenschüssel.«[3]

Aber die Sanierungsstandards wurden nie erfüllt, und deshalb gibt es die Graham-Stetzer-Filter, die, wie Stetzer sagt, das Problem »zu ungefähr 98 Prozent« lösen.

Eine geheime Studie - Hilfe für lernbehinderte Kinder

Die Graham-Stetzer-Filter wirken gewöhnlich schnell und so verblüffend gut, dass es Forscher wie Magda Havas, Honorarprofessorin für Umwelt- und Ressourcenforschung an der Trent University in Ontario, immer noch »umhaut«, wenn sie eine Studie durchführt.

Havas räumt ein, dass sie den Filtern gegenüber skeptisch war, als sie von einer Mutter aus Toronto angerufen wurde, deren hypersensitive, an Diabetes erkrankte Tochter nicht mehr die Sonderschule für Lernbehinderte besuchen konnte: Am Ende des Schultags war der Teenager so müde, dass er unverzüglich ins Bett fiel. Die Frau hatte vom Schulleiter die Genehmigung erhalten, auf ihre Kosten in der Schule Graham-Stetzer-Filter installieren zu lassen, und nun bat sie Havas, dort eine Studie durchzuführen. Auch damit hatte sich der Schulleiter einverstanden erklärt.

»Ich forsche zwar über Elektrosmog, aber ich wusste nicht, ob er sich tatsächlich negativ auf Menschen auswirkte. Das war ein neuer Ansatz für mich«, gibt Havas zu. »Die Frau hatte [die Filter] zu Hause installiert und war von deren Wirkung überzeugt. Alle Hausbewohner schienen davon zu profitieren. Sogar der Hund benahm sich besser«, berichtet sie lachend. »Aber ich war sehr skeptisch. Ich glaubte nicht, dass sie irgendetwas für die menschliche Gesundheit bewirken konnten.«

Niemand außer dem Schulleiter kannte den Zweck der Studie. Die Lehrer wurden gebeten, sechs Wochen lang täglich einen Fragebogen auszufüllen – drei Wochen ohne Filter, drei Wochen mit Filtern. Da die Schule sehr klein war (insgesamt nur fünfzig Personen) und nur zwei Prozent voraussichtlich hypersensitiv sein würden, ging Havas davon aus, dass sie bei maximal zwei Personen eine Wirkung feststellen würde. Aber die Ergebnisse verblüfften sie. »Ich dachte, ich hätte einen Fehler gemacht. Ich habe mehrfach nachgerechnet. Statt 2 Prozent ging es 55 Prozent der Leute besser. Ich dachte, das kann nicht sein.« Aber sogar denen, die sich vorher nicht schlecht gefühlt hatten, ging es nun besser. »Wir haben die Studie zwischen Januar und März durchgeführt, und der Februar ist in dieser Gegend eine Zeit voller Depressionen, weil wir dann Ewigkeiten keinen Sonnenschein mehr hatten. Aber als im Februar die Filter installiert wurden, fühlten sich diese Leute unglaublich gut, verglichen mit Januar und März [als die Filter wieder entfernt wurden].

Die Lehrer berichteten, dass sie sich weniger müde, frustriert und reizbar fühlten; die Schüler, besonders die jüngeren, kamen seltener zu spät zum Unterricht, störten weniger und konnten sich besser konzentrieren. Sogar manche Symptome von ADS und ADHS verbesserten sich, nachdem die Filter angebracht worden waren.[4] Eine spätere, vergleichbare Studie an einer Schule in Minnesota kam zu ähnlichen Ergebnissen.[5]

In weiteren kleinen Untersuchungen über die Auswirkungen der Graham-Stetzer-Filter auf andere Bevölkerungsgruppen stellte Havas fest, dass sie auch bei Diabetikern vom Typ 1 und Typ 2 den Blutzuckerspiegel verbessern und den Insulinbedarf reduzieren sowie einige Symptome von Patienten mit Multipler Sklerose mildern.[6] Was die Diabetiker angeht, vermutet Havas, dass es Stress sein könnte, der den Blutzuckerspiegel erhöht. Da sich bei anderen Studien gezeigt hat, dass der Körper als Reaktion auf die Belastung durch elektromagnetische Felder Stresshormone ausschüttet, könnte es ihrer Meinung nach sein, dass der Blutzuckerspiegel bei verminderter Belastung sinkt.

Menschen mit Multipler Sklerose (MS) leiden unter den verschiedensten Symptomen, von verschwommenem Sehen bis zu Lähmungen, die durch eine Schädigung der Myelinhülle ihrer Nerven verursacht werden. »Die Myelinhülle hat die Aufgabe, die Nerven gegen äußere Impulse abzuschirmen, wirkt also ähnlich wie der Kunststoffmantel, der elektrische Drähte umhüllt«, erklärt Havas. »Wenn die Myelinhülle Löcher hat, wird das Signal nicht mehr so schnell transportiert. Das Gehirn sagt: ›Mach einen Schritt‹, aber die Reaktion ist verzögert. Die Nerven sind sehr empfindlich gegenüber elektromagnetischen Einflüssen. Sie nutzen elektromagnetische Energie für ihre Kommunikation, was Dr. Ross Adey als ›Zellgeflüster‹ bezeichnet. Elektromagnetische Felder von außen können diese Kommunikation stören, die ja bei Menschen mit MS ohnehin schon geschädigt ist.«

In einem von Havas dokumentierten Fall konnte eine MS-Patientin zum ersten Mal seit Jahren ohne Stock gehen, nachdem sie die Filter in ihrem Haus installiert hatte.

Vermeiden Sie, zu Hause unter Strom zu stehen

Die meisten Leute profitieren von den Graham-Stetzer-Filtern im Haus, aber für manche, wie Catherine Kleiber, reicht das vielleicht nicht aus. Zusätzlich zu den Tipps aus den Kapiteln 3, 5 und 6 können Sie noch Folgendes tun, um die Belastung durch Funkwellen in Ihrem Haus zu verringern: Lassen Sie das gesamte Haus von einem Elektriker oder Elektrosmog-Experten inspizieren, drinnen und draußen, und alle Probleme beheben. Vielleicht ist es sinnvoll, Ihrem Experten das Buch *Tracing EMFs in Building Wiring and Grounding* von Karl Riley als Ratgeber zur Verfügung zu stellen.[7] Riley hat es ausdrücklich für Elektriker geschrieben, die Installationsfehler beheben wollen, aus denen sich eine erhöhte Belastung mit elektromagnetischen Feldern ergeben kann. Ihr Elektriker sollte besonders auf folgende Probleme achten:

+ Installationen, die nicht den Vorschriften entsprechen. Besonders häufig kommt es nach Angaben von Riley vor, dass zwei Neutralleiter – über die der elektrische Strom zur Quelle zurückfließt – von zwei Verzweigungsleitungen, die unterschiedliche Teile des Hauses mit Strom für die Beleuchtung versorgen, miteinander verbunden werden. Wenn Sie dann in einem Zimmer das Licht einschalten, fließt der rückläufige Strom durch *beide* Neutralleiter zum Hauptanschluss zurück. Das führt zu einem Ungleichgewicht der Strommengen, die im Inneren der Versorgungsleitungen von der Quelle und dorthin zurück fließen (sogenannte Stromsumme). Erinnern Sie sich: Wenn die hin und zurück fließenden Ströme identisch sind, dann erzeugen sie fast kein magnetisches Feld. Sind sie das jedoch nicht, dann existieren magnetische Felder zwischen allen Kabeln, die eine Stromsumme haben.
+ Lockere oder schlechte Verbindungen der Elektrokabel, die einen Kurzschluss oder Wackelkontakt auslösen können.
+ Verbindungen zwischen dem Neutralleiter und der elektrischen Erdung, die den zurückfließenden Strom auf andere

Wege lenken, beispielsweise Wasserrohre, Gasleitungen, Heizungsrohre, Leitungen der Klimaanlage, Netze für abgesenkte Deckenverkleidungen, Metallbrücken, Datenleitungen oder andere Metallteile in Ihrem Haus.

* Schalter, die alt, abgenutzt oder schlecht angeschlossen sind und Kurzschlüsse auslösen könnten.
* Neutralleiter, deren Isolierung beschädigt ist, so dass eine unbeabsichtigte Verbindung zwischen dem Neutralleiter und dem Erdungskabel entstehen kann.
* Zweige von Bäumen, die Stromleitungen berühren (Ihr Stromversorger wird sie vielleicht für Sie beschneiden).
* Dimmerschalter.

Wenn Sie die Felder in Ihrem Haus von einem Elektrosmogexperten ausmessen lassen und er feststellt, dass die magnetischen Wechselfelder durch ein Problem erzeugt werden, dessen Ursache im lokalen Stromverteilungsnetz liegt, dann wenden Sie sich an den zuständigen Stromversorger. Ich habe mit einer Frau gesprochen, in deren Haus auch bei ausgeschaltetem Strom noch starke elektromagnetische Felder gemessen wurden, ein Indiz dafür, dass das Problem von außen kam. Als sie den Bericht an ihren Stromversorger schickte, »sind sie gekommen und haben die gesamte Nachbarschaft neu verkabelt«. Jetzt liegen die Messwerte in ihrem Haus ständig unter 50 nT.

Sprechen Sie mit Ihrem Elektriker über FI-Schalter oder Überspannungsregler, die zum Schutz teurer elektronischer Geräte wie dem Heimkino empfohlen werden. Sie unterdrücken Spannungsspitzen, die aus dem Versorgungsnetz kommen, und haben zusätzlich den unbeabsichtigten Vorteil, dass sie bestimmte Frequenzen von schmutziger Elektrizität beseitigen, indem sie Einschwingungen und Verzerrungen ausfiltern, die durch Hochfrequenz-Interferenzen verursacht werden. Für ungefähr zehn Euro können Sie auch einen Mantelstromfilter anbringen, der Ihr Fernsehkabel von außerhalb des Hauses kommender schmutziger Elektrizität befreit.

Bitten Sie Ihren Stromversorger, die Leitungen zu prüfen, die in Ihr Haus führen, damit Sie wissen, ob alle Anschlüsse sicher sind. Manche Kabel sind vielleicht so alt, abgenutzt und korrodiert, dass der zurückkehrende Strom nicht mehr ungehindert fließen kann.

Bringen Sie Funkfrequenzfilter an Ihrer Telefonleitung an, denn auch sie kann unerwünschte Funkwellen ins Haus bringen. Solche Filter gibt es für weniger als 20 Euro im Fachgeschäft. Diese Filter sind so konstruiert, dass sie Hochfrequenzen verringern, die Störungen in Telefonleitungen verursachen, wenn diese sie aus der Luft oder über Bodenströme aufnehmen. Abgeschirmte Telefonkabel können ebenfalls helfen. Man findet sie in Katalogen oder auf Webseiten von Unternehmen, die Produkte zum Schutz vor Elektrosmog vermarkten.

Im nächsten Kapitel erfahren Sie mehr über das vielleicht gefährlichste Gerät, das wir praktisch alle sehr häufig benutzen. Das ist vielleicht die bisher unbequemste Wahrheit.

Kapitel 8
Schützen Sie sich beim Telefonieren vor Elektrosmog

Was wollen Sie nun mit Ihrem Handy anfangen? Es ist Zeit, sich auf genau das Gerät zu konzentrieren, auf das eigentlich niemand näher eingehen mag – und das aus gutem Grund, wie Sie gleich sehen werden. Aber lassen Sie dieses Kapitel jetzt bitte nicht aus. Glauben Sie mir, ich werde Sie jetzt ganz bestimmt nicht auffordern, die Mobiltelefone aller Familienmitglieder einzusammeln und in einem tiefen Loch im Garten zu vergraben.

Aber nun kommt das, was passieren kann und wird, wenn Sie dieses Kapitel lesen. Sie werden dann wissen, warum Mobiltelefone so gefährlich für Ihre Gesundheit sind, und wie Sie mit Hilfe einfacher Vorsichtsmaßnahmen, die ich am Ende des Kapitels empfehlen werde, Ihre Belastung durch elektromagnetische Strahlung minimieren und trotzdem Ihr Handy bei Bedarf benutzen können.

Vor einigen Jahren las ich in der Zeitung einen Artikel über die unerwarteten Folgen der neuen Walk-und-Talk-Kultur, die sich durch die Benutzung von Handys verbreitet hat. Der Autor, der blind war, machte deutlich, dass sehbehinderte Menschen, die sich auf ihr Gehör verlassen, auf den Straßen dauernd durch telefonierende Passanten gestört werden und sich oft blöd vorkommen, wenn das »Hallo, wie geht's?«, auf das sie geantwortet hatten, ihnen überhaupt nicht galt.

Das ließ mich weiter über die stetig wachsende Allgegenwart von Mobiltelefonen nachdenken. Ich erinnerte mich daran, wie verblüfft ich anfangs reagiert hatte, wenn ich jemanden über die Straße gehen sah, der wild gestikulierte und laut mit jemandem redete, den ich zunächst für eine imaginäre Gestalt hielt – natürlich nur, bis ich den verräterischen Knopf im Ohr erkannte.

Stellen Sie sich einen Moment vor, dass diese Gespräche, die wir auf jeder gewöhnlichen Straße in irgendeiner Stadt hören, Mikrowellen sind. Wenn Sie sich einen bis anderthalb Meter von jemandem entfernt befinden, der mit dem Handy telefoniert oder auch nur ein eingeschaltetes Mobiltelefon bei sich hat – ohne dass Sie selbst mit irgendjemandem telefonieren würden –, dann sind Sie tatsächlich von Mikrowellenwolken umgeben, ganz ähnlich wie ein Passivraucher von Rauchwolken. Ausgestrahlt werden diese Energiewellen von allen Seiten der Handy-Antenne, die von einer Basisstation oder Antenne Signale empfängt und dorthin sendet. Von diesen Basisstationen stehen Zehntausende überall in der Landschaft, manche getarnt als Bäume, Kirchtürme oder Getreidesilos, während andere auf den Dächern von Schulen und Krankenhäusern angebracht sind.

Je näher Sie einem Mobiltelefon kommen – in einem Aufzug, einem überfüllten Bus, oder wenn Sie Ihr eigenes Handy ans Ohr halten oder in der Hosentasche bei sich tragen –, desto stärker sind die Signale, die Ihr Gehirn oder andere Organe erreichen. Eigene Forschungen der Drahtlosindustrie sind zu dem Ergebnis gekommen, dass die Mikrowellen von einem Handy ungefähr fünf Zentimeter in das Gehirn eines Erwachsenen eindringen und noch tiefer in den Kopf eines Kindes, weil dessen unausgewachsener Schädel kleiner und dünner ist. Die Mobiltelefonhersteller bestreiten nicht, dass die Funkstrahlung vom menschlichen Körper aufgenommen wird, und deshalb findet man im Handbuch für jedes Gerät eine so genannte SAR-Liste (SAR steht für specific absorption rate, spezifische Absorptionsrate). Die SAR misst die Stärke des Strahlungsfeldes, die Ihr Körper tatsächlich aufnimmt. Handys gab es schon vor 1990 (C-Netz), auch wenn die früheren Modelle nicht mit den heute üblichen schnittigen, handtellergroßen Telefonen und Smartphones zu vergleichen sind, die so vielfältige Funktionen wie ein Schweizer Armeemesser haben: Sie können damit weltweit telefonieren, im Internet surfen, Ihre E-Mails lesen, Wegbeschreibungen abrufen, einen Film anschauen, Musik hören, ein Videospiel spielen, Berechnungen durchführen, Ihre Kalorien zählen, fotografieren und filmen und sogar bei eBay bieten. Dieses absolute Muss für moderne Zeitgenossen basiert auf einer Kommunikationstechnologie, die für das US-Verteidigungsministerium entwickelt wurde. Und obwohl Handys Mikrowellen abstrahlen – ähnlich wie die Mikrowelle in der Küche, auch wenn sie noch nicht fähig sind, Tiefkühlgerichte aufzutauen –, hat die Telekommunikationsindustrie der Bundesnetzagentur (damals noch Bundespostministerium) die Genehmigung abgeschwatzt, dass sie ohne vorherige Tests vermarktet werden dürfen, weil die Strahlung, die sie abgeben, sehr viel geringer ist als bei Mikrowellenherden, deren Strahlung ausreicht, um menschliches Gewebe zu kochen.

Die ersten Studien über die Sicherheit von Mobiltelefonen veranlasste der amerikanische Kongress 1993, alarmiert durch eine öffentlichkeitswirksame Gerichtsverhandlung gegen einen Telefonhersteller. Der Kläger war ein Mann aus Florida, dessen Frau, Sue Reynard, an einem Hirntumor gestorben war, der sich auf der Seite ihres Kopfes befand, wo sie täglich mehrere Stunden lang ihr Telefon ans Ohr hielt.[1]

Also gründete die Telecommunications Industry Association eine gemeinnützige Organisation, Wireless Technology Research (WTR), und gab eine 28 Millionen Dollar teure Studie über die Sicherheit von Mobiltelefonen in Auftrag. Die Leitung übertrug sie dem Epidemiologen George Carlo, der gerade für die FDA (Food and Drug Administration) eine Untersuchung über die Sicherheit von Brustimplantaten aus Silikon durchgeführt hatte. In seinem Buch *Cell Phones: Invisible Hazards in the Wireless Age* schreibt Carlo, er habe zum ersten Mal geahnt, dass mit diesem Projekt etwas nicht in Ordnung sein könnte, als die Industrie in ihrer PR-Kampagne behauptete, »Tausende von Studien« würden die Sicherheit von Mobiltelefonen beweisen – und Carlo selbst konnte keine einzige finden.[2]

Weil er befürchtete, man könnte ihn als einen Lockvogel für die Industrie betrachten, bat er zahlreiche prominente Wissenschaftler um Mitarbeit und gründete ein Komitee zur kollegialen Begutachtung der durchgeführten Untersuchungen. Da es bisher keine Studien über die Sicherheit von Mobiltelefonen gab, mussten Carlo und seine Kollegen ihre eigenen Versuchsanordnungen entwickeln und festlegen, auf welche Weise Zellkulturen und Versuchstiere der Strahlung ausgesetzt werden sollten, um Vergleichswerte für Menschen zu erhalten, die Handys benutzten. Im Laufe der nächsten Jahre stellten sie bei vielen Untersuchungen fest, dass die Strahlung Schäden am Erbgut verursachte (man fand gebrochene DNA-Teile, so genannte Mikronuklei, im Blut, die zur Bildung eines Tumors führen können), sich negativ auf die Fähigkeit der Zellen zur Selbstreparatur auswirkte, die Blut-Hirn-Schranke durchlässiger machte und die Funktion von Herzschrittmachern störte. Alle diese Ergebnisse wurden später von anderen Studien in den USA und im Ausland bestätigt. Überflüssig zu sagen, dass sich die Telekommunikationsindustrie schleunigst von ihrer eigenen Studie und von Carlo distanzierte, die finanziellen Mittel zusammenstrich und die Ergebnisse nicht mehr veröffentlichte. Allerdings berichteten Carlo und seine Kollegen im Fernsehen über die Studien, und Carlo veröffentlichte die Ergebnisse schließlich in seinem Buch.[3]

Carlos nahezu unterschlagene Arbeit wurde zum Zündfunken für einen Flächenbrand. Mittlerweile wurden zahllose Untersuchungen zur Sicherheit von Mobiltelefonen durchgeführt, darunter auch Interphone, eine Studie, an der dreizehn Länder beteiligt waren. Die Ergebnisse sind keineswegs eindeutig, aber ein Blick auf die Geldgeber wird Ihnen helfen, einen der Gründe dafür zu verstehen: Bei einer Untersuchung, welche die Ergebnisse zur Finanzierung in Beziehung setzte, stellte sich heraus, dass industriefinanzierte Forschung mit sehr viel größerer Wahrscheinlichkeit (72 zu 28 Prozent) keine negativen Effekte ergab als unabhängig finanzierte Studien (67 Prozent stellten Auswirkungen fest, und nur 33 Prozent konnten keine finden).[4]

Gibt es in Ihrer Nähe einen Mobilfunk-Sendemast?
Auf der Webseite http://emf2.bundesnetzagentur.de finden Sie
die Standorte aller Mobilfunk-Sendemasten in Deutschland. Über
ein Suchprogramm können Sie Ihre Adresse eingeben und sich
auf einer Karte anzeigen lassen, wie weit Sie von der nächsten
Funkanlage entfernt sind. Es gibt Hinweise darauf, dass Personen, die weniger als etwa 400 Meter von Mobilfunk-Sendemasten entfernt leben, häufiger unter verschiedenen Symptomen leiden, die von Müdigkeit bis Leukämie reichen.

In manchen Untersuchungen wurde die Benutzung von Mobiltelefonen zu allem in Beziehung gesetzt, von verringerten Sper-
mazahlen bis zur Alzheimer-Erkrankung, aber hauptsächlich
konzentrierte man sich auf Hirntumoren. Im Jahr 2008 machte
Ronald B. Herberman, Direktor des Krebsinstituts der University of Pittsburgh, Schlagzeilen und trat in der Fernsehsendung
Larry King Live auf, nachdem er seine Mitarbeiter in einem
Memo dringend aufgefordert hatte, wegen des Risikos von Hirntumoren ihr Mobiltelefon nur mit größter Vorsicht zu benutzen.

»Obwohl die Beweislage immer noch nicht eindeutig ist«,
schrieb Herberman, »bin ich überzeugt, dass die Daten ausreichen, um eine Warnung zu rechtfertigen, dass bei der Nutzung
von Mobiltelefonen bestimmte Vorsichtsmaßnahmen ergriffen
werden sollten.« Er riet seinen Mitarbeitern, die Nutzung des
Handys zeitlich einzuschränken und Telefonate an öffentlichen
Orten zu vermeiden, »wo Sie andere Menschen passiv den elektromagnetischen Feldern Ihres Mobiltelefons aussetzen können«.[5]

Was hatte Herberman so alarmiert? Immerhin scheinen doch die meisten der größeren Krebs- und Gesundheitsorganisationen in den USA trotz gewisser Vorbehalte der Meinung zu sein, dass die Beweise für ein ernstes Risiko eher dürftig sind. Aber Herberman wusste, dass ein solches Risiko gleichwohl existiert, und die wenigen Studien, die sich mit intensivem (Gesamtzeit von 1.640 Stunden am Telefon) und langfristigem (zehn Jahre oder länger) Gebrauch von Mobiltelefonen beschäftigt haben, zeigen ziemlich einheitliche Ergebnisse:

✦ In Schweden, wo Mobiltelefone seit Anfang der neunziger Jahre in Gebrauch sind (hier ist der Telekommunikationskonzern Ericsson zu Hause, und nebenan in Finnland die Handyschmiede Nokia), hat das Schwedische Institut für Arbeitsleben (Swedish Institute for Working Life, NIWL)* die Handygewohnheiten von über 900 Patienten mit Hirntumor untersucht und festgestellt, dass diejenigen, die ihr Handy am häufigsten und am längsten benutzten, auf der Kopfseite, an der sie typischerweise ihr Telefon hielten, ein um 240 Prozent erhöhtes Risiko hatten, einen bösartigen Tumor zu entwickeln.[6] (Wie die Frau in Florida, deren Tod infolge des Hirntumors zum ersten Prozess in den USA geführt hatte.) Die Ergebnisse standen im Widerspruch zu einer britischen Studie, die ungefähr ein Jahr zuvor veröffentlicht worden war, aber die britischen Forscher hatten davor gewarnt, aus ihrer Arbeit irgendwelche definitiven Schlüsse über die Sicherheit von

---

* Das renommierte Institut wurde nach Veröffentlichung der mobilfunkkritischen Forschungsergebnisse 2007 »wegen Geldmangels« geschlossen. [Anm. d. Red.]

Mobiltelefonen zu ziehen. »Die Ergebnisse unserer Studie sprechen dafür, dass es in den ersten zehn Jahren der Nutzung kein substanzielles Risiko gibt«, erklärte Studienleiter Anthony Swerdlow vom Institute of Cancer Research. »Ob es längerfristige Risiken gibt, ist nicht bekannt, denn es handelt sich um eine relativ neue Technologie.«[7]

◆ In einer multinationalen Studie wurde 2009 festgestellt, dass Menschen, die Mobiltelefone im Alter von unter zwanzig Jahren nutzen, ein mehr als fünfmal höheres Risiko haben, einen malignen Hirntumor zu entwickeln. Der schwedische Onkologe Lennart Hardell, der die Untersuchung des NIWL geleitet hatte, wies auch darauf hin, dass Menschen, die in späterem Alter mit der Nutzung eines Mobiltelefons beginnen, ein anderthalb Mal größeres Risiko haben, einen Hirntumor zu entwickeln, als die Durchschnittsbevölkerung. Außerdem fand Hardell ein erhöhtes Risiko bei Personen, die mehr als zehn Jahre lang ein schnurloses Telefon benutzen.[8]

◆ Eine Studie eines an der Mayo-Klinik ausgebildeten Neurologen stellte ebenfalls eine starke Korrelation zwischen der Dauer des Handygebrauchs und Hirntumoren fest. Vini G. Khurana vom Canberra Hospital in Australien testete nicht die Hypothese selbst, sondern realisierte eine Meta-Analyse – eine Überprüfung und Synthese mehrerer Untersuchungen – aller vorliegenden Studien, die sich mit der Handynutzung über zehn oder mehr Jahre beschäftigt hatten. Er stellte fest, dass die langfristige Nutzung das Risiko für Hirntumoren auf der Kopfseite, wo das Telefon überwiegend gehalten wird, verdoppelt.[9]

Wissenschaftliche Untersuchungen über den Zusammenhang zwischen Funkwellen und Krebs

Wie können Funkwellen Krebs verursachen? Wie elektromagnetische Felder können auch die Felder von Funkfrequenzen – sogar unterhalb der Grenzwerte – nachweislich das Erbgut von Zellen schädigen. Das wiederum kann zu Mutationen führen, die Krebs verursachen und sogar an nachfolgende Generationen weitergeben können. Wie andere elektromagnetische Felder werden auch die Felder von Funkfrequenzen mit der Bildung von freien Radikalen in Verbindung gebracht, die, wie aus Kapitel 2 bekannt, ebenfalls das Genmaterial der Zellen schädigen, wenn die körpereigene Produktion von schützenden Antioxidantien (Melatonin, Superoxid Dismutase, Glutathion) unterdrückt wird. In Tierstudien, die von Henry Lai und seinen Kollegen an der University of Washington durchgeführt wurden, blockierten Melatonin und ein Vitamin-E-Analog (ebenfalls ein Antioxidans) die Wirkungen von 60-Hz-ELFs auf das Erbgut der Hirnzellen von Ratten.[10] Lai stellte ebenso fest, dass die Reduktion von Eisen (durch Verwendung eines Chelatbildners) auch die Auswirkungen der elektromagnetischen Felder blockierte. Er schloss daraus, dass Eisen – eine magnetische Substanz – vielleicht an der Schädigung des Erbguts in den Zellen beteiligt ist.[11]

Weitere Studien haben gezeigt, dass schon geringe Belastungen durch Mikrowellen den Organismus veranlassen, Hitzestress-Proteine zu bilden, ein Teil der körperlichen Stressreaktion auf Umweltgifte. Eigentlich soll dieser Prozess ein Schutzmechanismus sein, aber er kann auch schädlich wirken, wenn die Stressreaktion chronisch wird.[12] Starke Indizien sprechen zudem dafür,

dass Funkwellen undichte Stellen in der Blut-Hirn-Schranke verursachen können, die normalerweise verhindert, dass Giftstoffe
aus dem Blut ins Gehirn gelangen.[13] Das könnte dazu führen, dass
Umweltchemikalien aus dem Blut – die Centers for Disease Control and Prevention fanden beim Durchschnittsamerikaner 148
davon, von Blei und Quecksilber bis zu krebserregenden Dioxinen
und Stoffen wie polychlorierten Biphenylen (PCBs), die in Transformatoren verwendet werden – in das Gehirn eindringen, wo sie
den Tod von Nervenzellen verursachen und die Bildung von Tumoren auslösen könnten.[14]

Festgestellt wurde auch eine Häufung von Krebserkrankun-
gen einschließlich Leukämie bei Kindern und dem Hodgkin-
Lymphom bei Menschen, die in der Nähe von Mobilfunkmasten,
militärischen Radarstationen und Kommunikationsbasen leben.
Eine israelische Studie kam zu dem Ergebnis, dass Personen, die
in der Nähe von Mobilfunkmasten lebten, im Vergleich zur Ge-
samtbevölkerung ein vierfach höheres Risiko für verschiedene
Krebserkrankungen hatten, darunter Brustkrebs, Hodgkin-
Lymphome sowie Krebs der Knochen, Nieren, Eierstöcke und
Lunge. Frauen waren überproportional betroffen (sieben von
acht Krebspatienten waren Frauen), und in dem Jahr nach Been-
digung der Studie wurden acht weitere Krebsfälle diagnostiziert.[15] Ich glaube, dass Frauen deshalb häufiger betroffen sind,
weil ihr sympathisches Nervensystem biologisch einfach stärker
auf ihre Umwelt eingestellt ist und Energien besser spürt, vielleicht durch einen angeborenen »Mutterinstinkt«.

Die bei Personen, die in der Nähe von Mobilfunkmasten wohnen, am stärksten verbreiteten Beschwerden sind Schlafstörungen, Kopfschmerzen, Schwindel, Depressionen, Konzentrations-

störungen und Muskelmüdigkeit – also genau die Symptome, unter denen auch die Bediener von Radar- und Funkstationen sowie Menschen zu leiden haben, deren Haus durch schmutzige Elektrizität verseucht ist, ein Zustand, den man Radiowellenkrankheit nennt (vgl. Kapitel 3). Diese Auswirkungen wurden bei Leuten festgestellt, die weniger als etwa 500 Meter von Mobilfunkmasten entfernt wohnen, sogar bei solchen, die ihre Symptome nicht mit derartigen Antennen in Verbindung bringen, so dass ein Placeboeffekt definitiv ausscheidet.[16]

Eine führende Theorie, warum Funkwellen Symptome erzeugen, die anscheinend in keinem Zusammenhang stehen, ist die Verbindung mit Stress. Alle diese Zustände sind symptomatisch für stressbedingte Störungen, die durch eine Überstimulation des sympathischen Nervensystems ausgelöst werden. Dadurch wird der Cortisolspiegel erhöht, was schließlich zum AdrenalinBurnout und zu einer Fehlfunktion des Immunsystems führt. Wenn das Immunsystem gestresst ist, kann eine Vielzahl von Gesundheitsstörungen auftreten, beispielsweise Probleme mit dem Kurzzeitgedächtnis, Reizbarkeit, Ängstlichkeit, Konzentrationsstörungen und Herzbeschwerden.

In einem faszinierenden Exposé über die US-Mobiltelefonindustrie veröffentlichte das *GQ Magazin* im Februar 2010 einen Artikel von Christopher Ketcham, der schrieb:

Das Telekommunikationsgesetz (TCA) von 1996 – ein Wendepunkt für die Mobiltelefonindustrie – war teilweise das Resultat von fast 50 Millionen Dollar an politischen Zuwendungen und Lobbyarbeit seitens der Telekommunikationsindustrie. Für die Telefongesellschaften, die in die Drahtlostechnologie investierten,

war der Preis eine Zusatzklausel, bekannt als Abschnitt 704, der
Bürgern und Kommunalverwaltungen ausdrücklich untersagt,
die Aufstellung von Mobilfunkmasten aus gesundheitlichen
Gründen zu stoppen. Abschnitt 704 war eindeutig: Niemand
würde einen Prozess anstrengen können, weil ihn die Signale
eines Mobilfunkmastes krank machten.[17]

Die gegenwärtige Absicht der Regierung, die Breitbandversorgung auszubauen, wird »eine noch größere Belastung durch Funkfrequenzen als in den letzten beiden Jahrzehnten« zur Folge habe, erklärt die preisgekrönte Journalistin B. Blake Levitt, deren wegweisendes Buch *Electromagnetic Fields: A Consumer's Guide to the Issues and How to Protect Ourselves* 2007 neu aufgelegt wurde. Damit mehr als 75 Quadratmeilen mit Wi-Fi versorgt werden können, »braucht WIMAX viele neue Antennen«.

Verbraucher in aller Welt haben nachdrücklich gegen den Vormarsch von Wi-Fi und Mobilfunkmasten demonstriert. In Irland und Spanien sind Demonstranten beispielsweise mit Bulldozern gegen die Masten vorgegangen, und die Anwohner jubelten ihnen zu. Ein pensionierter Telecom-Arbeiter kaperte 2007 in Australien einen Panzer und rammte damit sechs Mobilfunkmasten, bevor die Polizei ihn stoppen konnte.

In amerikanischen Regierungskreisen herrscht überwiegend beredtes Schweigen.

Wie können Sie sich schützen?

Über die Handys als solche haben die Verbraucher erheblich mehr Kontrolle als über die Sendemasten. Eine Umfrage des Massachusetts Institute of Technology kam 2004 zu dem Ergebnis, dass die meisten Leute ihrem Handy gegenüber eine Hassliebe empfinden – fast ein Drittel der Befragten erklärte, das Mobiltelefon sei die einzige Erfindung, ohne die sie nicht leben könnten. Wie die meisten modernen Annehmlichkeiten hat sie ihre Vorzüge wie auch ihre sozialen Kosten. Im Notfall kann ein Mobiltelefon Leben retten. In einer Studie wurde festgestellt, dass Krankenwagen durch die Benutzung von Handys jetzt schneller am Einsatzort sind. Eine andere wissenschaftliche Untersuchung kam zu dem Ergebnis, das Leute, die am Steuer ein Mobiltelefon benutzen, viermal häufiger in Unfälle verwickelt sind als Fahrer, die nicht telefonieren. Handys sind ein Segen für die Wirtschaft, weil die Mitarbeiter jetzt von überallher mit Kunden oder ihrer Firma telefonieren können; Handys haben aber auch dazu geführt, dass die Grenze zwischen Arbeit und Privatleben immer stärker verschwimmt. Im Jahr 2009 gab es in den USA mehr als 285 Millionen Mobiltelefone, weltweit mehr als vier Milliarden. Ich glaube nicht, dass Handys – oder Mobilfunkmasten – je wieder aus unserem Leben verschwinden werden, nicht einmal dann, wenn die Belastung durch Funkwellen sich tatsächlich als eine ernste Bedrohung der öffentlichen Gesundheit erweist. Aber es gibt einen Hoffnungsschimmer am Horizont.

Wie funktionieren Mobiltelefone?

Handys arbeiten in einem Bereich des elektromagnetischen Spektrums, der den Funkwellen zugeordnet ist, zwischen UKW-Radio und Infrarotlicht. Die Frequenzen sind niedriger als bei einem Mikrowellenherd oder einer drahtlosen Internetverbindung (WLAN) und sehr viel niedriger als bei Radar- oder Satellitenstationen.

»Das Einzigartige beim Informationstransfer ist in diesem Fall die Trägerwelle, die benutzt wird, um Pakete digitalisierter Informationen zu übermitteln«, erklärt Larry Gust. »Verschiedene Elemente der Technologie erzeugen energetische Schwingungen, die von menschlichen Zellen wahrgenommen werden können. Dieser Teil des Signals wird als informationstragende Funkwelle bezeichnet. Man kann sich die Trägerwelle als eine Wäscheleine auf einer Seilrolle vorstellen, und die aufgehängten Wäschestücke sind die Informationspakete.«

Mobiltelefone benutzen eine Basisstation, die Funkwellen empfängt und überträgt. Wenn Sie eine Nummer anwählen, wird das Signal von Ihrer Handyantenne zur Antenne der Basisstation geschickt, die Ihnen innerhalb der *Funkzelle* am nächsten ist. Als Funkzelle bezeichnet man den effektiven Radius jeder strategisch aufgestellten Basisstation. Diese Basisstation weist Ihren Anruf einem der verfügbaren Kanäle zu. Dann werden die Funkwellen simultan gesendet und empfangen, und der Anruf wird zu einer Funkvermittlungsstelle und von dort zum Empfänger weitergeleitet. Auf diese Weise können Sie Ihre Frau vorwarnen, dass Sie später nach Hause kommen oder die Pizza bestellen, die Sie auf dem Heimweg mitnehmen wollen. Ihre körperliche Belastung durch das Mobiltelefon hängt davon ab, welche Strahlungseigenschaften (SAR-Wert) Ihr Handy hat, wie lange Sie telefonieren und wie weit Sie von der Basisstation entfernt sind. Allgemein gilt: Je weiter Sie entfernt sind, desto mehr Energie braucht Ihr Telefon, um die Verbindung zu halten, und desto mehr Funkwellen gelangen in Ihr Gehirn. Die gute Nachricht lautet, dass Sie Ihr Handy nach einem kurzen Anruf jederzeit ausschalten können.

Sie können Ihre eigene Belastung und die Passivbelastung Ihrer Mitmenschen durch ein paar einfache, vernünftige Maßnahmen minimieren:

Kaufen Sie strahlungsarm. Entscheiden Sie sich für ein Mobiltelefon mit niedrigen SAR-Werten. SAR steht für »spezifische Absorptionsrate« und misst die Intensität der vom Körper aufgenommenen Strahlungsleistung. Wenn Sie die Bedienungsanleitung nicht zur Hand haben, wo der SAR-Wert genannt sein sollte (aber nicht immer ist), können Sie sie auf der Webseite des Informationszentrums Mobilfunk (http://www.izmf.de/html/de/35119.html) finden oder die Information vom Hersteller anfordern.

Auf der oben genannten Webseite sehen Sie links eine Liste mit Herstellernamen. Wenn Ihr Hersteller dort nicht genannt ist, können Sie es noch auf der Webseite http://www.handywerte.de/index.php versuchen. Auf dieser Seite finden Sie neben den SAR-Werten allerlei Hintergrundinfos sowie auch den so genannten connect-Strahlungsfaktor, der bei vielen Handys zusätzlich zum SAR-Wert angegeben wird.

Was bedeutet nun diese magische Zahl? Der SAR-Wert eines Handys muss unter dem Grenzwert von 2 Watt pro Kilogramm liegen. In den USA und Kanada beträgt der Grenzwert 1,6 Watt pro Kilogramm. Beim Kauf eines neuen Handys sollten Sie auf einen niedrigen SAR-Wert achten, er sollte möglichst kleiner als 0,6 Watt pro Kilogramm sein. Falls Ihnen mal der connect-Strahlungsfaktor über den Weg läuft: Der ist bei einem strahlungsarmen Handy immer eine negative Zahl, also kleiner als null.

Einige Elektronik- und Computerzeitschriften oder entsprechende Webseiten listen gelegentlich die höchsten und niedrigsten SAR-Werte von Mobiltelefonen auf. Aber denken Sie daran, dass sich diese Werte auf Erwachsene beziehen, nicht auf Kinder, die möglicherweise mehr Strahlung aufnehmen, weil sie einen kleineren Schädel mit dünneren Knochen haben und höchstwahrscheinlich stärker gefährdet sind, weil ihre Zellen sich noch entwickeln. Und vergessen Sie auch nicht, dass die Grenzwerte auf der Wärmewirkung der Funkwellen basieren, was bedeutet, dass eine größere Wärmeentwicklung potenziell schädlicher ist. Da manche Untersuchungen biologische Effekte einschließlich einer Schädigung des Erbguts von Zellen unterhalb der offiziellen Grenzwerte festgestellt haben, ist die Orientierung am SAR-Wert nur ein erster praktischer Schritt. Es kommt mehr darauf an, wie lange Sie das Mobiltelefon ans Ohr halten, egal, wie niedrig der SAR-Wert sein mag. Investieren Sie in ein Air-Tube-Headset (Headset mit Akustikkoppler), schreiben Sie so oft wie möglich SMS statt zu telefonieren, und folgen Sie den nachstehenden Sicherheitstipps.

Schalten Sie den Lautsprecher ein. Alles was Sie tun, um das Handy so weit wie möglich vom Kopf entfernt zu halten, wird die

Strahlungsenergie verringern, denn je weiter Sie von der Antenne entfernt sind, desto schwächer ist das Signal. (Sogar die FDA hat das empfohlen, obwohl sie 2009 ihre Webseite über die Gefahren von Mobiltelefonen vom Netz genommen und durch eine andere ersetzt hat, auf der sie den Standpunkt einnimmt, dass es keine Risiken gibt.) Wenn Sie das Handy beispielsweise fünf Zentimeter vom Kopf entfernt halten, hat das Signal nur noch ein Viertel seiner ursprünglichen Stärke. Bei einer Entfernung von zehn Zentimetern beträgt die Stärke nur noch ein Sechzehntel. Benutzen Sie so oft wie möglich die Freisprecheinrichtung, falls Ihr Handy eine hat, oder ein drahtloses Air-Tube-Headset, wie es sie im Fachhandel zu kaufen gibt. (Der Draht bei vielen Headsets kann wie eine Antenne wirken und ein elektromagnetisches Feld um Ihren Kopf bilden.) Sie können auch einen Klappferrit am Kabel des Headsets anbringen, der Eisenoxidkristalle enthält, die hochfrequente Energie unterdrücken (vgl. Serviceteil).

Schreiben Sie statt zu sprechen. Schreiben Sie nach Möglichkeit SMS – das verringert Ihre Gesprächszeiten, und das Handy ist dabei weiter von Ihrem Kopf und Körper entfernt. Ein Handy mit Buchstabentastatur statt der üblichen Telefontastatur macht das Tippen sehr viel einfacher (auch wenn Sie vielleicht nie so gut werden wie die meisten Teenager, die behaupten, sie könnten blind tippen). Halten Sie das Handy beim Tippen aber nicht auf dem Schoß. Es gibt eine wachsende Zahl von Studien, die festgestellt haben, dass bei Männern die Vitalität und Beweglichkeit der Spermien leidet, wenn sie ihr Handy in der Hosentasche tragen.[18]

Gehen Sie offline. Gewöhnen Sie sich an, das Telefon auszuschalten, wenn Sie es nicht benutzen, oder es auf Offline, Standalone oder Flight zu stellen, wodurch der Sender ausgeschaltet wird. Sie können dann mit Ihrem Handy oder Smartphone immer noch vieles machen, nur nicht mehr telefonieren, im Web surfen oder E-Mails bearbeiten.

Wechseln Sie die Seiten. Wenn Sie Ihr Handy unbedingt ans Ohr halten müssen (was ich definitiv nicht empfehle), dann wechseln Sie während des Telefonierens regelmäßig die Kopfseite, um zu verhindern, dass eine Seite übermäßig lange belastet wird, denn das bringt man in Verbindung mit einem erhöhten Risiko für Hirntumoren und Speicheldrüsenkrebs auf der Kopfseite, wo das Telefon üblicherweise gehalten wird.

Meiden Sie enge Räume. Telefonieren Sie nicht im Auto – was in Deutschland gesetzlich verboten ist, weil es zu Ablenkungen führt – und auch nicht in Aufzügen, Zügen, Bussen oder der U-Bahn. Erstens muss Ihr Handy dann härter arbeiten, um ein Signal durch das Metall zu senden, so dass es mehr Energie verbraucht und stärker strahlt. Und zweitens wird jeder Metallkasten wie ein Auto oder ein Aufzug die Wellen nach innen reflektieren, so dass sich letztlich eine Resonanzkammer bildet, in der die Intensität der Schwingungen erhöht wird.

Achten Sie auf die Empfangsanzeige. Benutzen Sie Ihr Handy nicht, wenn der Empfang schwach ist oder wenn Sie in einem Auto oder Zug mit höherer Geschwindigkeit fahren, denn dadurch steigt der Energieverbrauch automatisch auf sein Maximum, während das Handy versucht, die Verbindung zu einer neuen, stärkeren Antenne herzustellen.

Fahren Sie in einem stillen Waggon. Viele Züge haben Waggons, in dem die Benutzung von Mobiltelefonen verboten ist und die Handys ausgeschaltet werden müssen, damit sie andere

Fahrgäste nicht stören. Das ist die beste Möglichkeit, der Funkbelastung durch mitreisende Handybenutzer zu entgehen.

Fassen Sie sich kurz. Ein Mobiltelefon ist nicht geeignet, um stundenlang mit einem alten Klassenkameraden über alte Zeiten zu schwatzen. Benutzen Sie für lange Gespräche einen Festnetzanschluss. Eine Studie hat gezeigt, dass schon nach zwei Minuten am Handy die elektrische Aktivität des Gehirns für mindestens eine Stunde verändert sein kann.[19] Wenn Sie zu den Leuten gehören, die ausschließlich Handy-Telefonate führen, dann denken Sie darüber nach, sich auch einen Festnetzanschluss legen zu lassen und das Handy nur dann zu benutzen, wenn es wirklich nötig ist. Bedenken Sie, dass das Risiko für einen Hirntumor schon bei einem relativ niedrigen Niveau kumulierter Lebenszeitbelastung beginnt.

Verbringen Sie noch weniger Zeit mit Ihrem Smartphone. Drahtlos arbeitende Geräte wie BlackBerry, iPhone und Treo (die handtellergroßen so genannten persönlichen digitalen Assistenten) erzeugen eine höhere elektromagnetische Strahlung als Handys, weil sie aus Batterien gespeist werden, um genug Energie für Internetverbindungen und Farbdisplays zu haben – das hat eine Studie der Elektrosmog-Experten Olle Johansson vom Karolinska-Institut und Cindy Sage von Sage Associates ergeben. Beide empfehlen, solche Geräte niemals in der Hosentasche zu tragen, sie im Büro in einiger Entfernung abzulegen und sie während der Schwangerschaft zu meiden, weil einige Untersuchungen gezeigt haben, dass sich das Risiko für eine Fehlgeburt erhöht, wenn eine Frau elektromagnetischen Feldern von 1600 nT (das niederfrequente Magnetfeld entsteht durch den gepulsten Stromfluss aus der Batterie) oder mehr ausgesetzt ist.

Die von den Forschern getesteten elektronischen Organizer gaben Magnetfelder bis zu 97 500 nT ab.[20]

Wählen und das Handy dann auf Entfernung halten. Halten Sie Ihr Handy nicht ans Ohr, während die Verbindung aufgebaut wird – das ist genau die Zeit, in der es die stärkste Strahlung abgibt. Erst nach dem Aufbau der Verbindung, wenn das Rufzeichen ertönt, wird die Strahlung auf das erforderliche Maß reduziert.

Raus aus der Hosentasche. Eine neuere Studie kam zu dem Ergebnis, dass Männer, die ihre Mobiltelefone in der Hosentasche tragen, verglichen mit anderen Männern 25 Prozent weniger Spermien produzieren.[21] Verschiedene Teile des Körpers nehmen die Strahlung mit unterschiedlicher Intensität auf, und das Hodengewebe ist vielleicht empfindlicher (deshalb auch keine SMS auf dem Schoß schreiben!). Viele Experten warnen schwangere Frauen auch davor, ihr Handy am Körper zu tragen, weil damit unbekannte Risiken für das sich entwickelnde Kind verbunden sein können. Wenn Sie Ihr Handy immer bei sich haben müssen, dann stecken Sie es auch auf keinen Fall in eine Brusttasche, sondern in eine Handtasche oder Aktenmappe, zur Not auch in die Gesäßtasche der Hose. Es gibt auch Halfter aus abgeschirmtem Material, mit denen man den Körper vor der Strahlung schützen und in denen man das Handy am Gürtel tragen kann.

Kein Handy im Schlafzimmer. Vor allem sollte sich das Handy nicht in der Nähe Ihres Kopfes befinden, während Sie schlafen. Denken Sie daran, dass elektromagnetische Felder die körpereigene Produktion von Melatonin verringern können, das Sie vor freien Radikalen schützt, die das Erbgut Ihrer Zellen schädigen und dadurch Krebs und andere Krankheiten auslösen können.

Die Sicherheit von Mobilfunkmasten

Der Mobilfunkmast in Ihrer Nähe ist ein weitaus schwieriger zu lösendes Problem, vor allem wenn ein Umzug nicht möglich ist. Mit folgenden Maßnahmen können Sie Ihre Belastung minimieren:

Beispielsweise können Sie Ihr Haus innen und außen mit Farben streichen, die vor elektromagnetischer Strahlung schützen. Sie enthalten Kohlenstoff, Kupfer, Silber und Nickel, können wie normale Farben aufgetragen und anschließend mit ästhetisch ansprechenderen Dispersionsfarben oder Tapeten überstrichen oder überklebt werden. Ich habe das im Schlafzimmer und in meinem Arbeitszimmer gemacht. Seitdem schlafe ich tiefer und kann mich viel besser konzentrieren!

Die Wirkungen von Farben, Filtern und anderen Schutzvorrichtungen lassen sich leicht messen. Am besten verringern Sie Ihre Belastung durch Maßnahmen, die Sie kontrollieren können, etwa die Reduktion von Emissionen oder die körperliche Nähe dazu im Inneren des Hauses, im Auto oder in öffentlichen Verkehrsmitteln. In Kapitel 12 stelle ich Ihnen eine weitere Möglichkeit vor, die Elektrosmog-Diät, die Nährstoffe enthält, mit deren Hilfe Ihr Körper den Stress neutralisieren kann, dem er durch den Elektrosmog ausgesetzt ist.

Warten auf das letzte Wort

Nichts zeigt die Uneinigkeit der Wissenschaftler über die gesundheitlichen Auswirkungen elektromagnetischer Felder deutlicher
als die Interphone-Studie. Die 24-Millionen-Dollar-Studie (mitfi-
nanziert von der Mobiltelefonindustrie) begann im Jahr 2000 und
umfasst Forschungsprojekte über den Zusammenhang zwischen
Handynutzung und Hirntumoren und anderen Anomalien. Beteiligt
sind Wissenschaftler aus dreizehn Ländern – Australien, Kanada,
Dänemark, Finnland, Frankreich, Deutschland, Israel, Italien, Japan, Neuseeland, Norwegen, Schweden und Großbritannien –,
die alle nach derselben Versuchsanordnung vorgehen. Es gibt
insgesamt 7.400 Versuchspersonen, die alle einen Hirntumor wie
etwa ein Gliom, Meningiom, Akustikusneurinom (ein im Allgemeinen gutartiger Tumor des Hörnervs) oder Speicheldrüsenkrebs
haben. Diese Leute waren nicht leicht zu finden, denn es handelt
sich um seltene Tumoren. Mehr als 7000 Patienten zu sammeln
– die zugleich alle Handynutzer sein mussten –, war keineswegs
einfach.[22]

Einzelne Forscherteams haben bereits Ergebnisse veröffentlicht, und sie waren, wie schon andere zuvor, widersprüchlich.
Eine aus mehreren Teams bestehende Gruppe skandinavischer
Wissenschaftler hat eine Zunahme von Hirntumoren und Akusti-
kusneurinomen bei Leuten festgestellt, die sehr häufig mit dem
Handy telefonieren. (»Sehr häufig« definieren die Studien so,
dass jemand über mehr als 46 Monate länger als fünf Minuten pro
Gespräch telefoniert und mehr als 260 Stunden am Handy verbracht hat, also im Schnitt ungefähr zwölf Minuten pro Tag. Für

diese Personen war das Krebsrisiko am höchsten.) Andere Untersuchungen stellten keine Risiken fest. Manche Teams wie jene aus Kanada und Neuseeland haben ihre jeweiligen Ergebnisse bisher nicht veröffentlicht und wollen sie erst in den abschließenden Gesamtbericht einfließen lassen. Aber die Resultate der Einzelstudien gelten nicht als genauso signifikant wie die zusammengefassten Daten aller fünfzig Wissenschaftler mit ihren Tausenden von Versuchspersonen.[23] Nachdem ein Entwurf des »Abschlussberichts« vier Jahre lang rund um den Globus gekreist war, während die Wissenschaftler sich nicht über den Inhalt einigen konnten, wurde die Interphone-Studie im Mai 2010 veröffentlicht. Ein Teil der Verzögerung war darauf zurückzuführen, dass die Forscher meinten, sie müssten eine letzte Untersuchung vornehmen, wie gut sich Krebspatienten im Vergleich zu einer Kontrollgruppe daran erinnerten, wie oft sie das Handy im Laufe der Jahre benutzt hatten. Dabei wurde festgestellt, dass alle die Zahl der Telefonate um 20 Prozent unterschätzt und die am Mobiltelefon verbrachte Zeit um ungefähr 40 Prozent überschätzt hatten. Diese Ergebnisse konnten zum Vorwurf einer »Erinnerungsverzerrung« führen und Zweifel am Abschlussbericht aufkommen lassen. Angeblich reden jetzt einige Wissenschaftler nicht mehr miteinander.[24]

Und was steht im Abschlussbericht? Erwartungsgemäß waren die Resultate nicht eindeutig. Als die Ergebnisse 2010 veröffentlicht wurden, äußerte sich *Microwave News* folgendermaßen:

Jeder ist davon ausgegangen, dass Interphone keine schlüssigen Ergebnisse bringen würde, und so ist es auch.

»Ein erhöhtes Risiko für Hirntumoren [wurde nicht] festgestellt« erklärte Christopher Wild, Direktor der International Agency for Research on Cancer (IARC) in Lyon, der die Studie koordiniert hat.

Es gibt jedoch »Hinweise auf ein erhöhtes Risiko« bei »höchster Exposition«, wie es in einer Kurzfassung des Berichts heißt, die im International Journal of Epidemiology veröffentlicht wurde.

Wie sollte man diese »Hinweise« interpretieren?

Mindestens in dem Sinne, dass die Risiken größer sind, als viele Leute vor einigen Jahren noch geglaubt haben. In einer Reihe von Interviews erklärten mehrere Mitglieder des Interphone-Projekts gegenüber Microwave News, dass sie jetzt die Risiken für Langzeitnutzer für größer halten als vor Beginn der Studie. Einige sind der Meinung, dass die Risiken ernste Aufmerksamkeit rechtfertigen.

»Ich sehe hier zweifellos Rauch«, meinte Projektleiterin Elisabeth Cardis. »Alles in allem bin ich der Meinung, dass die Ergebnisse einen realen Effekt zeigen.« Cardis arbeitet seit zwei Jahren am Center for Research in Environmental Epidemiology (CREAL) in Barcelona, nachdem sie vorher fast ein Jahrzehnt bei der IARC mit der Interphone-Studie beschäftigt war.

Siegal Sadetzki, israelisches Mitglied von Interphone und wissenschaftlicher Mitarbeiter am Gertner Institute in der Nähe von Tel Aviv, hob hervor, die Risiken seien zwar nicht schlüssig nachgewiesen worden, aber eine Reihe von Ergebnissen würde doch eine gewisse Übereinstimmung zeigen. Dazu gehören die erhöhten Risiken für die stärksten Nutzer, die Tatsache, dass die Seite des Kopfes, wo das Handy üblicherweise gehalten wird, am meisten gefährdet ist, und dass sich die Tumoren im Temporallappen des Gehirns befinden, der dem Ohr am nächsten liegt.

»Die Daten reichen nicht aus, um eine Kausalität zu behaupten, wohl aber, um sich für vorsorgliche Maßnahmen auszusprechen«, sagte er.

Eine stark abweichende Meinung vertritt Interphone-Mitarbeiterin Maria Feychting vom Karolinska-Institut in Stockholm. »Die Nutzung von Mobiltelefonen über mehr als zehn Jahre zeigt kein erhöhtes Risiko für Hirntumoren«, erklärte sie in einer vom Karolinska-Institut herausgegebenen Pressemeldung. Feychting lehnte ein Interview für den Artikel in Microwave News ab.«[25]

Die sichersten Handys und Smartphones

2010 veröffentlichte die Environmental Working Group (EWG) ihre Liste von Handys und Smartphones (digitale Organizer) größerer Hersteller mit der geringsten Strahlung. Welche Position Ihr Gerät auf der EWG-Liste einnimmt, können Sie auf der Webseite www.ewg.org nachsehen. Dort sind mehr als tausend Mobiltelefone bewertet worden.

Kapitel 9
Schützen Sie Ihre Kinder vor Elektrosmog

Erwartungsgemäß müssen Kinder schon vor Elektrosmog geschützt werden, bevor sie überhaupt geboren sind. Und so werde ich Ihnen in diesem Kapitel viele Tipps und Maßnahmen vorstellen, die Ihnen helfen, Kinder in der heutigen Zeit gesund aufwachsen zu lassen. Denken Sie immer daran, dass Säuglinge und Kinder nicht einfach kleinere Versionen von Ihnen und mir sind. Ihre Körper unterscheiden sich deutlich von denen Erwachsener und sind auch sehr viel anfälliger für potenzielle Schädigungen. Unter dem Strich stellt Elektrosmog für Kinder eindeutig ein Risiko dar, und Sie machen sich vielleicht gar keine Vorstellung davon, wie stark Ihre Kinder dieser Bedrohung ausgesetzt sind.

Sie werden also vielleicht staunen, wenn Sie dieses Kapitel lesen. Aber Sie haben die Möglichkeit, positive Veränderungen im Leben Ihrer Kinder vorzunehmen und ihr langfristiges Wohlbefinden dauerhaft zu beeinflussen. Die zukünftige Gesundheit Ihrer Kinder liegt heute in Ihren Händen.

Vierjährige telefonieren mit dem Handy? Das gibt es tatsächlich. Eltern, die nicht im Traum daran denken würden, ihr Kind an die Mikrowelle zu lassen, kaufen ihren Kindern Mobiltelefone und setzen sie damit einer ähnlichen Art von Strahlung aus – die in diesem Fall tief in das Gehirn des Kindes eindringen kann.

Firefly Mobile in Miami vermarktet ein Telefon, das problemlos in die Hand eines Vorschulkindes passt, auch wenn die Firma behauptet, sie würde Mobiltelefone für Kinder aller Altersgruppen herstellen. Sogar Disney produziert ein Handy für Tweens (Kinder zwischen zehn und elf Jahren) und Teens (Kinder zwischen elf und fünfzehn Jahren), das jede Menge protziger Zusatzfunktionen hat – Camcorder, Kamera, Spiele und individuell einstellbare Klingeltöne –, um die Kids so lange am Telefon zu halten, dass sie schließlich in die Kategorie der starken Nutzer gehören, auch wenn sie noch nie mit ihrem Handy telefoniert haben.

Eltern schätzen Mobiltelefone, weil sie damit ihre Kinder im Notfall ständig erreichen können und auch selbst immer erreichbar sind. Das ist eine gute Sache. Aber gleichzeitig setzen sie ihre Kinder damit vielleicht unbeabsichtigt einem weiteren Risiko aus.

Inzwischen werden zahlreiche Modelle als »Kinderhandys« angeboten, aber nur eines davon ist mit dem Blauen Engel für besonders niedrige Strahlung ausgezeichnet (www.candymobile.de).

Warum Kinder stärker gefährdet sind

Bei jeder Art von Umweltverschmutzung sind Kinder am stärksten gefährdet. Wegen ihrer Körpergröße nehmen sie beispielsweise 50 Prozent mehr Luftschadstoffe auf als Erwachsene.[1] Im Hinblick auf Elektrosmog haben Untersuchungen gezeigt, dass die dünneren Schädel und Knochen bei Kindern dazu führen, dass sie doppelt so viel Strahlung aufnehmen wie Erwachsene. Elektromagnetische Felder können tiefer in das kindliche Hirngewebe eindringen, das leitfähiger ist als bei Erwachsenen, weil es eine höhere Konzentration von Flüssigkeiten und Ionen enthält.[2] Eine Studie kam zu dem Ergebnis, dass ein Handytelefonat von nur zwei Minuten im Gehirn von Kindern eine Hyperaktivität auslöst, die eine Stunde andauert.[3]

Weil sie rund um die Uhr wachsen, teilen sich die Zellen von Kindern mit halsbrecherischer Geschwindigkeit. Je mehr Zellen sich teilen, desto größer ist das Risiko einer Schädigung an wichtigen Verbindungsstellen. Elektromagnetische Felder können Brüche in der Blut-Hirn-Schranke verursachen, die bei Kindern durchlässiger ist.[4] Dadurch besteht die Möglichkeit, dass Giftstoffe mit dem Blutstrom ins Gehirn gelangen und dort einen oxidativen Stress auslösen, das Nervengewebe schädigen und sich negativ auf die Botenstoffe des Gehirns wie Dopamin und Serotonin auswirken.

Noch schlimmer ist, dass Kinder schon vor ihrer Geburt solchen Risiken ausgesetzt sein können, wenn Schwangere solche schädlichen Strahlungen aufnehmen – weil sie mit dem Handy telefonieren oder zu Hause oder am Arbeitsplatz starken elektromagnetischen Feldern ausgesetzt sind. Auf einer Konferenz der Weltgesundheitsorganisation über Elektrosmog und Kinder wiesen Experten 2004 darauf hin, dass Funkfrequenzstrahlen eine Erwärmung des gesamten Körpers verursachen können.[5] Ultraschalluntersuchungen, die bei Schwangeren längst zur Routine gehören, erzeugen starke Frequenzen, die tief in den Körper eindringen, wodurch sich das Gewebe von Mutter und Baby erwärmt. Hitze – wenn sich die Kerntemperatur der Mutter auf 38,9 Grad Celsius erhöht – kann zu angeborenen Missbildungen führen, und die Effekte sind kumulativ. Bestimmte Körpergewebe nehmen die Frequenzen bereitwilliger auf; das alles hängt von ihrem Flüssigkeitsgehalt ab – je mehr Flüssigkeit sie enthalten, desto mehr elektromagnetische Strahlung wird absorbiert. Da ein Fötus im Prinzip vierzig Wochen lang in einem Sack voller Wasser treibt und selbst einen sehr großen Wassergehalt hat, ist er wahrscheinlich besonders gefährdet.[6]

Viele Studien haben eine Verbindung hergestellt zwischen der Belastung von Mutter und Kind durch elektromagnetische Felder – sogar unterhalb der zulässigen Grenzwerte – und Krebserkrankungen in der Kindheit (besonders Leukämie) wie auch Asthma, Autismus, ADS und andere Verhaltensstörungen bei Kindern, die dramatisch zunehmen. Beispielsweise stellte der Alternativmediziner Dietrich Klinghardt in einer kleinen, aber signifikanten Untersuchung fest, dass die Körperspannung einer Schwangeren, gemessen in ihrem Schlafzimmer, wie auch die Körperspannung von Kindern in ihren Schlafzimmern zuverlässige Hinweise auf Autismus oder andere ernste neurologische Störungen geben kann.[7]

Als Eltern wollen Sie gewiss das Beste für Ihr Kind. Vor der Geburt suchen Sie Ihr Haus nach potenziellen Gefahren ab und sichern Türen, Treppen und Steckdosen. Dieses Kapitel enthält Anleitungen, wie Sie das Leben Ihrer Kinder vor Elektrosmog schützen können – vom Mutterleib bis sie das Nest verlassen.

Vom Mutterleib bis zum Erwachsenenalter: Sicheres Telefonieren für Ihre Kinder

Heute telefonieren im Schnitt 31 Millionen Kinder – 10,5 Millionen davon unter 10 Jahren – durchschnittlich 3,75 Stunden täglich mit ihren Handys. Das sind sehr viele Funkwellen aus nächster Nähe. Hier erfahren Sie, wie Sie die Belastung deutlich reduzieren können, vom Mutterleib angefangen!

Der erste und wichtigste Schritt besteht darin, dass Sie schon in der Schwangerschaft Telefonate mit dem Handy und dem schnurlosen Telefon einschränken. Der Grund dafür: Eine Untersuchung von mehr als 13.000 Kindern kam 2008 zu dem Ergebnis, dass Frauen, die während der Schwangerschaft zwei oder drei Mal täglich das Handy benutzen, mit größerer Wahrscheinlichkeit Kinder mit Verhaltensproblemen haben, beispielsweise Hyperaktivität, Schwierigkeiten, ihre Emotionen zu kontrollieren und gute Beziehungen zu anderen aufzubauen. So wie Sie Ihr Baby in der Schwangerschaft vor anderen Giftstoffen schützen, sollten Sie es auch vor Elektrosmog bewahren, denn der kann die Entwicklung seines Nervensystems schädigen – lange vor der Geburt.[8] Vielleicht noch wichtiger ist, dass die starke Nutzung des Mobiltelefons in der Schwangerschaft auch das Risiko für genetische Schädigungen und Fehlgeburten erhöhen kann.[9]

Sind Teenager handysüchtig?

Viele Teenager halten sich für handysüchtig, und zweifellos benehmen sie sich so. In einer Studie beschreiben sich Teenager im Alter zwischen fünfzehn und neunzehn Jahren als süchtig nach ihrem Mobiltelefon, in einer anderen Untersuchung erklären 30 Prozent der Befragten, dass sie depressiv sind, wenn sie das Handy nicht benutzen können.[10]

Zwei lateinamerikanische Forscher – ein Psychologe, der mit Drogenabhängigen arbeitet, und ein Elektrosmog-Experte – nennen in einem Artikel, der im März 2007 veröffentlicht wurde, einen plausiblen Grund, warum Teenager Entzugserscheinungen bekommen, wenn sie ihr Telefon nicht benutzen können: Wie Drogen und Alkohol könnte die Benutzung des Handys auf die Belohnungszentren des Gehirns wirken, die Opiatrezeptoren enthalten. Wenn das Gehirn das bekommt, was es als Belohnung wahrnimmt – Heroin, Schokolade oder den Spaß, im Schnitt jeden Monat rund zweitausend SMS zu schreiben – dann schreit es nach einer Wiederholung, wieder und immer wieder. Und plötzlich ist ein Verhaltensmuster geboren.[11]

Die beiden Forscher weisen darauf hin, Henry Lai von der University of Washington habe festgestellt, dass Mikrowellen die Aktivität der als Endorphine bekannten Wohlfühlhormone und der hirneigenen Glückshormone – Neurotransmitter wie Dopamin – steigern. Außerdem verknüpft Lai elektromagnetische Felder mit Suchtverhalten: Mit einer Droge, die das Verlangen nach Heroin unterdrückt, blockierte er diese Effekte bei Ratten, die Funkwellen ausgesetzt waren.[12]

Psychologen, die bei Teenagern die Benutzung von Handys und vor allem das Schreiben von SMS untersucht haben, berichten, dass es zu Ängstlichkeit, Verhaltensstörungen, Konzentrationsproblemen in der Schule, ständigem Stress und Schlafmangel führt.

Wenn Ihr Teenager süchtig ist, wird er dieses Verhalten nicht von selbst aufgeben. Möglicherweise müssen Sie auf die uralte Regel zurückgreifen, dass derjenige, der die Rechnung zahlt (die bei 19 Cent pro SMS nicht gering ausfällt), auch entscheidet, auf welche Weise und wie oft das Handy benutzt wird.

Werfen Sie Ihr Handy nicht weg! Aber benutzen Sie es nur im Notfall und nicht für private Plaudereien oder lange Gespräche. Schreiben Sie nach Möglichkeit SMS, damit Sie das Handy nicht nah an den Kopf halten müssen. Kaufen Sie sich für Mobilfunktelefonate ein drahtloses Air-Tube-Headset oder ein Draht-Headset mit Klappferrit. Tragen Sie Ihr Handy in einer Handtasche oder Aktentasche, nicht in der Hosentasche oder am Gürtel befestigt und auch nicht in der Brusttasche: Wenn es nicht ausgeschaltet ist, gibt ein Mobiltelefon immer gefährliche Mikrowellenstrahlung ab, die Sie und Ihr ungeborenes Kind schädigen kann. Folgen Sie den anderen Tipps über den sicheren Umgang mit Mobiltelefonen in Kapitel 8.

Minimieren Sie die Gesamtsumme der pränatalen Belastung durch magnetische Wechselfelder. Wenn Sie eine Schwangerschaft planen, sollten Sie Ihr Haus mit einem Feldmeter ausmessen, das magnetische und möglichst auch elektrische Wechselfelder anzeigt. Wenn Sie Kinder haben oder eine Familie gründen wollen, sollte die Belastung idealerweise unter 100 nT (Magnetfeld) bzw. 20 Volt pro Meter (elektrisches Feld) liegen. Bei höheren Messwerten müssen Sie nach der Stelle suchen, wo die Felder zu verschwinden beginnen, und die Möbel in sicherer Entfernung von der Quelle aufstellen.

Reduzieren Sie schmutzige Elektrizität. Messen Sie schmutzige Elektrizität mit dem von Stetzer entwickelten Gerät an verschiedenen Steckdosen im gesamten Haus. Wenn die Werte irgendwo besonders hoch sind, sollten Sie dort den in Kapitel 7 erwähnten Graham-Stetzer-Filter anbringen. Wie Sie sich erinnern, neutralisiert er Spannungsspitzen im mittleren Frequenzbereich (2000 bis 100.000 Hz), eine eigenartige und gefährliche Mischung aus nieder- und hochfrequenten Wellen, die man schmutzige Elektrizität nennt. Folgen Sie den Anleitungen in den Kapiteln 5, 6 und 7 für die Inspektion Ihres Hauses und ergreifen Sie die nötigen Maßnahmen, um alle gefährlichen EMF-Emissionen aus der Umgebung zu beseitigen.

Inspizieren Sie Spielzimmer und Schlafzimmer von Kindern. Verzichten Sie möglichst auf ein Babyphon, aber wenn Sie es zu Ihrer eigenen Beruhigung brauchen, dann suchen Sie nach einem älteren Gerät, das noch nicht drahtlos funktioniert. Die neueren Geräte mit ihrer winzigen Stummelantenne arbeiten auf dieselbe Weise wie ein Wi-Fi oder ein schnurloses Telefon und sollten *nie* im Haus und erst recht nicht in einem Schlafzimmer benutzt werden. Achten Sie darauf, dass sich Babyphon, Nachtlampen oder andere Lampen mindestens zwei Meter von Ihrem schlafenden Kind entfernt befinden. Stellen Sie fest, wo Elektroleitungen durch die Wand verlaufen, und wo sich in Zimmern neben dem Bett oder darunter Wasserleitungen, Elektrogeräte, Computer, Garagentoröffner, Transformatorkästen und Leuchtstoffröhren befinden, denn all das sind Quellen für magnetische Wechselfelder mit niedrigen und mittleren Frequenzen. Stellen Sie das Baby- oder Kinderbett so, dass es möglichst weit davon entfernt ist. Messen Sie mit einem Trifieldmeter oder einem anderen Feldmeter genau nach, denn schließlich wollen Sie, dass Ihre Kinder sich in größtmöglichem Abstand von magnetischen Wechselfeldern aufhalten, die höher als 100 nT sind.

Kochen Sie ohne Ihr Baby. Babys quengeln meist gerade dann, wenn es Zeit ist, das Abendessen vorzubereiten. Widerstehen Sie der Versuchung, mit Ihrem schreienden Kind auf der Hüfte zu kochen – vor allem, wenn Sie dabei die Mikrowelle benutzen. Die Küche ist voller Geräte, die elektromagnetische Felder erzeugen, und die Mikrowelle erzeugt die stärksten.

Schränken Sie die Handyzeiten Ihrer Kinder ein. In Russland raten Wissenschaftler und Behörden, dass Kinder und Jugendliche unter 18 Jahren kein Mobiltelefon benutzen sollten. In Frankreich ist der Verkauf von Handys an jüngere Kinder verboten. In Großbritannien wird Sir William Stewart, Vorsitzender des National Radiological Protection Board, mit den Worten zitiert: »Ich denke nicht, dass wir die Hand aufs Herz legen und behaupten können, Mobiltelefone seien sicher.«[13] Und in den USA? Da ist nicht viel zu hören ... bisher.

In einer idealen Welt würden Sie Ihrem Kind niemals ein Mobiltelefon kaufen. Aber in unserer realen Welt kommen Sie mit dieser Einstellung nicht weit, weil sämtliche Freunde Ihrer Kinder schon ein Handy haben. Außerdem sind in vielen Familien beide Elternteile berufstätig, und da trägt es zur Beruhigung bei, wenn die Kinder mit einem Handy ausgestattet sind. Die Regeln für dessen Benutzung sollten indes die Eltern festlegen.

Kaufen Sie keinesfalls Mobiltelefone für Kinder im Vorschulalter. Diese Geräte sind viel zu gefährlich, als dass sie in die Hände – oder gar an die Ohren – von kleinen Kindern gelangen dürften.

In manchen Untersuchungen gibt es Hinweise darauf, dass die Benutzung von Handys bei Kindern nicht nur zu Hirntumoren, sondern auch zum Verlust des Gehörs führen (wenn sie eine Stunde täglich oder länger telefonieren) und den Tod von Hörnervenzellen verursachen kann. Eine indische Studie kam zu dem Ergebnis, dass Handynutzer, die vier Jahre lang mindestens sechzig Minuten täglich telefonierten, Erbgutschäden in rund 40 Prozent ihrer Zellen aufwiesen.[14]

Wenn Sie Ihren Nachwuchs unbedingt mit einem Mobiltelefon ausstatten müssen, dann kaufen Sie ein Gerät, das keine Wähltastatur hat, sondern nur Tasten, die *Sie* mit Notfallnummern programmieren können. Und bestehen Sie darauf, dass die Handys in abgeschirmten Taschen getragen werden.

Mobiltelefone sind für Tweens (Kinder zwischen zehn und zwölf Jahren) und Teens genauso gefährlich wie für jüngere Kinder, aber hier spielt nun *wirklich* der soziale Druck durch Altersgenossen eine entscheidende Rolle. Doch solange die Eltern die Handyrechnung bezahlen, haben sie das Budgetrecht. Kinder jeden Alters brauchen klare Richtlinien für die Handynutzung, auch wenn wir als Eltern das Bedürfnis unserer Kinder nach Unabhängigkeit verstehen. Ihre Kinder werden umso sicherer sein, je zuverlässiger sie sich an diese Regeln halten:

- Lieber SMS schreiben als telefonieren.
- Ein sicheres Headset benutzen (mit Akustikkoppler oder Klappferrit).
- Falls vorhanden, sollte zumindest in ruhiger Umgebung immer die Freisprechanlage benutzt werden.
- Keine Telefonate oder SMS während des Fahrens. Das U.S. Department of Transportation berichtet, dass Teenager, die am Steuer telefonieren, langsamere Reaktionszeiten haben als nicht telefonierende Altersgenossen.[15] Der britische Wissenschaftler Andrew Goldsworthy äußerte die Vermutung, dass nicht nur Unaufmerksamkeit durch Handytelefonate während des Fahrens die Unfälle auslöse, sondern dass dafür falsche Signale verantwortlich seien, die unsere Nervenzellen abgeben, wenn die Zellwände durchlässig sind, wie es unter der Einwirkung elektromagnetischer Felder geschehe. Die daraus resultierende Hyperaktivität des Gehirns, so vermutet er, könne zudem die Wurzel des Aufmerksamkeits-Defizit-Hyperaktivitäts-Syndroms (ADHS) bei Kindern sein.[16]
- Kein Handy im Schlafzimmer. Viele Teenager haben ohnehin schon Schlafstörungen, und ein ständig piepsendes oder summendes Telefon – und die Freunde nur eine SMS entfernt – macht die Sache nicht besser. (Wenn Sie dabei sind, entfernen Sie auch gleich alle elektronischen Geräte aus dem Schlafbereich, um zu vermeiden, dass Ihr Kind durch Elektrosmog belastet wird, wenn der Organismus am empfindlichsten darauf reagiert.)
- Bringen Sie Ihren Kindern bei, das eingeschaltete Handy nicht direkt am Körper zu tragen. Eingehende Anrufe und SMS verursachen jedes Mal Emissionen von Funkwellen, die in den

Körper eindringen können. Deshalb sollten die Kinder ihr Handy in einer Handtasche oder einem Rucksack verstauen.

Je mehr Sie als Eltern bei der Handynutzung mit gutem Beispiel vorangehen – etwa indem Sie zu Hause über das Festnetz telefonieren –, desto bereitwilliger werden Ihre Kinder Ihnen wahrscheinlich folgen. Scheuen Sie sich nicht, das Handy für ein oder zwei Tage einzukassieren, wenn Sie feststellen, dass der Nachwuchs vernünftige Regeln ignoriert!

Wehren Sie sich gegen Wi-Fi in Schulen, Gemeinden – und zu Hause. Es ist wirklich keine Affäre, zu Hause auf Drahtlostechnologien zu verzichten und beim Kabel zu bleiben oder dazu zurückzukehren. Etwas schwieriger wird die Sache, wenn der Schuldistrikt oder die Stadt ausschließlich drahtlose Verbindungen will. Während Schulen oder sogar Städte Wi-Fi heute für unverzichtbar halten, sehen viele Eltern das zum Glück anders. In einer Vorstadt von Chicago haben besorgte Eltern eine Klage gegen den Oak Park School District eingereicht, mit der Begründung, dass die permanente Belastung durch 2400-MHz-Signale ihren Kindern neurologische Schäden zufügen könnte. (Sie stützen sich auf eine schwedische Studie, die gezeigt hat, dass diese Belastung bei jugendlichen Ratten Hirnschäden auslöst.[17]) In England haben Konsumenten-, Eltern- und Lehrergruppen dazu aufgerufen, auf Wi-Fi in Schulen zu verzichten.[18] In Santa Fe, New Mexico, hat eine junge Bibliothekarin ihren Job gekündigt, weil sie nicht der Meinung war, dass es zu den Arbeitsbedingungen gehören sollte, sich durch Wi-Fi »verstrahlen zu lassen«.[19] Wenn Ihre Schule oder Gemeinde die Drahtlostechnologie einführen will, dann schließen Sie sich mit anderen besorgten Leuten zusammen, und nutzen Sie die Informationen aus diesem Buch, um dagegen vorzugehen.

Wehren Sie sich gegen Mobilfunkmasten und Antennen. Nach allem, was Sie wissen, verbirgt sich in dem Kirchturm oder Fabrikschlot neben der Schule Ihres Kindes eine Mobilfunkantenne. Oder es befindet sich eine auf dem Dach der Schule selbst. Schauen Sie auf der Webseite http://emf2.bundesnetzagentur.de nach, um festzustellen, ob sich im näheren Umkreis der Schule Ihres Kindes ein Mobilfunkmast befindet. Wissenschaftliche Untersuchungen sind zu dem Ergebnis gekommen, dass Menschen, die im Umkreis von 400 Metern oder näher an Mobilfunkmasten oder Antennen leben, häufiger an Krebs erkranken. Wenn also die Schule Ihres Kindes nicht weiter entfernt ist, sollten Sie sich mit anderen Eltern zusammenschließen und die Schule oder den Schuldistrikt zu einer Eingabe bei den örtlichen Behörden auffordern, damit diese Masten und Antennen beseitigt werden.

Vielleicht stoßen Sie dabei auf Widerstand, vielleicht auch nicht. Im September 2009 entschloss sich eine US-Schulverwaltung zu einem beispiellosen Schritt und schloss die Fredon Township Elementary School in New Jersey, weil die magnetischen Wechselfelder der 230 kV-Stromleitungen, die in etwa 25 Meter Höhe über das Schulgelände führten, die Grenzwerte der Weltgesundheitsorganisation (die immer noch höher sind als von den meisten Elektrosmogexperten empfohlen) um das Sechsfache überschritten.[20]

Als der örtliche Stromversorger eine Aufrüstung des elektrischen Systems vorschlug, ein Projekt, bei dem 500 kV-Hochspannungsleitungen vom östlichen Pennsylvania nach New Jersey führen sollten, begann sich die Gemeinde Sorgen zu machen. Zum ersten Mal wurden die vorhandenen Leitungen durchgemessen, und die Ergebnisse waren schockierend. Die Messwerte für die magnetischen Wechselfelder betrugen im Schnitt 1934 nT. Nach Einschätzung der WHO sind Magnetfelder ab 300 nT möglicherweise krebserregend, andere Experten empfehlen 100 bis 200 nT.[21]

Sanieren Sie Ihre Elektroinstallationen. Man muss der Stromindustrie zugutehalten, dass sie einen möglichen Zusammenhang zwischen elektromagnetischen Feldern und Leukämie bei Kindern nicht grundsätzlich ausschließt. Dieser Zusammenhang wurde erstmals 1979 postuliert, als die Wissenschaftler Nancy Wertheimer und Ed Leeper feststellten, dass Kinder, die in nächster Nähe zu Hochspannungsleitungen lebten, bei denen man damit rechnen musste, dass sie erhöhte Magnetfelder in den Transformatoren der Wohngebäude erzeugten, zwei bis drei Mal häufiger als andere Kinder an Krebs erkrankten, vor allem an Leukämie und Hirntumoren. Seit 1999 ist das Electric Power Research Institute (EPRI) auf der Suche nach einer plausiblen Erklärung für die Leukämie-Ergebnisse, die durch internationale Studien bestätigt wurden.[22]

Von Anfang an verfolgt das EPRI dabei eine erfolgversprechende Spur: Kontaktstrom. Gemeint ist damit der Strom, der in Ihrem Inneren fließt, wenn Sie Kontakt zu zwei elektrisch leitenden Oberflächen mit unterschiedlichen Spannungen haben, also beispielsweise Daumen und Zeigefinger an jeweils ein Ende (positiv und negativ) einer Batterie halten. Auch wenn Sie es nicht spüren, fließt dann ein Strom durch Sie hindurch. Er ist wahrscheinlich ziemlich gering, sofern Ihre Finger nicht nass sind. In diesem Fall würden Sie einen elektrischen Schlag bekommen, weil Wasser ein sehr viel besserer Stromleiter ist als Haut. Probieren Sie es lieber nicht aus.

Und wo im Haus werden die Kinder nach Ansicht des EPRI zu Leitern für einen elektrischen Strom? Im Badezimmer.[23]

Wie schon erwähnt, fordert der National Electrical Code, dass unsere Elektroinstallationen über eine Wasserleitung aus Metall geerdet werden. Die Leitung erhält dadurch gewöhnlich eine Ladung von weniger als 1 mV, während der elektrische Strom daran entlang zum nächsten Umspannwerk fließt. In Kapitel 6 habe ich erklärt, dass dieser Weg nicht ganz so gradlinig ist wie er klingt. Der Strom kann dabei auf mancherlei Abwege geraten und unerwünschte Hochfrequenzen als Trittbrettfahrer aufnehmen, bevor er sein Ziel erreicht. Er kann auch an Metallrohren entlang (Metalle sind elektrisch leitfähig) durch Ihr Haus marodieren und sich sogar in ältere, mit Keramik beschichtete Badewannen oder Waschbecken (oder in Ihren Edelstahl-Kühlschrank mit Eisfach) einschleichen.

Wenn dann ein Kind beispielsweise einen Wasserhahn berührt, fließt der Strom durch seinen Arm und seinen Körper – und geht sogar bis ins Knochenmark! Ein Kind, vor allem wenn es nass ist, wird die höchste Dosis wahrscheinlich in die dünnsten Extremitäten bekommen, beispielsweise in eine Hand oder einen Arm. Eine an der University of Victoria in British Columbia, Kanada, durchgeführte Untersuchung hat bestätigt, dass auch nicht wahrnehmbare Kontaktströme ein Magnetfeld im Knochenmark des Unterarms erzeugen können, das um ein Mehrtausendfaches höher ist als das normale Feld unserer Umgebung.[24]

Die EPRI-Forscher wussten, dass Kinder in der Badewanne oder am Waschbecken oft die Wasserhähne berühren und damit spielen. Das war das Ergebnis ihrer Zusammenarbeit mit Wissenschaftlern der University of California in Berkeley, die durch Interviews und Tagebuchaufzeichnungen von Eltern erfahren hatten, dass Säuglinge und Kinder bis zum Alter von fünf Jahren häufig den Hahn berührten und mit dem fließenden Wasser spielten.

Die Forschungsarbeiten sind noch nicht abgeschlossen. Die EPRI-Experten arbeiten jetzt mit Wissenschaftlern zusammen, die in Nordkalifornien eine langfristige Studie über Leukämie bei Kindern durchführen. Es geht darum, ob Kontaktströme im Haus das Risiko für diese Krebserkrankung bei Kindern erhöhen können. Aber Sie brauchen nicht auf eine Antwort zu warten. Schlagen Sie in den Kapiteln 5 und 6 nach, wie Sie Kontaktströme in Ihrem Haus messen und reduzieren können.

So reagiert das Gehirn Ihres Kindes auf elektromagnetische Felder

Autismus, ADHS und Lernbehinderungen haben in den letzten vierzig Jahren dramatisch zugenommen. 1970 wurde beispielsweise eines von 10.000 Kindern als autistisch diagnostiziert. Heute gilt das für schätzungsweise eines von 110 Kindern.[25] Niemand weiß genau, warum das so ist. Gene, ein geschärftes Problembewusstsein oder bessere diagnostische Techniken können dabei eine Rolle spielen. Aber ist es wirklich Zufall, dass dieser Anstieg in derselben Zeit stattgefunden hat, in der sich die Technologien, die uns mit elektromagnetischen Feldern umgeben, rasant verbreitet haben?

Wir wissen, dass EMFs die Zellkommunikation stören, zum Teil, weil sie Risse in den Zellmembranen verursachen, durch die Kalzium-Ionen aus den Zellen heraussickern, die eine wichtige Rolle bei der Übertragung von Botschaften innerhalb des Körpers spielen. Andrew Goldsworthy, der ausführlich über dieses Thema geschrieben hat, glaubt, dass Sinneszellen bei Kalziumverlusten »falsche Signale ans Gehirn senden«, was zu Empfindungen wie Ameisenlaufen oder Brennen führen kann.

Wenn Neuronen – Nervenzellen – Kalzium verlieren, können sie auch anfangen, Impulse zu übertragen, von denen Goldsworthy glaubt, dass sie Hyperaktivität im Gehirn verursachen und möglicherweise die Grundlage für einige Fälle von ADHS bilden.[26] Frühe Studien an Tieren sind zu dem Ergebnis gekommen, dass ein alltägliches 60-Hz-Feld sich negativ auf die Fähigkeit von Ratten und Affen auswirkt, einfache Aufgaben zu erfüllen, also beispielsweise eine Taste zu drücken, um an ihr Futter zu gelangen.[27]

Andere Forscher haben festgestellt, dass die Arten von Läsionen, die in den Gehirnen einiger Kinder mit Autismus nachgewiesen werden konnten, dieselben sind wie jene, die bei Tieren erzeugt werden, wenn sie 50-Hz-Feldern (die Felder der elektrischen Stromversorgungsnetze in Europa) und Mikrowellenfeldern ausgesetzt sind. In einer 2006 in der Zeitschrift *Medical Hypothesis* veröffentlichten Studie postulierte I. M. Thornton von der University of Wales, dass elektromagnetische Felder in der Umgebung Spiegelneuronen beeinflussen könnten, die Nervenzellen, die feuern, wenn wir andere Menschen handeln sehen oder selbst handeln. (Diese Neuronen erlauben uns, das Verhalten, das wir bei anderen gesehen haben, zu kopieren.) Zumindest eine Theorie des Autismus besagt, dass bei dieser Krankheit das System der Spiegelneuronen nicht richtig funktioniert, wodurch die Wahrnehmung des Kindes beeinträchtigt wird und es nicht mehr in der Lage ist, das Verhalten anderer Menschen zu imitieren oder sich selbst normal zu verhalten.[28]

Thornton spekuliert, elektromagnetische Felder könnten die Reifung eines kindlichen Gehirns zu einem kritischen Zeitpunkt stören, wenn sich die Neuronen dieses Systems für eine Zusammenarbeit gruppieren. Bei Erwachsenen ist dieses System von »Hinsehen und Nachmachen« bereits ausgebildet.[29]

Tamara J. Mariea, die in ihrer Klinik in Tennessee seit 2000 mehr als fünfhundert Kinder mit autistischen Störungen behandelt hat, veröffentlichte 2007 eine Studie im *Journal of the Australasian College of Nutritional and Environmental Medicine* mit Berichten über ihre Erfolge bei Patienten, deren Symptome sich besserten, ohne dass an der bisherigen Behandlung etwas geändert wurde. Der einzige Unterschied bestand darin, dass in ihrer Klinik die elektromagnetischen Felder weniger stark waren.[30]

Denken Sie daran, dass Sie sich auf die staatlichen oder industriellen Sicherheitsstandards nicht verlassen können, wenn es um Kinder geht. Abgesehen davon, dass diese Grenzwerte sich ausschließlich auf akute Wirkungen und die thermischen Effekte beziehen – also die Frage, ob es zu Reizungen kommt oder ob die Strahlung zu Verbrennungen führen kann –, orientieren sie sich an der robusten Gesundheit eines ausgewachsenen jungen Mannes (die Tests werden sehr häufig mit männlichen Studenten gemacht), nicht an der eines alten Menschen, Teenagers, Kindes oder Säuglings.

Nachdem Sie nun einen fliegenden Start mit den Kindern in Angriff genommen haben, wollen wir uns einen Moment Zeit nehmen und uns noch einmal – aber detaillierter – den besonderen Elektrosmog-Problemen am Arbeitsplatz und den Möglichkeiten ihrer Beseitigung zuwenden. Dieses nächste Kapitel ist ein Muss für jeden, der erwerbstätig ist, und ganz besonders für Manager, Unternehmer und leitende Angestellte.

Kapitel 10
Schützen Sie sich am Arbeitsplatz vor Elektrosmog

Rückblickend betrachtet hat Gilligan Joy den falschen Beruf gewählt.

Als Gilligan, der aus British Columbia in Kanada stammt, am College Elektronik studierte, stellte er fest, dass er sehr schnell müde wurde. Aber erst nachdem er in den neunziger Jahren seinen BA in Computerwissenschaften gemacht hatte, wurde diese Müdigkeit so überwältigend, dass er häufig tagsüber eine Weile schlafen musste.

Nach dem Examen bekam er einen tollen Job als Software-Entwickler für die kanadische Regierung auf der Marinebasis in Esquilmalt, British Columbia, wo es eine Radarstation gibt und die Schiffe mit Radarantennen ausgestattet sind. Schon bald hielt Gilligan dort einen Mittagsschlaf und schlief auch sonst während der Pausen, um seine schwindenden Energiereserven wieder aufzufüllen. Kaum zu Hause angekommen, musste er gleich wieder ruhen.

»Schließlich war ich so weit, dass ich Energie verlor, wenn ein Kollege die Neonröhren an der Decke einschaltete«, erinnert er sich. »Ich nahm an, dass es etwas mit meinem Arbeitsplatz zu tun hatte, weil ich mich am Wochenende teilweise erholte.«

Er dachte, es könnte eine Reaktion auf das künstliche Licht sein, und so versuchte er, ohne Beleuchtung zu arbeiten; sein Büro wurde nur durch den Computermonitor erhellt. »Mein Gesundheitszustand verbesserte sich deutlich«, berichtet er. »Zum Glück war mein Kollege, mit dem ich das Büro teilte, damit einverstanden, ohne die Neonbeleuchtung zu arbeiten. Ich war ihm sehr dankbar dafür – ohne seine Hilfe hätte ich nicht überleben können.«

Dann bekamen er und sein Kollege einen Strahlenschutz für ihre Computerbildschirme, die als ältere Modelle noch starke elektromagnetische Felder erzeugten. »Wieder ging es mir gesundheitlich besser«, erinnert sich Gilligan. Er war nicht mehr so müde und litt nicht mehr so oft unter Erkältungen wie früher.

Aber 1999 ging es mit seiner Gesundheit steil bergab. Neben seiner Schwäche plagten ihn jetzt auch Übelkeit, Bauchschmerzen, Kopfschmerzen, Magenbeschwerden, Herzklopfen, Lichtempfindlichkeit, Nebenhöhlenprobleme, Konzentrationsstörungen und wirre Gedanken. Er wäre fast gestorben.

Längst hatte er sich informiert – und wusste, dass er überempfindlich gegen Radarstrahlen geworden war. Seine Symptome waren so, wie sie in der medizinischen Literatur als charakteristisch für die Radiowellenkrankheit beschrieben wurden, eine unter den Radarbedienern des Zweiten Weltkriegs weit verbreitete Krankheit. Aufgrund seines Gesundheitszustands beantragte er eine Versetzung, aber sie wurde ihm verweigert, weil das kanadische Gesundheitsprogramm Elektrosensitivität nicht als echte Krankheit anerkannte. Aber seine Vorgesetzten erlaubten ihm, vier Tage pro Woche zu Hause zu arbeiten, so dass er sich etwas erholen konnte, wenn auch nicht ganz.

Sein Antrag auf Berufsunfähigkeit wurde abgelehnt. Er versuchte es mit anderen Arbeiten, kehrte aber schließlich zur Navy zurück, wo er auf eine kreative Lösung stieß – eine Heißwasserisolation in einer Aluminiumummantelung, die er wie eine Tapete an den Wänden seines Büros anbrachte, um sich vor den Feldern zu schützen, die ihn nach seiner Überzeugung krank machten. Schließlich erhielt er jedoch, dank der Hilfe seiner Gewerkschaft, ein abgeschirmtes Büro.

Gilligan arbeitete immer noch für die Navy, als wir Anfang 2009 miteinander sprachen – und er brauchte keinen abgeschirmten Raum mehr. Geholfen hat ihm eine Kombination alternativer Therapien, wie tägliche Atemarbeit und eine Diät, die darauf abgestimmt ist, die Gesundheit seines Zentralnervensystems wiederherzustellen. »Ich bin nicht ganz, aber doch fast frei von Elektrosensitivität«, sagt er.

Gilligan Joy hatte erstaunliches Glück, denn sein Arbeitgeber half ihm, so dass er weiter seinen Lebensunterhalt mit den Fähigkeiten verdienen konnte, die ihn in ein für ihn schädliches Umfeld geführt hatten.

Auch wenn Sie nicht hypersensitiv auf EMFs reagieren und an Ihrem Arbeitsplatz nicht in Radarwellen gebadet werden, können Sie dort immer noch starken elektromagnetischen Feldern ausgesetzt sein, die Ihnen vielleicht Schaden zufügen, ohne dass Sie es wissen. Viele Symptome, die wir auf Stress zurückführen – Müdigkeit, Kopfschmerzen und sonstige Schmerzen – sind ebenso Anzeichen dieser modernen, alltäglichen Version der Radiowellenkrankheit. Wenn Sie in der Nähe eines Transformators, eines Elektroschranks, eines Sicherungskastens, von Stromkabeln oder anderen elektrischen Einrichtungen arbeiten, wozu auch Produktionsmaschinen in der Fabrik gehören, dann sind Sie ungefähr ein Drittel Ihres Tages – möglicherweise auch länger – magnetischen Wechselfeldern ausgesetzt.

Wie in Ihrem Haus, so kann es auch an Ihrem Arbeitsplatz eine Vielzahl von Magnetfeldern unterschiedlicher Stärke geben, von extrem niedrig bis extrem hoch. Natürlich ist man in manchen Berufen stärker exponiert als in anderen, und das ist auch den Hunderten von Forschern klar, die untersuchen, ob berufliche Belastungen die Risiken für eine Vielzahl von Krankheiten erhöhen, von Brustkrebs bei Männern bis hin zu ALS, der Lou-Gehrig-Krankheit.[1] Einige Studien haben beispielsweise gezeigt, dass Männer, die für die amerikanischen Stromversorger arbeiten und dabei den stärksten elektrischen und magnetischen Wechselfeldern ausgesetzt sind, doppelt so oft an Prostatakrebs sterben wie jene, deren Belastung am geringsten ist.[2] Eine andere Untersuchung, bei der Statistiken über mehr als 130.000 Elektriker ausgewertet wurden, stellte ein erhöhtes Selbstmordrisiko fest.[3] Wieder andere Studien fanden einen Zusammenhang zwischen ELF-Belastung und Depressionen sowie anderen psychischen Krankheiten.[4]

Eine an der University of Washington durchgeführte Untersuchung kam zu dem Ergebnis, dass Elektriker und Mitarbeiter von Telekommunikationsunternehmen häufiger an Brustkrebs erkrankten – und bei dieser Studie handelte es sich ausschließlich um Männer.[5] Bei anderen Untersuchungen ging es um erhöhte Risiken von Schweißern und Ingenieuren.

Der Zusammenhang mit Brustkrebs wurde erstmals in einer 1991 veröffentlichten Studie erwähnt. Sie war zu dem Ergebnis gekommen, dass Ratten unter dem Einfluss von elektromagnetischen Feldern häufiger an Brustkrebs erkrankten als andere, die dieser Belastung nicht ausgesetzt waren. In einer norwegischen Studie wurde festgestellt, dass Männer doppelt so oft wie im statistischen Durchschnitt Brustkrebs bekamen, wenn sie elektromagnetischen Feldern ausgesetzt waren. Daraufhin ließ die Occupational Safety and Health Administration (OSHA) den Zusammenhang genauer untersuchen.[6]

Brustkrebs ist eine bei Männern sehr ungewöhnliche Erkrankung, hundertmal seltener als bei Frauen. Pro Jahr werden in den Vereinigten Staaten weniger als 2000 Fälle diagnostiziert, und etwa 400 Männer sterben jährlich an der Krankheit, die im selben Zeitraum rund 46.000 Frauen tötet. Nach Angaben des National Cancer Institute liegen die größten Risikofaktoren für Brustkrebs bei Männern in der Familiengeschichte, in einer Krankheit, die den Östrogenspiegel erhöht, und in der Belastung durch Strahlen.[7]

Ich weiß, was Sie jetzt denken. Was soll ich denn tun, meinen Job aufgeben? Solche drastischen Maßnahmen sind vielleicht nicht nötig, denn Ihre Probleme können durch einige kleine – oder ein bis zwei größere – Veränderungen erheblich verringert werden. Es könnte sein, dass Sie einfach nur Ihren Schreibtisch ein Stück versetzen müssen.

Hier sind einige Tipps, die Ihnen vielleicht weiterhelfen.

Bringen Sie Ihr Feldmeter- oder Elektrosmog-Messgerät mit zur Arbeit. Messen Sie im Bereich um Ihren Arbeitsplatz die magnetischen und eventuell auch die elektrischen Felder aus. Achten

Sie besonders auf die Werte an den Stellen, wo Sie sitzen oder stehen. Es könnte sein, dass Sie von Büroeinrichtungen umgeben sind, die hohe Felder abstrahlen, aber wenn Sie weit genug entfernt sitzen, werden Sie vielleicht weniger belastet als Sie meinen.

Prüfen Sie die Umgebung. Identifizieren Sie Bereiche, die stärker belastet sein könnten als andere, beispielsweise in der Nähe von Elektroschaltschränken, Sicherungskästen, Kabeln, Transformatoren im Gebäude und außerhalb des Gebäudes, Mobilfunkmasten oder Funktürmen (denken Sie daran, sie könnten sich auf dem Hausdach oder in der Nähe befinden und z. B. in einem Kirchturm getarnt sein).

Auch Aufzüge sind manchmal ein Problem. An der University of California in San Diego waren überdurchschnittlich viele Bibliotheksmitarbeiter an Krebs erkrankt. Der Epidemiologe Cedric Garland von der Abteilung für Familie und präventive Medizin führte eine Untersuchung durch, die zu dem Ergebnis kam, dass Frauen, die in dem Gebäude arbeiteten, ein vier- bis fünfmal höheres Brustkrebsrisiko hatten als der Durchschnitt. Andere mögliche Ursachen wie radioaktive Chemikalien und Karzinogene wurden ausgeschlossen.[8]

Garland äußerte die Vermutung, der hydraulische Aufzug des Gebäudes könne damit zu tun haben. Alle fünfzehn bis sechzig Sekunden erzeugt er einen Stromstoß mit einem entsprechend hohen magnetischen Wechselfeld, das weit oberhalb der Grenzwerte liegt. Seine Ergebnisse wurden – natürlich – kontrovers diskutiert, und während ich dies schreibe, wird eine zweite Studie durchgeführt.[9]

Wählen Sie den besten Sitzplatz. Stellen Sie Ihren Schreibtischstuhl nach Möglichkeit weg von der Wand, durch die

Stromleitungen laufen oder an der im Nebenzimmer Geräte, z. B. Kopierer, stehen, die magnetische Felder erzeugen könnten. Achten Sie darauf, dass Kabel, Überspannungsschutz, Verlängerungskabel und Mehrfachsteckdosen weit genug entfernt sind – zwei Meter werden gewöhnlich empfohlen, aber zumindest ein Meter sollte es sein, weil dann die Stärke der Felder schon wesentlich geringer ist. Wenn Sie Kopien machen, sollten Sie sich nicht über den Kopierer beugen, weil er EMFs in verschiedenen Frequenzen erzeugen kann. Treten Sie während des Kopiervorgangs ein paar Schritte zurück. In vielen Büros befinden sich die Festplatten der Computer nicht auf dem Schreibtisch, sondern darunter. Rücken Sie so weit wie möglich davon weg. Stellen Sie die Geräte nicht hufeisenförmig um sich herum – dadurch wären Sie die EMFs von vielen Geräten gleichzeitig ausgesetzt. Und schalten Sie alle Geräte aus, die Sie im Moment nicht brauchen.

Sprechen Sie mit Ihrem Vorgesetzten. Wenn Ihr Büro, Arbeitsplatz oder Klassenzimmer nahe bei einer Quelle liegt, die starke elektromagnetische Felder erzeugt, sollten Sie mit Ihrem Chef über einen Umzug verhandeln. Vielleicht zeigen Sie ihm oder ihr die Messergebnisse auf dem Feldmeter für den Bereich rund um Ihren Arbeitsplatz. Manche Vorgesetzte möchten dann Ihr Messgerät ausleihen, andere kümmern sich nicht weiter darum. Gehen Sie diskret vor. Vielleicht können Sie dem Chef auch dieses Buch in die Hand drücken. Am besten fahren Sie, wenn Sie einfache, kostenlose oder kostengünstige Lösungen für Elektrosmogprobleme am Arbeitsplatz vorschlagen. Führen Sie die Diskussion nicht emotional (sagen Sie nicht: »Das Zeug könnte mich umbringen!«, und verzichten Sie auf pathetisches Gehabe), sondern sprechen Sie über die wissenschaftlichen Beweise. Jeder Geschäftsmann hat etwas für Statistiken und Daten übrig – nutzen Sie das aus. Die Kosten für Ausfallzeiten durch Krankheit schmälern den Unternehmensgewinn erheblich – vielleicht ist Ihr Chef nur zu gerne bereit, alles zu tun, was diesen speziellen Kostenfaktor senken könnte.

Bringen Sie Ihre eigenen Schutzvorrichtungen mit. Wenn Ihr Arbeitsplatz von großen Motoren umgeben ist, können Sie starken elektromagnetischen Feldern ausgesetzt sein, weil die richtigen Filter fehlen. Wenn Sie in der Nähe von Laufwerken mit variabler Geschwindigkeit arbeiten (überall da, wo Geschwindigkeiten geregelt werden müssen, beispielsweise bei Ventilatoren, Fließbändern, Pumpen und landwirtschaftlichen Geräten wie Melkmaschinen) könnten Sie jeden Tag in Feldern baden, die in die Kategorie der schmutzigen Elektrizität gehören. Ein paar Filter zur Harmonisierung von Oberwellen können einen großen Teil der Belastung beseitigen. Ihr Arbeitgeber profitiert davon, weil sich die Lebensdauer teurer Maschinen verlängert und die Ausfallzeiten für Geräte und Mitarbeiter gesenkt werden.

Sprechen Sie mit Ihrer Gewerkschaft. Gilligan Joys Gewerkschaft hat ihm geholfen, seine Vorgesetzten zu überzeugen, dass er ein abgeschirmtes Büro brauchte. Gewerkschaften wurden ursprünglich auch deshalb gegründet, um die Gesundheit und Sicherheit der Arbeitnehmer zu schützen – und diese Aufgabe erfüllen sie immer noch.

Nehmen Sie Kontakt mit Ihrer Berufsgenossenschaft auf. Berufsgenossenschaften haben die Aufgabe, Arbeitsunfälle und Berufskrankheiten sowie arbeitsbedingte Gesundheitsgefahren zu verhüten.

Denken Sie über Filter nach. Schulen können Brutstätten von schmutziger Elektrizität sein, die nachweislich zu Müdigkeit, chronischen Krankheiten, Verhaltensstörungen, Kopfschmerzen, Asthma und allergischen Anfällen sowie Lernschwierigkeiten bei den Schülern führen kann. Lehrer sind ebenso betroffen. In einer Schule im Desert Sands Unified School District in Kalifornien haben Forscher eine Häufung von Krebserkrankungen unter den 137 Lehrern festgestellt – achtzehn Krebserkrankungen bei sechzehn Lehrern, was nur mit einer Wahrscheinlichkeit von eins zu zehntausend auf Zufall beruhen kann. Die Forscher, die nicht von der Schulverwaltung, sondern von den Lehrern selbst um eine Untersuchung gebeten worden waren, stellten fest, dass dreizehn Räume der Schule mit schmutziger Elektrizität verseucht waren, teilweise so stark, dass moderne Messgeräte damit überfordert waren.[10]

Untersuchungen von Magda Havas, Professorin für Umweltstudien an der kanadischen Trent University, sind zu dem Ergebnis gekommen, dass Graham-Stetzer-Filter alle diese Probleme verringern können. Bei einer Untersuchung fand Havas beispielsweise heraus, dass asthmakranke Kinder ihre Asthmasprays sehr viel seltener brauchten, nachdem in der Schule Filter installiert worden waren. Von 37 Schülern, die ihre Sprays vorher täglich benutzt hatten, blieben nur drei übrig, die sie nach Anbringung der Filter noch brauchten, und auch das nur nach Belastungen im Sportunterricht.[11] Havas war außerdem in mehreren Schulen in Minnesota tätig, die sich um die körperliche wie auch emotionale Gesundheit ihrer Lehrer kümmerten. Nachdem die Filter installiert waren, erklärten 64 Prozent der Lehrer, ihre Gesundheit habe sich verbessert.

Schalten Sie das Licht aus. Viele Bürogebäude, Schulen und Fabriken sind mit entsetzlichen Leuchtstoffröhren ausgestattet, die stärkere elektromagnetische Felder erzeugen als Glühbirnen. Es ist unwahrscheinlich, dass Ihre Firma die gesamte Beleuchtung austauscht, aber vielleicht können Sie die Unternehmensleitung ja überzeugen, den Angestellten (zumindest denen mit einem Schreibtisch, eigenem Büro oder eigener Arbeitsnische) als Ersatz für die flackernden Leuchtstoffröhren Lampen mit konventionellen Glühbirnen zur Verfügung zu stellen. Hier sind einige Argumentationshilfen: Vor allem in älteren Gebäuden erhellen Leuchtstoffröhren unter der Decke oft Bereiche, in denen kein Licht gebraucht wird, was die Stromrechnung erhöht. (In neueren Gebäuden werden Lampen z. B. auf Stromschienen nur dort angebracht, wo Licht nötig ist.) Außerdem hat man in Studien festgestellt, dass die Mitarbeiter das Licht von Leuchtstoffröhren mit seiner unnatürlichen Grün- und Gelbtönung als störend empfinden und häufiger darüber klagen, dass Kopfschmerzen, Stress und Müdigkeit ihre Arbeitsfähigkeit beeinträchtigen.[12] Diese Art von Beleuchtung kann außerdem für Menschen mit Epilepsie (es löst Anfälle aus) und Migräne schädlich sein. Benutzen Sie stattdessen lieber konventionelle Glühbirnen, Hochvolt-Halogenlampen oder eine energieeffiziente LED-Beleuchtung.

Benutzen Sie Ihr Handy und Smartphone auf sichere Weise. Wenn Sie im Außendienst arbeiten oder sonst beruflich viel auf Reisen sind, brauchen Sie Ihr Handy wahrscheinlich oft. Folgen Sie den Ratschlägen in Kapitel 8 und achten Sie vor allem darauf, das angeschaltete Handy nicht in der Hosentasche oder Brusttasche zu tragen. Eine 2008 veröffentlichte Studie hat bestätigt, dass Mobiltelefone die Vitalität und Mobilität von Spermien verringern – und damit die Fruchtbarkeit schädigen – können.[13] Außerdem können sie auch Erbgutschäden verursachen.

Bauern sollten auf ihre Kühe achten. An einigen Orten ist das »gesunde Leben auf dem Bauernhof« ein Mythos geworden. Stromversorger lassen den Neutralleiterstrom über die Erde zurückkehren, was ein Phänomen verursacht, das man als »vagabundierende Erdungsströme« oder »Neutralleiter-Erdströme« bezeichnet. Sie erzeugen elektrische Reizungen, die dazu führen können, dass die Milchleistung der Kühe sinkt, die Tiere krank werden oder sogar sterben. Auch die Bauern selbst sind oft betroffen (vgl. Catherine Kleibers Geschichte in Kapitel 6). Kühe scheinen empfindlicher als Menschen auf niedrige Spannungen zu reagieren, und deshalb sollten Sie bei Ihren Tieren auf folgendes Verhalten achten:

♣ Die Kühe betreten den Melkraum, den Stall oder andere Teile des Hofs nur zögerlich. Sie machen einen großen Bogen um einen bestimmten Bereich oder stürmen wild aus einem Gebäude.
♣ Die Tiere fressen oder saufen nur zögerlich.
♣ Die Kühe zucken plötzlich oder verhalten sich ohne Grund nervös.
♣ Die Milchleistung ist geringer als üblich.

Wenn Sie ein solches Verhalten beobachten, sollten Sie Ihren lokalen Stromversorger anrufen und darum bitten, dass ein Mitarbeiter bei Ihnen Messungen durchführt, besonders in den Bereichen, wo Sie ein Problem vermuten. »Vagabundierende Ströme«

können auch das Ergebnis schlechter oder fehlerhafter Installationen, schadhafter Geräte oder nicht fachgerechter Erdung sein. Um das zu prüfen, sollten Sie außerdem einen Elektriker bestellen.[14]

Bitten Sie um eine Wi-Fi-freie Zone. Fragen Sie Ihren Arbeitgeber, ob er Ihnen eine Kabelverbindung zum Internet einrichtet.

Im nächsten Kapitel geht es darum, wie Sie sich vor weiteren Quellen von Elektrosmog schützen können.

Elektromagnetische Felder einiger typischer Geräte im Büro

Messwerte in Einheiten von MilliGauss (mG).

1 mG = 100 Nanotesla (nT)

Entfernung von der Quelle				
	15 cm	30 cm	60 cm	120 cm
Luftreiniger				
Niedrigste	110	20	3	—
Mittelwert	180	35	5	1
Höchste	260	50	8	2
Kopierer				
Niedrigste	4	2	1	—
Mittelwert	90	20	7	1
Höchste	200	40	13	4

Entfernung von der Quelle				
	15 cm	30 cm	60 cm	120 cm
Faxgeräte				
Niedrigste	4	—	—	—
Mittelwert	6	—	—	—
Höchste	9	2	—	—
Leuchtstoffröhren				
Niedrigste	20	—	—	—
Mittelwert	40	6	2	—
Höchste	100	30	8	4
Elektrische Bleistiftspitzer				
Niedrigste	20	8	5	—
Mittelwert	200	70	20	2
Höchste	300	90	30	30

Quelle: »EMF in Your Environment«, Environmental Protection Agency (EPA), 1992

Durchschnittliche tägliche Elektrosmogbelastung für bestimmte Berufe

Messwerte in Einheiten von MilliGauss (mG),
1 mG = 100 Nanotesla (nT)

Industrie und Beruf	Mittelwert für den Beruf	Mittelwert für 90 % der Berufstätigen
Elektroindustrie		
Elektroingenieure	1.7	0.5–12.0
Anlagenelektriker	3.1	1.6–12.1
Fernsehtechniker	4.3	0.6–8.6
Schweißer	9.5	1.4–66.1
Stromversorger		
Bürotätigkeit ohne Computer	0.5	0.2–2.0
Bürotätigkeit mit Computer	1.2	0.5–4.5
Leitungsarbeiter	2.5	0.5–34.8
Elektriker	5.4	0.8–34.0
Arbeiter im Umspannwerk	7.2	1.1–36.2
Außerhalb der Arbeitszeit	0.9	0.3–3.7
Telekommunikation		
Techniker im Außendienst	1.5	0.7–3.2
Techniker im Büro	2.1	0.5–8.2
Kabelverleger	3.2	0.7–15.0

Industrie und Beruf	Mittelwert für den Beruf	Mittelwert für 90 % der Berufstätigen
Automatikgetriebehersteller		
Montagearbeiter	0.7	0.2–4.9
Mechaniker	1.9	0.6–27.6
Krankenhäuser		
Krankenpfleger/innen	1.1	0.5–2.1
Röntgentechniker/innen	1.5	1.0–2.2
Ausgewählte Berufe aus allen Bereichen		
Baumaschinenfahrer	0.5	0.1–1.2
Motorradfahrer	1.1	0.4–2.7
Lehrer	1.3	0.6–3.2
Automechaniker	2.3	0.6–8.7
Einzelhändler	2.3	1.0–5.5
Blechschlosser	3.9	0.3–48.4
Maschinennäher	6.8	0.9–32
Wald- und Holzarbeiter	7.6	0.6–95.5

Quelle: National Institute for Occupational Safety and Health

EMF-Punktmessungen für verschiedene Industriezweige

Industrie und Quellen	ELF-Magnet-Felder (mG)	Andere Frequenzen	Bemerkungen
Elektrische Geräte, die im Maschinenbau benutzt werden			
Elektrische Widerstands-heizer	6000–14.000	Extrem niedri-ge Frequenzen (ELF)	
Induktions-heizer	10–460	Hohe ELF	
Handschleif-maschinen	3000		Messpunkt an der Brust des Arbeiters
Schleif-maschinen	110		Messpunkt an der Brust des Arbeiters
Drehbänke, Standbohr-maschinen etc.	1–4		Messpunkt an der Brust des Arbeiters
Aluminiumindustrie			
Aluminium-produktion	3,4–30	sehr hohes statisches Feld	Man braucht Gleichstrom mit extrem geringen Schwankun-gen für ein hochreines Aluminium

Industrie und Quellen	ELF-Magnet-Felder (mG)	Andere Frequenzen	Bemerkungen
Gleichrichter-Raum	300–3300	hohes statisches Feld	
Stahlindustrie			
Schmelzwerke			
Hochöfen aktiv	170–1300	Hohe ultraniedrige (ULF) Frequenzen vom Rührwerk	Das höchste ELF-Feld wurde am Arbeitsplatz des Leitstandwarts gemessen
Hochöfen nicht aktiv	0,6–3,7	Hohe ULD-Frequenzen vom Rührwerk	
Elektrogalvanisierung	2–1100	Hohe VLF	
Fernsehbranche			
Videokameras (Studio und Minicams)	7,2–24.0	VLF	
Entmagnetisierungs-Geräte	160–3300		gemessen in ca. 30 cm Entfernung
Beleuchtungs-Kontrollzentren	10–300		bei Begehung gemessen
Studios und Nachrichtenräume	2–5		bei Begehung gemessen

Industrie und Quellen	ELF-Magnet-Felder (mG)	Andere Frequenzen	Bemerkungen
Krankenhäuser			
Intensiv-stationen	0,1–220	VLF	gemessen im Brustbereich des Pflege-personals
Aufwachräume	0,1–24	VLF	
Magnetreso-nanz-Tomogra-phie (MRT)	0,5–280	sehr hohe statische Fel-der, VLF und Mikrowellen	gemessen am Arbeitsplatz des Pflege-personals
Transportwesen			
Pkw, Minivans und Lkw	0,1–125	meist unter 60 Hz	Stahlwandrei-fen sind grund-sätzlich ELF-Quellen für Gas-/Diesel-Fahrzeuge
Dieselbusse	0,5–146	meist unter 60 Hz	
Elektroautos	0,1–81	einige erhöhte statische Felder	
Ladestationen für Elektro-autos	4–63		gemessen ca. 60 cm von der Ladestation

Industrie und Quellen	ELF-Magnet-Felder (mG)	Andere Frequenzen	Bemerkungen
Elektrobusse	0,1–88	gemessen im Taillenbereich, Felder an den Fußgelenken sind 2 bis 5 Mal höher	
Straßen-bahnen	0,1–330	25 und 60 Hz In den USA	gemessen im Taillenbereich, Felder an den Fußgelenken sind 2 bis 5 Mal höher
Flugzeuge	0,8–24,2	400 Hz	gemessen im Taillenbereich
Regierungsgebäude			
Büros	0–1,7		Spitzen durch Laserdrucker
Haupt-schaltraum	18–50		
Stromkabel im Boden	15–170		
Gebäudenetze	25–1800		
Schreibtisch-Ventilatoren	1000		Gerätefelder in 15 cm Entfernung gemessen

Industrie und Quellen	ELF-Magnet-Felder (mG)	Andere Frequenzen	Bemerkungen
Andere Bürogeräte	10–200		

ULF (ultra niedrige Frequenzen) = Frequenzen oberhalb von 0 und unterhalb von 3 Hz

ELF (extrem niedrige Frequenzen) = Frequenzen von 3–3000 Hz

VLF (sehr niedrige Frequenzen) = Frequenzen von 3000–30.000 Hz

Quelle: National Institute for Occupational Safety and Health, 2001

Drängen Sie auf eine Minimierung der Belastung durch Funkfrequenzen, wozu externe Quellen (wie Antennen und Sendemasten in der Nachbarschaft oder Antennen am Gebäude) ebenso gehören wie innere, beispielsweise durch Drahtlostechnologie und die Handynutzung Dritter.

Kapitel 11

Weitere Quellen von Elektrosmog

Alles begann mit einem hartnäckigen Husten, den ich fast zwanzig Jahre lang hatte – immer mal wieder. Ich ließ eine Gastroskopie machen, um Magen, Speiseröhre und Zwölffingerdarm zu überprüfen, aber ohne Ergebnis. Also entschied ich mich für einen Ganzkörperscan, um festzustellen, was sonst vielleicht nicht in Ordnung sein könnte, und tatsächlich wurde eine Zyste am rechten Schilddrüsenlappen festgestellt. Mein ganzheitlich arbeitender Arzt schlug vor, den Brustraum zu röntgen, um zu sehen, ob die vergrößerte Schilddrüse vielleicht zu einer Verlagerung der Luftröhre geführt hatte, und ich hielt das für eine gute Idee. Zwar hatte ich Bedenken wegen der Strahlenbelastung, aber ich fand die Untersuchung wichtig, um den Ursachen meines Hustens auf die Spur zu kommen. Da ich häufig Vorträge hielt, etwa zehn Interviews pro Woche gab und wöchentlich mindestens zwanzig Gespräche mit Klienten führte, machten mir die ständigen Hustenanfälle nach so vielen Jahren allmählich Sorgen.

Ich ließ also die Röntgenaufnahme machen und von einem Hals-Nasen-Ohrenarzt begutachten. Nachdem er sich das Bild angeschaut und den Befund des Radiologen gelesen hatte, jagte er mir einen gehörigen Schrecken ein. Es handelte sich um eine ziemlich große Wucherung – ungefähr 12 mal 10 mal 8 cm –, ein Tumor der Thymusdrüse im Brustraum, der möglicherweise bösartig sein konnte. Der Arzt wollte mich gleich am nächsten Tag zur Computertomographie schicken. Aber ich war von den Ergebnissen erst einmal so verstört und mochte einfach nicht an einen so großen Tumor glauben, dass ich die Computertomographie drei Monate vor mir herschob. Außerdem hatte ich gerade irgendwo gehört, dass die Strahlenbelastung durch ein einziges CT mit 600 Röntgenaufnahmen zu vergleichen war. Wow! Würde eine Magnetresonanztomographie nicht auch reichen?

Offenkundig nicht, denn auch wenn ein CT nur fünf Minuten ionisierende Strahlen abgibt, während man bei der MRT dreißig Minuten lang magnetischen Feldern ausgesetzt wird, liefert das CT sehr viel bessere Details über Knoten und Tumoren als die MRT, die nur weiches Gewebe durchdringt.

Schließlich folgte ich dem Rat eines pensionierten Halschirurgen, mit dem ich befreundet und auch beruflich verbunden war, und stimmte zögernd einem CT-Scan zu. Mein Freund erklärte mir behutsam, er habe in seinem Berufsleben so viele dieser Tumoren gesehen, dass wir unbedingt eine präzise Diagnose brauchten, um zu wissen, woran wir waren. Und in meinem Fall sei ein CT-Scan dafür unverzichtbar.

Ich willigte ein.

Zum Glück rief mich der Arzt am nächsten Tag ziemlich begeistert an und meinte, wenn man die Wahl hätte, was einem in der Brust wachsen sollte, dann würde man sich wohl am ehesten für meine Wucherung entscheiden – eine Zyste, die höchstwahrscheinlich gutartig und angeboren sei. Aber diese Zyste drückte meine Luftröhre um fast 45 Prozent zusammen, hatte meine Speiseröhre weit verschoben und vielleicht indirekt meinen Zwerchfellbruch verursacht. Nach einem Besuch bei Dr. David Sugarbaker, dem Chef der Thoraxchirurgie im Birmingham and Women's Hospital, wurde mir eine Absaugung und endoskopische Beseitigung der Zyste empfohlen.

Die für mich wichtigste Erkenntnis, die ich Ihnen hier weitergeben will, ist die, dass dieser eine CT-Scan, vor dem ich privat und beruflich zurückgeschreckt war, mir wahrscheinlich das Leben gerettet hat. Wäre die Zyste weiter gewachsen, hätte sie nach Ansicht der Ärzte Luftröhre, Speiseröhre und Magen schädigen können, weil sie alles beiseitedrängte. Fazit: Manche medizinischen Untersuchungsmethoden, die ionisierende Strahlen verwenden, können unverzichtbar für die richtige Diagnose und Behandlung sein. Andererseits kann es auch vorkommen, dass wir uns unwissentlich im Laufe des Lebens einer wachsenden Strahlungsbelastung aussetzen, indem wir unnötige, *vom Arzt verordnete* Röntgenuntersuchungen, CT-Scans oder MRTs über uns ergehen lassen.

Die Verringerung Ihrer Belastung durch nicht ionisierende Strahlung wie elektromagnetische Felder von Stromleitungen und Funkfrequenzen von Ihren Kommunikationsgeräten ist nur ein Teil der Maßnahmen zum Schutz vor Elektrosmog. Nach aktuellen Schätzungen stammt tatsächlich die Hälfte der Strahlenbelastung eines durchschnittlichen Amerikaners von der Anwendung bildgebender Verfahren in der Medizin. Dabei werden ionisierende Strahlen abgegeben, die durch ihre ionisierende Wirkung Schäden verursachen können.[1] (Ich spreche von »aktuellen Schätzungen«, weil sich diese Zahlen dramatisch ändern könnten, würden auch elektromagnetische Felder und Funkfrequenzen in die Studien aufgenommen. Bisher ist das nicht der Fall, weil elektromagnetische Felder und Funkfrequenzen als sicher gelten.)

Basierend auf meinen eigenen Erfahrungen und denen vieler anderer Menschen möchte ich den Nutzen und die Risiken bildgebender Verfahren in der Medizin sehr verantwortungsbewusst gegeneinander abwägen. Die Fakten sind ernüchternd. Wenn man noch weiter ins Detail geht, zeigt sich, dass geschätzte 35 Prozent unserer Lebenszeitbelastung durch medizinisch verordnete Röntgenaufnahmen verursacht werden. Dazu kommen weitere 12 Prozent durch bildgebende Verfahren aus der Nuklearmedizin, bei denen radioaktive Stoffe in den Körper injiziert werden, um die gewünschten Bilder zu erzeugen. Die Weltgesundheitsorganisation, die Centers for Disease Control and Prevention sowie das National Institute of Environmental Health Sciences stufen Röntgenstrahlen als karzinogen ein, weil sie in entsprechend hoher Dosis Leukämie und Krebs der Schilddrüse, der Brust und der Lunge verursachen.

Schätzungen zufolge sind Amerikaner, deren Strahlenbelastung durch bildgebende medizinische Diagnoseverfahren pro Person weltweit die höchste ist, im Durchschnitt während ihrer Lebenszeit mehr Strahlung ausgesetzt als Arbeiter in Kernkraftwerken. Stellen Sie sich das vor: Nach einer im *New England Journal of Medicine* veröffentlichten Studie lassen sich unglaubliche zwei Prozent aller Krebserkrankungen in den Vereinigten Staaten auf die Strahlenbelastung durch bildgebende Verfahren in der medizinischen Diagnostik zurückführen. Das klingt viel-

leicht nicht viel, tatsächlich aber ist es eine von fünfzig Krebserkrankungen![2]

Unterschätzen Sie nicht das Risiko. In einem 2007 veröffentlichten Weißbuch hat das American College of Radiology geschätzt, dass »die aktuelle jährliche Kollektivdosis der medizinischen Strahlenbelastung in den USA in etwa der gesamten
weltweiten Kollektivdosis entspricht, die durch die nukleare Ka-
tastrophe in Tschernobyl erzeugt wurde«.[3]

Wenn Sie ein Gerät kaufen, kommen die Patienten

Was steckt hinter der immer häufigeren Anwendung bildgeben-
der Verfahren in der medizinischen Diagnostik? Einerseits sind
Röntgengeräte, MRI- und CT-Scanner deutlich kleiner geworden, so dass sie nun in jede durchschnittliche Arztpraxis passen.
Studien haben gezeigt, dass Ärzte, wenn sie ein solches Gerät
besitzen, mit größerer Wahrscheinlichkeit mehr Untersuchungen verordnen. In einem von der Washington Post aufgedeckten
Fall haben Ärzte in einer Praxis im Mittleren Westen nach dem
Erwerb eines CT-Scanners die Zahl der von ihnen verordneten
Untersuchungen um mehr als 700 Prozent gesteigert.[5] Eine an
der Stanford University durchgeführte Untersuchung von Medi-
care-Patienten kam zu dem Ergebnis, dass jeder neue CT-Scanner in einer Arztpraxis die Zahl der Scans um mehr als 2000
erhöhte.

Wie hoch ist Ihre medizinische Strahlenbelastung?

Mit Hilfe einigermaßen willkürlicher Schätzungen hat die Nuclear Commission Grenzwerte für die Strahlenbelastung durch bildgebende Verfahren in der Medizin erlassen: ein Maximum von 50 Millisievert (mSv, ein Maß für die Strahlenaufnahme) für Mitarbeiter im Gesundheitssystem in einem beliebigen Jahr und ein Durchschnitt von 20 mSv pro Jahr. Auch wenn die Strahlenbelastung eines Patienten nicht überwacht wird, lässt sich aus der folgenden Tabelle ablesen, wie schnell man 20 mSv erreicht, wenn man auch nur eine einzige Krankheit diagnostizieren und behandeln lässt, vor allem bei Herzkrankheiten. Die Studie, aus der diese Tabelle hervorgegangen ist, hat die Versicherungsakten von mehr als einer Million Menschen überprüft und festgestellt: Obwohl die Belastung bei den meisten Patienten unter 3 mSv pro Jahr liegt, betrug sie bei 9000 Personen 21 bis 50 mSV und bei fast 2000 Personen mehr als 50 mSv.[4]

Bildgebendes Verfahren	Durchschnittliche Strahlendosis in mSv
Nuklearer Stresstest	15,6
CT Angiographie der Brust	15,0
Einführen eines Coronarstents	15,0
CT der Brust	7,0
CT der Halswirbelsäule	6,0
CT der Lendenwirbelsäule	6,0
Schilddrüsen-Szintigraphie	1,9
Mammographie	0,4
Röntgenpanoramaaufnahme des Gebisses	0,05

Bequemlichkeit ist nicht der einzige Faktor, der bei dem dramatischen Anstieg eine Rolle spielt. Ärzte haben einen finanziellen Anreiz zur Selbstreferenz – sie werden von den Versicherungen für MRTs und CT-Scans bezahlt, und dieses Geld bekämen sie nicht, wenn sie keine eigenen Geräte hätten.

Haftungsfragen sind in der Medizin natürlich von großer Bedeutung, vor allem angesichts der steigenden Zahl von Kunstfehlerprozessen und der parallel dazu steigenden Versicherungskosten für solche Kunstfehler – und das mag dazu führen, dass die Ärzte zur eigenen Sicherheit Untersuchungen anordnen, von denen der Patient nichts hat.

Der neueste medizinische Trend, dass Patienten ihrem Arzt jährlich einen bestimmten Betrag für die altmodische persönliche Zuwendung bezahlen (so genannte Boutique- oder Concierge-Medizin), kann ebenfalls die Zahl der Untersuchungen und damit die Strahlenbelastung in die Höhe treiben. Leute, die Tausende von Dollars für diese Sonderbehandlung aufbringen, denken vielleicht, dass sie mit den vielen Untersuchungen das bekommen, wofür sie bezahlt haben. Aber in Wirklichkeit bekommen sie vielleicht mehr als vereinbart.

Unnötige Untersuchungen setzen die Patienten nicht nur einer stärkeren Strahlenbelastung aus, sie treiben auch die Gesundheitskosten in die Höhe und führen zu noch mehr unnötigen Untersuchungen, wenn man falsche positive Ergebnisse hat, die überdies unnötige Sorgen auslösen.

Wenn ich von überflüssigen Untersuchungen spreche, stellt sich natürlich sofort die Frage, woher ich denn weiß, wann ein medizinischer Test notwendig ist. Sobald Sie mit einem Symptom zu Ihrem Arzt gehen, entschließen Sie sich, die weiteren

Entscheidungen in die Hände eines Menschen zu legen, der ein Medizinstudium abgeschlossen hat. Und offen gesagt, wenn Sie sich über Ihre Gesundheit Sorgen machen, erlaubt Ihnen Ihr emotionaler Zustand nicht, sich wie ein logisch denkender Konsument zu verhalten. Sie handeln aus Furcht, die nicht der beste Ratgeber in einer Arztpraxis ist.

Deshalb empfehle ich Ihnen, eine Vertrauensperson mitzunehmen, die Ihnen hilft, vernünftige Entscheidungen zu treffen, jemanden, der objektiv genug bleiben kann, um die richtigen Fragen zu stellen und Notizen für Sie zu machen – besonders wenn Sie meinen, dass Sie zu der wachsenden Zahl von Menschen gehören könnten, die extrem empfindlich auf elektromagnetische Felder reagieren.

Verbünden Sie sich mit Ihrem Arzt

Behalten Sie eine Kopie Ihrer Patientenakten – einschließlich aller Aufzeichnungen über die durchgeführten Untersuchungen mit bildgebenden Verfahren. Wenn Sie mit Ihrem Arzt über die Untersuchungsergebnisse sprechen, bitten Sie ihn einfach um Kopien. Falls Sie das vergessen haben, können Sie auch in der Praxis anrufen und bitten, dass man Ihnen alles per Post, Fax oder E-Mail zuschickt. Das ist besonders wichtig, wenn Sie bei mehreren Ärzten in Behandlung sind. Vielleicht ist Ihr Arzt ja auch bereit, alles auf einem USB-Stick abzuspeichern, von dem aus der neue Spezialist sich die Informationen direkt auf seinen Computer laden kann.

Eine Röntgenaufnahme bei einem Knochenbruch, ein CT-

Scan bei einem Nierenstein oder eine einzige nuklearmedizinische Untersuchung Ihrer Herzkranzgefäße wird Sie nicht umbringen. Aber die Summe der Strahlenbelastung im Laufe der Zeit kann Ihr Krebsrisiko doch leicht erhöhen, und manche Faktoren können Sie empfindlicher gegenüber Strahlenbelastungen machen. Wenn Sie beispielsweise als Kind eine Skoliose – eine Verkrümmung der Wirbelsäule – hatten und oft geröntgt worden sind, erst zur Absicherung der Diagnose und später, um den Therapieerfolg zu dokumentieren, dann kann Ihr Krebsrisiko höher sein als bei jemandem, der erst in späteren Jahren geröntgt wurde. Ein Vergleich zur Verdeutlichung: Untersuchungen haben ergeben, dass die Überlebenden der Atombombenabwürfe in Japan, die am weitesten vom Epizentrum der Explosion entfernt waren, eine Strahlendosis abbekommen haben, die Sie bei zwei oder drei CT-Scans ebenfalls abbekommen – und ihr Krebsrisiko hatte sich dadurch erhöht.[6]

Notieren Sie sich jede Röntgenaufnahme und andere Untersuchungen mit bildgebenden Verfahren, an die Sie sich seit Ihrer Kindheit erinnern können, auch die Röntgenbilder beim Zahnarzt. Legen Sie für jedes Familienmitglied eine solche Liste an. Wenn Sie mehr als nur einige Röntgenaufnahmen oder CT-Scans hatten, sollten Sie Ihren Arzt eingehend befragen, ob zukünftige Untersuchungen wirklich nötig sind. Geben Sie Ihre Einwilligung dazu nur dann, wenn sie Ihnen persönlich helfen und nicht lediglich den Arzt gegen eventuelle Klagen absichern oder sein/ihr Einkommen erhöhen. Falls Sie bei mehreren Ärzten in Behandlung sind, sollten Sie jedem eine Liste der bereits durchgeführten Untersuchungen geben, damit keine überflüssigerweise ein zweites Mal gemacht wird.

Werden nicht manche Ärzte verärgert reagieren, wenn Sie kritische Fragen zu den Tests stellen? Ja, das werden sie. Eine meiner Klientinnen verweigerte eine erneute Röntgenuntersuchung, die ein neuer Arzt anordnen wollte, weil dieser Test sechs Monate zuvor wegen Nierensteinen gemacht worden war und sie aktuell keine Symptome hatte. Der neue Arzt war darüber verärgert und stritt mit ihr darüber, aber sie blieb bei ihrer Weigerung – und suchte sich einen anderen Mediziner, der mehr Bereitschaft zeigte, sie mit Respekt zu behandeln. Als später Symptome auftraten, verweigerte sie ein CT, bei dem Kontrastmittel (radioaktives Jod oder Barium) gespritzt werden sollten. Die Röntgenassistentin erklärte sich einverstanden, falls ein gewöhnlicher CT-Scan ausreichende Ergebnisse liefern würde – das war der Fall, und die Diagnose konnte ohne Kontrastmittel gesichert werden.

Null ist der einzig sichere Grenzwert für radioaktive Strahlung

Wenn Sie weniger als 150 Kilometer von einem Kernkraftwerk entfernt wohnen, können Sie einer sehr geringen ionisierenden Strahlung ausgesetzt sein. Wo liegt der sichere Grenzwert? Es gibt keinen, sagt die National Academy of Sciences. Sogar die geringste Strahlendosis erhöht das Krebsrisiko.[7]

Auch wenn Sie es nicht merken, geben Kernkraftwerke während des Betriebs ständig leicht radioaktive Gase ab und erzeugen schwach radioaktive Abfälle. Nach Angaben der Organisation Public Citizen erzeugen Kernkraftwerke pro Jahr schätzungsweise 2000 Tonnen hoch radioaktive und 340.000 Kubikmeter schwach radioaktive Abfälle. Dazu kommen noch 54.000 Tonnen radioaktiver Brennstoffe – und niemand weiß, wohin damit. Der Uranbergbau kann das Grundwasser schwer verseuchen, und in den letzten Jahren gab es im Umkreis von Kernkraftwerken in Illinois, New York, Arizona und Vermont Austritte von radioaktivem Tritium (ein radioaktives Isotop des Wasserstoffs) ins Grundwasser. Eine langfristige Belastung mit Tritium kann das Krebsrisiko erhöhen sowie angeborene Missbildungen und Schäden am Erbgut verursachen. Der Stoff zerfällt erst nach etwa 250 Jahren.[8]

Strahlungsexperte Jay Gould hat in seinem Klassiker *The Enemy Within* erklärt, dass sich die Brustkrebsraten in den Ländern, die am längsten über Kernkraftwerke verfügen, verfünffacht haben, dass Menschen, die in der Nähe solcher Anlagen leben, häufiger unter Immunstörungen leiden, und dass Babys, die in der Nähe von Kernkraftwerken geboren werden, häufiger zu früh und untergewichtig auf die Welt kommen.[9] Eine Studie aus dem Jahr 2009, die Daten des National Cancer Institute ausgewertet hat, fand einen Anstieg der Leukämie-Todesfälle bei Kindern, die in einem Landkreis lebten, wo es ein Kernkraftwerk gab.[10]

Wenn sich eines in Ihrer Nähe befindet, dann könnten regelmäßige therapeutische Bäder und spezielle Nahrungsergänzungen helfen.

Sanfte Radiologie für Kinder

Das American College of Radiology hat jüngst ein Programm aufgelegt, mit dem Radiologen angeregt werden sollen, sich an bestimmte Vorgehensweisen zu halten, um bei minimal invasiven
Eingriffen wie Biopsien, bei denen der Arzt bildgebende Verfahren zur Orientierung braucht, die Strahlendosis für Kinder so gering wie möglich zu halten.

Es wird geraten:

* Kindgerechte Technik: Passen Sie die Art des bildgebenden
  Verfahrens der Größe des Kindes an.
* Benutzen Sie die richtige Dosis am richtigen Ort.
* Machen Sie nur einen Scan.

Geben Sie diese Informationen an Ihren Kinderradiologen weiter.

Andererseits sollten Sie sich niemals weigern, einen diagnostischen Test durchführen zu lassen, wenn Ihr Arzt gute Gründe
hat, ihn im Interesse Ihrer Gesundheit zu verordnen. Wenn Sie
nicht gerade in der Notaufnahme gelandet sind und Zeit dazu
haben, holen Sie eine zweite oder dritte Meinung ein.

Der erste Schritt: Reden Sie offen mit Ihrem Arzt über Ihre
Bedenken hinsichtlich der Strahlenbelastung. Besprechen Sie
die vorgesehenen Untersuchungen und gehen Sie dabei folgendermaßen vor:

Stellen Sie Fragen. Ein paar gezielte Nachfragen können Ihnen einen Eindruck davon vermitteln, welche Untersuchungen
in Ihrem besten Interesse sind, und am wichtigsten ist die Über-

legung, ob der betreffende Test wirklich nötig ist. Stellen Sie folgende Fragen:

Auf welche Weise wird mir das helfen? Bei einem gebrochenen Fußgelenk oder einem Nierenstein ergibt sich die Antwort von selbst. Aber manche Tests gehören nicht zu den führenden diagnostischen Verfahren. Um Ihre Krankheit zu diagnostizieren und zu behandeln, sind sie vielleicht nicht besser geeignet als irgendeine andere Untersuchungsmethode mit weniger oder gar keiner Strahlenbelastung. Ein Beispiel ist der CT-Scan, bei dem Sie 500 Mal mehr Strahlung abbekommen als bei einer Röntgenaufnahme. Studien sind zu dem Ergebnis gekommen, dass ein Drittel aller in den USA durchgeführten CT-Scans medizinisch unnötig waren.[11]

Fragen Sie Ihren Arzt, ob ein CT-Scan bei Ihren Beschwerden wirklich besser ist als eine Röntgenaufnahme, oder ob irgendwelche anderen Untersuchungsverfahren nicht genauso gut geeignet wären. Ihr Arzt sollte die Empfehlungen der Strahlenschutzkommission kennen, die im Auftrag des Bundesumweltministeriums einen Katalog erstellt hat, welche bildgebenden Verfahren sich für unterschiedliche diagnostische Fragestellungen am besten eignen.

Falls Sie sich selbst ausführlicher informieren wollen, finden Sie außerdem auf der Webseite des Berufsverbands der Deutschen Radiologen einen umfangreichen Patientenservice: http://www.radiologenverband.de/patient.htm.

Außerdem sollte Ihr Arzt/Ihre Ärztin Ihnen sagen, was er/sie mit den Untersuchungsergebnissen anfangen will, und Ihnen gleichwertige oder fast gleichwertige Optionen anbieten, damit Sie sich zwischen verschiedenen Alternativen entscheiden können.

Nimmt Ihr Radiologe regelmäßig an Fortbildungen teil? Seit 1999 hat die Deutsche Röntgengesellschaft (DRG) eine Akademie für Fort- und Weiterbildung gegründet, die sich an US-Vorbilder der CME (continous medical education) anlehnt. Bei erfolgreichem Besuch von zuvor geprüften Veranstaltungen kann Ihr Radiologe freiwillig Teilnehmerpunkte und nach einem Jahr bei einer Mindestpunktzahl ein Zertifikat bekommen. Achten Sie im Wartezimmer auf aushängende Zertifikate oder Zeugnisse. Bei Ihrer Suche nach dem richtigen Radiologen für Ihre Bedürfnisse hilft Ihnen vielleicht die Webseite www.radiologensuche.de weiter.

Ihren Zahnarzt sollten Sie fragen, *welche Art von Röntgenfilmen er benutzt.* Bei modernen Hochgeschwindigkeitsfilmen oder digitalen Aufnahmen ist die Strahlenbelastung geringer als bei konventionellen Filmen. Natürlich sollten Sie auch Ihren Zahnarzt fragen, ob die Röntgenaufnahme wirklich notwendig ist. Je nach Zahngesundheit werden die meisten Erwachsenen ein- bis zweimal jährlich beim Zahnarzt geröntgt, Kinder auch häufiger, um das Zahnwachstum zu kontrollieren oder mit bloßem Auge nicht sichtbaren Kariesbefall zu finden, weil Karies bei Kindern häufiger vorkommt als bei Erwachsenen. Wie Ihr Arzt sollte auch Ihr Zahnarzt gute Gründe für seine Röntgenaufnahmen angeben können. Andernfalls verweigern Sie lieber Ihre Zustimmung.

Fordern Sie eine geringere Dosis. Bei den neuesten Geräten kann die Dosis angepasst – und bis zu 50 Prozent gesenkt – werden, abhängig von Ihrer Körpergröße. Eine Studie von 2001 kam allerdings zu dem Ergebnis, dass von dieser Möglichkeit selten Gebrauch gemacht wird, obwohl das bei der Untersuchung von Kindern enorm wichtig ist. Eine einzige Computertomographie setzt Ihr Kind einem Krebsrisiko von eins zu fünfhundert aus.[12]

Vermeiden Sie Ganzkörperscans. Die so genannten vorbeugenden Ganzkörperscans bieten Früherkennung und sogar farbige Ultraschallaufnahmen Ihrer Organe, aber sie sind nicht nur Geldschneiderei, sondern auch gefährlich. Sofern Sie keine Symptome haben, die auf eine verborgene Krankheit hindeuten, gibt es keinen Grund für einen Scan. Sie würden sich damit einer Strahlendosis aussetzen, die nicht wesentlich geringer ist als die niedrigste Dosis, mit der die Überlebenden von Hiroshima und Nagasaki belastet wurden, und Ihr Krebsrisiko wäre später erhöht. Außerdem ergeben 30 bis 80 Prozent dieser Scans irgendeine Anomalie, die weiter untersucht werden muss – oft mit noch stärker invasiven oder strahlungsintensiven Verfahren –, sich am Ende jedoch als belanglos erweist.[13]

Erwägen Sie den Verzicht auf ein EKG. Elektrokardiogramme, mit denen man die elektrische Aktivität des Herzens misst, werden bei neun Prozent aller Routineuntersuchungen durchgeführt, aber sogar bei Herzpatienten können die Risiken größer sein als der Nutzen. Eine am London Chest Hospital durchgeführte Studie ergab, dass ein EKG bei Patienten mit ständigen Brustschmerzen (Angina) nicht vorhersagen konnte, wer später einen Herzinfarkt oder andere Probleme haben würde.[14] Die U.S. Preventive Services Task Force empfiehlt kein EKG und keine Computertomographie als Screening für Herzkrankheiten bei symptomfreien Erwachsenen mit geringem Risiko und fand auch keine Hinweise für oder gegen den Einsatz dieser Verfahren bei Patienten mit einem hohen Risiko für Herzkrankheiten.[15]

Schränken Sie Ultraschalluntersuchungen während der Schwangerschaft ein. Es gibt kein bekanntes Risiko, wenn man in der Schwangerschaft ein oder zwei Ultraschalluntersuchungen (Einsatz von Schallwellen zur Erzeugung eines Bildes) machen lässt. Ihr Arzt wird dadurch wertvolle Informationen über das ungeborene Kind gewinnen, beispielsweise über das Reifestadium des Fötus, ob das Baby normal wächst oder ob Sie mehr als ein Kind erwarten. Aber in manchen Tierstudien wurde festgestellt, dass ein sehr langer und häufiger Einsatz dieser Geräte, die den Fötus einem elektrischen Feld von 3,5 bis 5,0 MHz aussetzen, zu Veränderungen bei der fötalen Hirnentwicklung sowie beim späteren Verhalten und Körpergewicht führen kann.[16] Kinder reagieren sehr viel empfindlicher auf Umweltgifte und Strahlung. Das hängt zum Teil damit zusammen, dass ihre Zellen sich rasch teilen und ihre Organe und andere Systeme noch unreif sind. Es mag zwar verlockend sein, aber verzichten Sie trotzdem auf die ersten Babyfotos per Ultraschall.

Schützen Sie sich. Vor vielen Jahren hatte ich das Glück, bei einer bemerkenswerten Frau studieren zu dürfen, Dr. Hazel Parcells, einer Pionierin der alternativen Medizin, welche die damals noch verborgenen toxischen Effekte der elektromagnetischen Strahlung vorhergesehen hat, in deren Netz wir heute rund um die Uhr gefangen sind. Sie war sehr überzeugt vom Nutzen entspannender therapeutischer Bäder – genug heißes Wasser, um die Giftstoffe aus dem Körper zu ziehen, und genug kaltes Wasser, um sie von der Haut abzuspülen. Basierend auf ihrer Erfahrung mit dem sog. Manhattan-Projekt und den Entwicklern der Atombombe in den 1940er-Jahren empfahl sie ein therapeutisches Bad insbesondere nach Strahlenbelastung, wozu auch die Sicherheitskontrolle am Flughafen und Röntgenscreenings wie die Mammographie gehören. Für Menschen, die näher als 75 Kilometer an einem Kernkraftwerk wohnen, empfahl sie ein solches Bad alle zwei Wochen. Ich habe festgestellt, dass dieses Entgiftungsbad wahre Wunder an Entspannung und Ausgleich bewirkt, wenn man zu viel Zeit am Telefon oder Computer verbracht hat.

Hier das Rezept:

* Lösen Sie ein Pfund Meersalz oder Steinsalz und ein Pfund Backnatron in einer mit heißem Wasser gefüllten Badewanne auf, so heiß, wie Sie es gerade noch ertragen können. (Schwangere und Leute mit chronischen Krankheiten sollten vorher ihren Arzt fragen; sprechen Sie auch mit dem Arzt über die geeignete Wassertemperatur für Kinder.)
* Bleiben Sie in der Wanne, bis das Wasser kühl geworden ist.
* Während Sie in der Wanne liegen, trinken Sie ein Glas warmes Wasser, in dem Sie einen halben Teelöffel Steinsalz und einen halben Teelöffel Backnatron gelöst haben (optional).
* Duschen Sie frühestens nach vier Stunden.

Machen Sie Ihre Nahrung und Nahrungsergänzungen zum Schutzschild gegen Strahlung. Meine Empfehlungen in den folgenden Kapiteln habe ich speziell im Hinblick darauf ausgewählt, weil sie den Körper vor den Auswirkungen einer Strahlenbelastung schützen. Wenn Sie sich einer radiologischen/nuklearmedizinischen Diagnostik oder Therapie unterziehen müssen, dann nehmen Sie diese Dinge täglich oder wöchentlich zu sich, vor allem Sauerkirschen, Miso, Molke und Nahrungsergänzungen wie Melatonin (in Deutschland nicht rezeptfrei), Glutathion-Vorstufen sowie die Superenzyme SOD und Katalase, die ebenso wie Vitamin D nachweislich gegen Strahlen schützen.

Im nächsten Kapitel können Sie alles darüber lesen – und die köstlichen Rezepte ausprobieren.

Machen Sie einen Radontest

Die meisten Böden enthalten Spuren von Uran und Radon, einem radioaktiven Gas, das als Nebenprodukt des natürlichen Uranzerfalls auftritt. Durch Risse im Fundament kann es in Ihr Haus eindringen und sich im Inneren aufbauen. Es kann auch Brunnenwasser verseuchen. Einigen Schätzungen zufolge ist es für die größte Strahlungsbelastung in unserem alltäglichen Leben verantwortlich.[17]

Sie können Radon weder sehen noch riechen, und es verursacht auch nicht die geringsten Symptome, aber es kann in Ihre Lunge gelangen und dort Schäden anrichten, die zu Lungenkrebs führen können, vor allem bei Rauchern. Radon ist in den USA die zweite vorrangige Ursache für Lungenkrebs, und Wissenschaftler sind sich der Krebsrisiken durch Radon sicherer als bei anderen Krebsursachen.

Die Radonbelastung lässt sich jedoch sehr effektiv senken. Eine Reduzierung von Radon im Haus um bis zu 99 Prozent erreicht man in manchen Fällen einfach dadurch, dass man die Risse im Fundament ausbessert und von einem qualifizierten Radonsanierer ein Entlüftungsgebläse anbringen lässt.

Aber zunächst müssen Sie feststellen, ob es in Ihrem Haus eine Radonbelastung gibt. Zu diesem Zweck können Sie im Baumarkt verschiedene Prüfsätze kaufen. Es gibt zwei Möglichkeiten, das Radonrisiko abzuschätzen. Beim so genannten Kurztest wird für zwei bis neunzig Tage ein Detektor in Ihrem Haus installiert, weil die Radonwerte jahreszeitlich und im Tagesverlauf schwanken. Der Kurztest erlaubt Ihnen wahrscheinlich eine grobe Einschätzung, ob die Konzentration so hoch ist, dass Sie eine Sanierung veranlassen müssen.

Wenn die Messwerte 4 Picocurie (pCi/L, ca. 0,15 Becquerel) oder mehr betragen, sollten Sie etwas unternehmen. Sogar niedrigere Werte sind nicht ohne Risiko. Wenn Ihre Belastung höher oder grenzwertig ist, können Sie einen zweiten Kurztest oder einen längerfristigen Test machen, bei dem die Messeinrichtung für mehr als neunzig Tage an Ort und Stelle bleibt. Die U.S. Environmental Protection Agency empfiehlt eine Sanierung, wenn die Ergebnisse des langfristigen Tests oder beider Kurztests bei 4 pCi/L oder höher liegen.

Wenn Sie Ihr Brunnenwasser untersuchen, sollten Sie es auch auf Radon testen. Es gibt Maßnahmen zur Sanierung des Eintrittspunktes, die das Radon beseitigen, bevor es in Ihr Haus gelangt. Filter für den Wasserhahn sind meist nicht so wirksam.[18]

Weitere Informationsquellen:
http://www.gesundheitsamt.de/alle/umwelt/physik/strahl/ion/ra/rn/bfs/sa.htm
http://www.radontest.de/Page21817/FAQs/Sanierung/sanierung.html
http://www.geoprax.com/leistungen/radonsanierung

Radon-Risiko bei Rauchern

Radon-Konzentration Radon in Picocurie	Wenn 1000 Raucher dieser Konzentration lebenslänglich ausgesetzt wären ...	Krebsrisiko verglichen mit ...	Was tun? Nicht mehr rauchen und ...
20	Ca. 260 bekämen Lungenkrebs	250-mal so hoch wie Tod durch Ertrinken	das Haus sanieren
10	Ca. 150 bekämen Lungenkrebs	200-mal so hoch wie Tod durch Feuer im Haus	das Haus sanieren
8	Ca. 120 bekämen Lungenkrebs	30-mal so hoch wie Tod durch einen Sturz	das Haus sanieren
4	Ca. 62 bekämen Lungenkrebs	5-mal so hoch wie Tod durch Autounfall	das Haus sanieren
2	Ca. 32 bekämen Lungenkrebs	6-mal so hoch wie Tod durch Vergiftung	bei 2–4 pCi/L evtl. das Haus sanieren
1,3	Ca. 20 bekämen Lungenkrebs	durchschnittl. Radonkonzentration drinnen	weitere Reduzierung ist schwierig
0,4	Ca. 3 bekämen Lungenkrebs	durchschnittl. Radonkonzentration draußen	weitere Reduzierung ist schwierig

Radon-Risiko bei Personen, die nie geraucht haben

Radon-Konzentration Radon in Picocurie	Wenn 1000 Nichtraucher dieser Konzentration lebenslänglich ausgesetzt wären ...	Krebsrisiko verglichen mit ...	Was tun? Nicht mehr rauchen und ...
20	Ca. 36 bekämen Lungenkrebs	35-mal so hoch wie Tod durch Ertrinken	das Haus sanieren
10	Ca. 18 bekämen Lungenkrebs	20-mal so hoch wie Tod durch Feuer im Haus	das Haus sanieren
8	Ca. 15 bekämen Lungenkrebs	4-mal so hoch wie Tod durch einen Sturz	das Haus sanieren
4	Ca. 7 bekämen Lungenkrebs	Genauso hoch wie Tod durch Autounfall	das Haus sanieren
2	Ca. 4 bekämen Lungenkrebs	Genauso hoch wie Tod durch Vergiftung	bei 2–4 pCi/L evtl. das Haus sanieren
1,3	Ca. 2 bekämen Lungenkrebs	durchschnittl. Radonkonzentration drinnen	weitere Reduzierung ist schwierig
0,4		durchschnittl. Radonkonzentration draußen	weitere Reduzierung ist schwierig

Quelle: »A Citizens Guide to Radon«, Veröffentlichung der U.S. Environmental Protection Agency

Nahrungsmittel und Gewürze, die uns wider-standsfähiger gegen Elektrosmog machen

Angeblich soll der gefeierte Wissenschaftler Louis Pasteur, der entdeckt hat, dass Mikroorganismen Krankheiten verursachen, am Ende seines Lebens gesagt haben: »Die Mikrobe ist nichts. Das Milieu ist alles.« Mit anderen Worten: Ein gesundes inneres Umfeld ist der beste Schutz gegen Krankheiten. Die richtigen Nährstoffe werden ein Bollwerk der Gesundheit gegen die schädlichen Folgen ständiger Elektrosmogbelastung aufbauen. Sie können Ihr Wohlbefinden erheblich verbessern, indem Sie Nahrungsmittel und Gewürze zu sich nehmen, die uns widerstandsfähiger gegen Elektrosmog machen, indem sie Entzündungen eindämmen und mit Hilfe der in ihnen enthaltenen wirksamen Antioxidantien den anschließenden oxidativen Stress beenden.

Wie schon erwähnt, beeinträchtigen auch schwache elektromagnetische Felder wichtige Quellen der antioxidativen Superstars in unserem Körper – Melatonin, Superoxid Dismutase (SOD) und Glutathion – was wiederum dazu führt, dass mehr freie Radikale das Erbgut in unseren Zellen schädigen können. Außerdem verursachen sie Veränderungen des Kalziumstroms in den Zellen, wodurch das Immunsystem geschwächt und unser Körper einem Dauerstress ausgesetzt wird, der eine unkontrollierbare Entzündung auslöst.

Wie aktuelle wissenschaftliche Forschungsergebnisse zeigen, schützen die von mir empfohlenen Nahrungsmittel Sie nicht nur dadurch vor elektromagnetischen Feldern, dass sie Antioxidantien und andere Nährstoffe ersetzen, die der Elektrosmog Ihrem Körper raubt – sie stärken Ihren Körper zudem durch eine antioxidative Rüstung, die Sie auch vor anderen Gefahren schützen kann, darunter Herzkrankheiten, Diabetes, Krebs und Alzheimer, um nur einige Beispiele zu nennen. Die Grundlage bilden Nahrungsmittel und Gewürze, die reich an (bioverfügbaren!) Antioxidantien und entzündungshemmenden Stoffen sind oder eine besondere Fähigkeit gezeigt haben, vor Strahlenschäden zu schützen oder sie zu heilen.

Ich habe überdies Nahrungsmittel ausgewählt, deren glykämischer Index niedrig oder relativ niedrig ist, die also den Blutzuckerspiegel nicht allzu stark in die Höhe treiben. Der häufige Verzehr von stark glykämischen Nahrungsmitteln wird mit Fettleibigkeit und Diabetes in Verbindung gebracht, und beides breitet sich in den USA epidemisch aus.

Meine Ernährungsempfehlungen sind bewusst so einfach gehalten, dass ihnen jeder auch ohne ausgeklügelte und zeitaufwändige Maßnahmen folgen kann. So funktioniert die Sache:

1. Machen Sie die nachfolgend besprochenen 21 Nahrungsmittel und Gewürze zu einem Teil Ihres wöchentlichen Speiseplans. Die meisten können Sie problemlos im Supermarkt, Naturkostladen oder Reformhaus kaufen. Für einzelne Ausnahmen finden Sie im Serviceteil Bezugsquellen. Für einige Nahrungsmittel, die besonders gut vor den Folgen von Elektrosmog schützen, sind die Mengenangaben im Allgemeinen doppelt so hoch oder höher als gewöhnlich empfohlen (beispielsweise 250 g Brokkoli statt 125 g).

2. Versuchen Sie, täglich 5000 ORAC-Punkte zu erreichen. ORAC steht für Oxygen Radical Absorbance Capacity, eine Methode, die vom National Institute on Aging entwickelt wurde, um zu messen, wie gut ein bestimmtes Nahrungsmittel gegen freie Radikale wirkt. Diese 5000 Punkte können Sie beispielsweise schon mit 250 g Blaubeeren erreichen. Auf Seite 281 finden Sie eine Liste der Nahrungsmittel mit dem höchsten ORAC-Index (siehe auch http://oracvalues.com/sort/orac-value, http://www.oekosmos.de/artikel/details/orac und http://www.gesundheitstrends.de/kompakt/gesundheitstipps/orac.php).

3. Sorgen Sie dafür, dass Sie die nötigen Mineralstoffe bekommen, die Ihr Körper braucht, um effizient zu funktionieren und Sie vor Elektrosmog-Angriffen auf Ihre Zellmembranen und die biochemischen Reaktionen darauf zu schützen. Weitere Informationen dazu finden Sie in Kapitel 13.

Die besten 21 Nahrungsmittel und Gewürze, die vor Elektrosmog schützen

1 Artischocken

250 g gekochte Artischockenherzen haben eine antioxidative Kapazität, die ihnen den ersten Platz auf der Gemüseliste der ISDA sichert.[1] Sie enthalten außerdem Cynarin und Silymarin, sekundäre Pflanzenstoffe, die nachweislich die Leber vor Giften schützen, indem sie die Leberzellmembranen stabilisieren. Dieselben Stoffe findet man in der Heilpflanze Mariendistel (Artischocken gehören zur Distelfamilie), die in Europa als Gegenmittel bei Pilzvergiftungen eingesetzt wird. Wesentlich für den Schutz vor Elektrosmog ist, dass Silymarin, welches als Antioxidans zehnmal so potent ist wie Vitamin E, auch die körpereigene Produktion von Glutathion und SOD erhöht, dem wichtigsten Antioxidans und Schlüsselenzym der Leber, dessen Erzeugung durch elektromagnetische Felder beeinträchtigt wird. Eine Studie kam zu dem Ergebnis, dass Silymarin den Glutathionspiegel um 50 Prozent erhöht.[2] Außerdem dämpft es offenbar Entzündungen und fördert die Reparatur von Zellschäden – beides ist wesentlich, wenn man elektromagnetischen Feldern ausgesetzt ist.

Zubereitungsempfehlungen: Versuchen Sie, ein bis zwei Mal pro Woche eine Portion (250 g) Artischockenherzen oder eine große Artischocke zu essen. Man bekommt Artischocken ganzjährig als Tiefkühlprodukte oder Konserven, aber Sie sollten sie möglichst oft auch frisch genießen.

Um eine frische mittelgroße bis große Artischocke zuzubereiten, waschen Sie sie unter fließendem kalten Wasser. Kürzen Sie den essbaren Stiel auf etwa zweieinhalb Zentimeter (er ist mit dem wohlschmeckenden Herzen verbunden und wird deshalb nicht vollständig entfernt). Schneiden Sie etwa ein Viertel der Artischockenspitze ab. Sie können die Dornen der Blätter mit der Schere entfernen. Artischocken kann man kochen, dämpfen, grillen oder auch schmoren. Eine italienische Studie hat ergeben, dass Artischocken viele Antioxidantien behalten, egal ob sie gedämpft oder gekocht werden.[3] Um sie zu essen, lösen Sie die Blätter einzeln ab, tauchen sie in geschmolzene Butter mit Zitrone und schaben mit den Zähnen das Artischockenfleisch auf der Innenseite ab.

Sie können auch Baby-Artischocken kaufen, die einfach eine kleinere Variante sind und nicht den faserigen Mittelteil haben. Entfernen Sie die äußeren unteren Blätter, schneiden Sie die Stiele, den dunkelgrünen Boden und anderthalb Zentimeter von der Spitze ab. Anschließend können Sie die kleinen Artischocken genauso zubereiten wie größere. Sie können sie mit Dips servieren, in Omelettes, gefüllt mit gewürzten Brotwürfeln oder kalten Salaten, in Pasta, Risottos, Aufläufen, Quiches und pfannengerührten Gerichten.

2 Spargel

Dieser Frühlingsbote enthält mehr Glutathion als jedes andere Nahrungsmittel. Die Avocado folgt an zweiter und die Wassermelone an dritter Stelle, aber Sie müssten mindestens zwei Pfund davon essen, um dieselbe Menge Glutathion aufzunehmen, die in fünf Spargelstangen steckt. Glutathion fängt effizient freie Radikale ein, die das Erbgut in unseren Zellen schädigen. Es kann auch dabei helfen, DNA-Schäden zu reparieren sowie Karzinogene zu binden und sie aus dem Körper zu entfernen. Glutathion aktiviert außerdem andere Antioxidantien wie Vitamin C und Folsäure. Wenn Sie mehr Glutathion zu sich nehmen, hilft es Ihnen als Bonus bei der Entgiftung von Schwermetallen, Pestiziden und anderen giftigen Umweltchemikalien.

Spargel ist überdies eine bedeutende Quelle des sekundären Pflanzenstoffes Rutin, der die Kapillarwände stärkt. Außerdem enthält er reichlich Selen und Zink, die ebenfalls vor elektromagnetischen Feldern schützen. Ihr Körper braucht Selen, um Glutathion zu produzieren. In einer türkischen Studie gab man Ratten Zink als Nahrungsergänzung und setzte sie dann sechs Monate lang jeden zweiten Tag fünf Minuten elektromagnetischen Feldern aus. Sie hatten einen höheren Glutathionspiegel, und man fand bei ihnen weniger Hinweise auf Schäden durch freie Radikale als bei den Ratten der Kontrollgruppe, die kein zusätzliches Zink erhalten hatten.[4]

Zubereitungsempfehlungen: Essen Sie möglichst ein bis zwei Portionen Spargel pro Woche. Dämpfen, braten oder sautieren Sie frischen oder gefrorenen Spargel leicht, damit er Biss, Aroma und Nährstoffe behält. Servieren Sie ihn kalt mit Olivenöl oder einer Walnuss-Vinaigrette oder warm mit etwas Olivenöl. Sie können auch Walnussstücke, Blauschimmelkäse oder Feta darüber streuen.

3 Blaubeeren

Mit einem ORAC-Wert von 6552 enthält eine Portion Blaubeeren (250 g) die zur täglichen Aufnahme empfohlene Mindestmenge Antioxidantien und einiges mehr. Leider waren die kleinen wilden Blaubeeren, die man selbst im Wald sammeln kann, nicht in der ORAC-Liste von 2007, aber traditionell liegt ihr Wert noch höher. Andere Beeren sind ein guter Ersatz, vor allem Brombeeren (5347 pro Portion), Himbeeren (4882 pro Portion) und Erdbeeren (3577 pro Portion).

Das Geheimnis der Blaubeeren liegt in ihrem Gehalt an antioxidativ wirkenden Anthocyanen, die ihnen ihre dunkle Farbe verleihen (Studien zeigen, dass sie davon 38 Prozent mehr haben als Rotwein). Außerdem enthalten Blaubeeren viel antioxidativ wirkendes Vitamin C (in 250 g steckt mehr als ein Drittel der empfohlenen Tagesdosis) sowie den sekundären Pflanzenstoff Kämpferol. Wenn man davon mit der Nahrung reichlich aufnimmt, kann er das Risiko für Eierstockkrebs um 40 Prozent senken.

Zubereitungsempfehlungen: Essen Sie möglichst jeden Tag ein bis zwei Portionen Blaubeeren oder andere Beeren. Sie schmecken gut als Snack zwischendurch oder als Dessert, vor allem wenn man sie mit Joghurt mischt. Sie können Vollkornmuffins oder Brot damit backen, sie in Smoothies oder auch in erfrischende kalte Sommersuppen geben.

4 Zimt

Schon ein halber Teelöffel voll kann helfen, den hohen Blutzuckerspiegel nach einer kohlenhydratreichen Mahlzeit zu senken. Studien haben außerdem gezeigt, dass Zimt Diabetikern zu einer besseren Reaktion auf Insulin verhilft.[5] Da es auch Hinweise darauf gibt, dass elektromagnetische Felder den Blutzuckerspiegel erhöhen können, hilft Ihnen etwas Zimt in der täglichen Nahrung vielleicht, Ihren Blutzuckerspiegel stabil zu halten. Das gilt vor allem, wenn Sie Ihre Elektrosmogbelastung nicht immer kontrollieren können, wie es oft am Arbeitsplatz der Fall ist. Zimt ist überdies ein starkes Antioxidans.

Zubereitungsempfehlungen: Nehmen Sie möglichst einen halben Teelöffel Zimt täglich zu sich. Sie können ihn in Haferbrei rühren, über Toast streuen, Squash (ein Kürbisgewächs), Süßkartoffeln, Lammfleisch oder Curries damit würzen. Zimt schmeckt auch gut in marokkanischen Hühnergerichten mit Reis, Rosinen, Auberginen, Artischockenherzen und Garbanzo-Bohnen.

5 Cranberries

Cranberries stehen weit oben auf der ORAC-Liste, denn eine Portion (250 g) ganzer Cranberries hat eine antioxidative Kapazität von 9584. Damit sind die roten Beeren ein hervorragender Radikalfänger. Es gibt klare Hinweise darauf, dass sie das Wachstum von Tumoren verhindern, gutes Cholesterin erhöhen und schlechtes senken (das schaffen nicht mal Medikamente), H-Pylori-Bakterien (die bisweilen Magengeschwüre und Magenkrebs verursachen) abtöten, die Bildung von Zahnstein (der zu Zahnfleischentzündung führen kann) unterdrücken und Harnwegsinfektionen verhindern können. In Tierstudien hat sich gezeigt, dass Cranberries Hirnzellen vor Schäden durch freie Radikale schützen können und eventuell auch die Art von kognitiven und motorischen Abbauprozessen verhindern, die wir in einem alternden Gehirn feststellen.[6]

Sie können die antioxidativen Kapazitäten von Cranberries durch eine Kombination mit Äpfeln noch weiter steigern. Äpfel enthalten viel Kaffeesäure, die in Tierstudien die Auswirkungen von Handystrahlung auf das Gehirn verringern konnte.

Zubereitungsempfehlungen: Trinken Sie täglich 1,8 Liter Cran-Wasser (1,6 Liter Wasser gemischt mit 0,2 Liter ungesüßtem Cranberrysaft). Diese Mischung wirkt stark entwässernd und verringert Zellulitis, wie jeder bestätigen kann, der meine Fat-Flush-Diät anwendet.

6 Kohlgemüse

Gemüsearten wie Brokkoli, Blumenkohl, Weißkohl, Grünkohl und Rosenkohl enthalten nicht nur viele Antioxidantien und reichlich Vitamin C, sondern auch Schwefel, der die körpereigene Produktion von Glutathion anregt, jenem Antioxidans, von dem der Organismus unter der Einwirkung von Elektrosmog weniger erzeugt. Sie sind auch gute Quellen von Zink (schützt ebenfalls vor Elektrosmog) und Selen, zudem haben sie einen relativ hohen Gehalt an Kaffeesäure, die sich in Tierstudien als gutes Mittel gegen die schädlichen Auswirkungen der Handynutzung erwiesen hat.[8]

Außerdem gibt es starke Hinweise darauf, dass der Superstar aller sekundären Pflanzenstoffe, Sulforaphan, der Krebsbekämpfer, der zuerst aus Brokkoli isoliert wurde, sowohl die Menge als auch die Aktivität von SOD im Körper steigert. Wenn wir ein Stück Brokkoli oder Blumenkohl kauen, trägt das zur Aktivierung eines Pflanzeninhaltsstoffes bei, den man Indol-3-Carbinol (I3C) nennt. Er hilft bei der Aktivierung von Glutathion, einem unserer körpereigenen Krebsbekämpfer. Wenn Sie gerne Kohlgemüse essen, sollten Sie es lieber gekocht als roh verzehren, denn roh kann es bei Leuten, die zu wenig Schilddrüsenhormone haben, die Unterfunktion der Schilddrüse weiter verstärken.

Zubereitungsempfehlungen: Sie sollten pro Woche mindestens drei bis vier Portionen (je 250 g) Kohlgemüse essen. Kochen Sie es möglichst schonend, bis es zart ist. Längeres Kochen kann dem Gemüse seine lebenswichtigen Nährstoffe entziehen. Der Geruch, der sich beim Kochen im Haus ausbreitet, entsteht durch die Freisetzung der wertvollen Schwefelkomponenten. Die knackigsten Sorten eignen sich gut als Rohkost. Mit einem kalorienarmen Dip sind sie ein perfekter Snack. Sie können jedes dieser Gemüse dämpfen oder sautieren (Grünkohl mit Olivenöl und Knoblauch ist eine wunderbare Beilage). Geben Sie gehackten Grünkohl oder Weißkohl auch in Salate oder Suppen.

7 Kreuzkümmel

Dieses pfeffrig-zitronige Gewürz spielt eine wichtige Rolle bei der Entgiftung im Rahmen meiner Fat-Flush-Diät, und es ist auch von großer Bedeutung, wenn es um die Folgen von Elektrosmog geht. Kreuzkümmel fängt nicht nur freie Radikale, sondern fördert auch die Wirkung der entgiftenden Antioxidantien der Leber einschließlich Glutathion. In einer Studie hat er die Aktivität von Glutathion um 78 Prozent gesteigert![9] Andere Forschungsergebnisse haben gezeigt, dass die im Kreuzkümmel enthaltenen ätherischen Öle unter dem Einfluss von Mikrowellen und Gammastrahlung (einer Form der ionisierenden Strahlung) noch mehr antioxidative Kraft haben, was vermuten lässt, dass sie einer der wichtigsten Schutzschilde des Körpers gegenüber niedriger nicht ionisierender Strahlung sein könnten.[10]

Zubereitungsempfehlungen: Sie sollten möglichst dreimal pro Wochen einen halben Teelöffel Kreuzkümmel zu sich nehmen. Das Gewürz passt perfekt zu Bohnen, besonders zu roten Bohnen, die ebenfalls einen guten Schutz vor Elektrosmog bieten. In den meisten Chili-Rezepten wird Kreuzkümmel zusammen mit Chilipulver verwendet. Er ist ein wahrhaft internationales Gewürz, das man in mexikanischen, indischen und griechischen Gerichten ebenso findet wie in der Küche des Mittleren Ostens. Verwenden Sie es in Currys (einschließlich Gemüsecurry, damit Sie es mit den heilsamen Kohlgemüsen kombinieren können) oder in Gewürzmischungen oder Marinaden (mit Knoblauch, Zitrone und Olivenöl) für Grillfleisch.

8 Knoblauch

Knoblauch wirkt entzündungshemmend, aber es gibt auch Hinweise darauf, dass er hilft, den Blutzuckerspiegel zu kontrollieren, der unter der Einwirkung von elektromagnetischen Feldern steigen kann. Knoblauch ist außerdem reich an Schwefelkomponenten, die wichtig für die Produktion von Glutathion sind. Sie sind es, die der Knolle ihren stechenden Geruch verleihen.

Wahrscheinlich wissen Sie, dass Knoblauch das Risiko von Herz-Kreislauf-Erkrankungen senken kann. Er schützt das Herz auf vielfältige Weise, unter anderem dadurch, dass er Kalkablagerungen in den Koronararterien verhindert, aus denen schließlich die verhärteten Plaques werden, welche man mit schlechter Durchblutung und Blutgerinnseln in Verbindung bringt, die Herzinfarkte und Hirnschläge auslösen können. Studien haben außerdem festgestellt, dass Knoblauch freie Radikale im Blutstrom reduzieren kann, was wahrscheinlich mit zu den Ergebnissen beiträgt, zu denen andere Forscher gelangt sind: Knoblauch verringert die Bildung von Plaques um bis zu 40 Prozent, wahrscheinlich weil diese verhärteten Brocken aus Cholesterin und anderen Abfallprodukten im Blut erzeugt werden, wenn freie Radikale das Cholesterin oxidieren lassen. Wenn Knoblauch die freien Radikale abfängt, wird der gesamte Prozess der Plaquebildung bereits in der Entstehung verhindert. Ich empfehle in der Regel ¼ bis ½ Teelöffel Knoblauchextrakt pro Tag, was etwa ein bis zwei Kapseln zu je 300 mg entspricht.

Knoblauch enthält auch die antioxidativ wirkenden Vitamine C und E sowie Selen, einen wichtigen Mineralstoff, der an der Produktion von Glutathion beteiligt ist. Außerdem wirkt es auf interessante Weise gegen eine bestimmte Art von Krebserregern: die Krebs verursachenden Chemikalien, die entstehen, wenn man Fleisch bei hohen Temperaturen grillt oder brät. Eines dieser Karzinogene, das so genannte PhIP, kann einer der Gründe für die hohe Zahl von Brustkrebserkrankungen bei Frauen sein, die große Mengen Fleisch zu sich nehmen. Eine der organischen Schwefelkomponenten von Knoblauch verhindert, dass PhIP zum Karzinogen wird.[11] Dieselbe Komponente regt zudem die

Gene an, die SOD und Glutathion produzieren, was vielleicht mit dazu beiträgt, Sie vor diesen Krebs verursachenden Chemikalien zu schützen – und auch vor elektromagnetischen Feldern.

Zubereitungsempfehlungen: Versuchen Sie, täglich eine halbe bis eine Knoblauchzehe zu essen. Wenn Sie die Zehe hacken oder pressen, verwandelt sich das darin enthaltene Alliin in Allicin, dem die meisten der gesundheitlichen Vorzüge von Knoblauch zugeschrieben werden. Lassen Sie diesem Prozess ein paar Minuten Zeit, bevor Sie den Knoblauch essen oder kochen. Kochen Sie ihn nicht länger als zehn Minuten, weil er sonst seine Heilkräfte verliert. Sie können Knoblauch in Salatsaucen und Marinaden (besonders für Grillfleisch) verwenden, Gemüse damit würzen oder ihn mit Garbanzo-Bohnen, Tahini, Olivenöl und Zitrone zu Hummus verarbeiten. Wer den Geschmack (oder den Geruch) von Knoblauch nicht mag, kann alternativ Knoblauchextrakt einnehmen.

9 Rindfleisch von Weiderindern

Wenn Sie Rindfleisch essen, dann muss es von Weiderindern stammen. Deren Fleisch ist eine ausgezeichnete Quelle von Gluthation, Zink und Selen – alles Stoffe, die unter dem Einfluss elektromagnetischer Felder nicht mehr ausreichend produziert werden. Außerdem gibt es noch weitere Vorteile. Das Rindfleisch von Tieren, die mit Getreide gefüttert wurden, enthält 40 Prozent gesättigte Fettsäuren, die schlecht für das Herz sind, das Fleisch von Weiderindern dagegen nur 10 Prozent. Außerdem hat es einen höheren Gehalt an Nährstoffen einschließlich Beta-Carotin und Vitamin E sowie mehr Omega-3-Fettsäuren (sie fördern die Herzgesundheit und wirken entzündungshemmend) und konjugierte Linolsäure (CLA), eine wichtige Fettsäure, von der man aufgrund von Forschungsergebnissen annehmen kann, dass sie dazu beiträgt, das Risiko von Krebserkrankungen, Herzkrankheiten, Diabetes und Hüftspeck zu senken (manche Studien haben gezeigt, dass CLA dabei hilft, Körperfett zu verringern).[12]

Kaufen Sie nur zertifiziertes Rindfleisch von Weiderindern, die ausschließlich mit Muttermilch und Gras ernährt wurden, nicht mit Mais oder anderem Getreide, das oft verwendet wird, um die Tiere schnell zu mästen. Wichtig ist auch, dass die Rinder nicht im Stall gehalten und nicht mit Antibiotika oder Hormonen behandelt wurden. Zertifiziertes Öko-Fleisch wird diese Bedingungen in der Regel erfüllen.

Zubereitungsempfehlungen: Sie können pro Woche mindestens zwei Portionen (je 100 bis 120 g) zu sich nehmen, als Steak oder Bratenstück, ganz nach Belieben. Garen Sie das Fleisch nicht zu lange, weil es sonst Geschmack, Konsistenz und Glutathiongehalt einbüßt.

10 Pilze

Pilze, vor allem die asiatischen Sorten wie Shiitake, Maitake und Austernpilze, aber auch Champignons enthalten viele starke Antioxidantien, die dabei helfen können, das Erbgut in Ihren Zellen vor einer Schädigung durch freie Radikale zu bewahren und die Entwicklung chronischer degenerativer Alterserkrankungen zu verzögern. Asiatische Pilze enthalten 29-mal mehr von dem Antioxidans L-Ergothionein als Weizenkeime oder Hühnerleber, die ansonsten die besten Quellen sind. Und sogar weiße Champignons haben 15-mal mehr L-Ergothionein als diese beiden Nahrungsmittel.[13]

Pilze enthalten außerdem Lentinan, welches das Immunsystem stärkt. Der Stoff hat bei Versuchstieren, denen man menschliche Darmkrebszellen injiziert hatte, die Entwicklung und Größe von Tumoren reduziert. Pilze sind überdies eine ausgezeichnete Quelle von Selen und Kupfer und enthalten auch viel Zink. Selen fördert die körpereigene Produktion von Glutathion, Kupfer ist ein wichtiger Kofaktor bei der SOD-Produktion, und Zink schützt nachweislich gegen Schädigungen durch freie Radikale, wie eine Studie ergeben hat, bei der Tiere 900-MHz-Funkwellen von einem Handy ausgesetzt wurden.[14] Zink stärkt auch das Immunsystem und senkt den Blutzucker – beides ist wichtig, wenn man elektromagnetischen Feldern ausgesetzt ist.

Zubereitungsempfehlungen: Essen Sie zwei bis drei Portionen (je 250 g) pro Woche. Waschen Sie die Pilze nicht – ihre Haut ist so porös, dass sie im Wasser ertrinken. Wischen Sie sie mit einem feuchten Tuch ab und braten Sie sie kurz mit Knoblauch an, um sie dann zum Fleisch oder zu anderem Gemüse wie Spargel oder Brokkoli zu servieren oder sie in eine Pastasauce oder ein Omelette zu geben. Machen Sie Ihre eigenen Veggie-Burger, indem Sie verschiedene angebratene Pilzarten zusammen mit schwarzen oder roten Bohnen und angebratenen Zwiebeln kurz im Mixer zerkleinern (aber natürlich nicht pürieren). Würzen Sie die Mischung nach Belieben und geben Sie so viel Weizenbrotkrumen, gekochten Bulgur oder braunen Reis hinzu, dass Sie Frikadellen daraus formen können, die Sie anschließend grillen oder in der Pfanne braten.

11 Olivenöl

Anfangs standen die Forscher vor einem Rätsel (auch als französisches Paradox bezeichnet): Wie konnten die Menschen in Mittelmeerländern, die sich sehr viel fettreicher ernährten als Amerikaner, so viel gesünder sein? Wie sich zeigte, kommt es nicht auf die Menge, sondern auf die *Art* von Fett an, die man zu sich nimmt. Studien lassen den Schluss zu, dass die ausschließliche Beschränkung auf Olivenöl das Risiko einer Herzkrankheit fast halbieren und die Gefahr eines verfrühten Todes um volle 50 Prozent senken kann.[15] Für unsere Zwecke ist es jedoch vor allem wichtig, dass Olivenöl ein starkes Antioxidans ist, das die beiden Arten von Glutathion – Reduktase und Peroxidase – so stark erhöht, dass es Ihre Zellen vor einer Schädigung durch freie Radikale schützen kann.

Nehmen Sie nur kaltgepresstes Öl aus der ersten Pressung (extra vergine, am wenigsten verarbeitet), denn seine Ölsäure wirkt entzündungshemmend, kann die Symptome von Arthritis und Asthma lindern helfen und vor Osteoporose schützen. In einer Studie wurde festgestellt, dass der schmerzlindernde Effekt von vier Esslöffeln Olivenöl etwa 10 Prozent der typischen Erwachsenendosis von Ibuprofen entsprach.[16] Es hilft außerdem, den Blutzucker unter Kontrolle zu halten, der durch Funkwellen negativ beeinflusst werden kann.

Zubereitungsempfehlungen: Nehmen Sie täglich mindestens einen Esslöffel Olivenöl zu sich. Benutzen Sie – außer beim Backen – immer, wenn das Rezept Öl verlangt, kalt gepresstes Olivenöl aus der ersten Pressung. Sie können es mit Parmesankäse und Knoblauch über Vollkornnudeln, glutenfreie Pasta oder Reis geben, statt Butter oder Margarine auf Brot verwenden, Gemüse darin schwenken und Fleisch darin braten (es sorgt dafür, dass im gebratenen Fleisch weniger Krebs erregende Stoffe enthalten sind, vor allem in Kombination mit Rosmarin). Bewahren Sie Ihr Olivenöl dunkel auf. Durch Lichteinwirkung verliert es rasch seine Wirksamkeit. Eine italienische Studie hat ergeben, dass nur zwei Monate Lichteinwirkung in einem Supermarkt schon dazu führen, dass Olivenöl 30 Prozent seines Vitamin-E-Gehalts und seiner Carotinoide verlor und viele freie Radikale enthielt (was bei Öl bedeutet, dass es ranzig wird).[17] Zur Aufbewahrung eignen sich dunkle Glasflaschen am besten.

12 Granatapfelsaft

Rotwein kann mit diesem relativ neuen und beliebten Getränk nicht konkurrieren, denn ungefähr 50 ml Fruchtsaft haben einen ORAC-Wert von 2341. Eine an der University of California in Davis durchgeführte Studie kam zu dem Ergebnis, dass die antioxidative Aktivität von Granatapfelsaft dreimal höher ist als die von Rotwein und grünem Tee. Der Fruchtsaft neutralisierte 54 Prozent mehr freie Radikale als der hochgerühmte Wein.[18] Leute, die ungefähr 50 ml pro Tag tranken, hatten im Schnitt eine neun Prozent höhere antioxidative Aktivität, heißt es in einer anderen Studie.[19] Eine weitere Forschungsarbeit ergab, dass Granatapfelsaft besser in der Lage war, die Oxidation von LDL (schlechtem Cholesterin) zu verhindern. Diese Oxidation ist der Prozess, der dazu führt, dass Cholesterin verklumpt und an den Arterienwänden festklebt. Der Saft erhöhte außerdem bei 45 Personen mit Herzkrankheiten, die drei Monate lang täglich etwas mehr als 200 ml davon tranken, die Blutzufuhr zum Herzen.[20]

Zubereitungsempfehlungen: Sie sollten zwei bis drei Mal pro Woche etwa einen Viertelliter Saft zu sich nehmen (den ich mit derselben Menge Wasser verdünnen würde, um die Konzentration zu verringern). Die wissenschaftlichen Untersuchungen haben sich vorwiegend auf den Saft und nicht auf die Frucht konzentriert, so dass Sie Granatapfelsaft als Grundlage für gesunde Smoothies oder Marinaden zum Kochen verwenden können. In Israel wird sogar ein Granatapfelwein hergestellt.

13 Dörrpflaumen

Mit einem ORAC-Wert von 6552 pro 100 g enthalten Dörrpflaumen einzigartige Killer-Antioxidantien. Sie wirken besonders effektiv gegen ein sehr gefährliches freies Radikal namens Superoxid Anionenradikal – das Hauptziel von SOD. Sie hindern freie Radikale daran, Fette zu schädigen, die wesentlich für die Zellmembranen und Hirnzellen sind. Außerdem schützen sie vor Peroxidation, den schädlichen Auswirkungen des Sauerstoffs auf Cholesterin, die eine Kaskade von Ereignissen auslösen können, an deren Ende es zu Plaquebildung und Arteriosklerose kommt, ein Risikofaktor für Herzinfarkt und Hirnschlag. Dörrpflaumen sind auch eine bedeutende Quelle von Vitamin A (als Beta-Carotin), ebenfalls ein Antioxidans, das die Zellmembranen schützt und außerdem entzündungshemmend wirkt. Weil sie lösliche Fasern enthalten, können Dörrpflaumen auch helfen, den Blutzuckerspiegel zu stabilisieren, der durch niederfrequente Strahlung beeinträchtigt wird.

Zubereitungsempfehlungen: Sie sollten zwei bis drei Mal pro Woche jeweils zwei mittelgroße Dörrpflaumen zu sich nehmen.

Gefüllt mit einer Mandel oder Walnuss sind sie ein köstlicher Snack, der besonders für Kinder Bonbons gut ersetzen kann. Die getrocknete Frucht saugt jede Marinade auf, so dass sie auch gut in Hühnergerichte aus dem Mittleren Osten, andere Fleischgerichte oder Nachspeisen passt. Und natürlich sind pürierte Dörrpflaumen beim Backen ein wunderbarer nährstoffreicher Zuckerersatz.

14 Rote Bohnen

Rote Bohnen einschließlich der kleinen roten Kidneybohnen und Pintobohnen erhielten Spitzenwerte (8459), als sie 2007 in einer Studie des Arkansas Children's Nutrition Center des Landwirtschaftsministeriums in Little Rock getestet wurden. Das ist wichtig, weil andere Nahrungsmittel, die vielleicht über eine höhere antioxidative Kapazität verfügen, vom Körper nicht so leicht verwertet werden wie Bohnen. Je dunkler sie sind, desto besser: Ihre Farbe spiegelt ihren Gehalt an antioxidativ wirkendem Phenol und Anthocyan. Sie sind eine ausgezeichnete Proteinquelle, vor allem in gesunden vegetarischen Gerichten, und enthalten einen hohen Faseranteil (250 g decken ungefähr 45 Prozent Ihres täglichen Bedarfs an Ballaststoffen) und haben einen niedrigen glykämischen Index. Ihre löslichen Fasern helfen, den Blutzuckerspiegel zu stabilisieren, und weil Bohnen so viel Thiamin enthalten, einen Kofaktor bei der Produktion der für das Gedächtnis wichtigen Hirnchemikalie Acetylcholin, können sie auch Ihre Hirnzellen schützen.

Zubereitungsempfehlungen: Sie sollten drei Portionen (je 250 g) pro Woche zu sich nehmen. Bohnen müssen lange gekocht werden, wodurch sie einen Teil ihrer Nährstoffe verlieren. Aber das bedeutet auch, dass getrocknete Bohnen und Dosenbohnen ungefähr denselben Nährwert haben, so dass sie die Bohnen nicht immer selbst einweichen und kochen müssen. Bohnen aus der Dose sind vollkommen in Ordnung – Sie sollten sie lediglich abspülen, um das Salz zu entfernen. Sie können rote Bohnen in Gerichten wie Chilis, Enchiladas oder Burritos verwenden, außerdem als Grundlage für Veggie-Burger oder kalt mit anderen Bohnen, Knoblauch und anderen vor Elektrosmog schützenden Gewürzen wie Rosmarin als gemischten Bohnensalat anrichten.

Der Mühe wert

Nachfolgend einige Nahrungsmittel, die Sie nicht unbedingt im Supermarkt um die Ecke bekommen, wohl aber im Naturkostladen, im Reformhaus oder online. Sie sind so gut für Ihre Gesundheit, dass ich denke, es lohnt die Zeit und Mühe, nach ihnen zu suchen.

Acai

Diese kleine Beere aus dem Amazonas-Regenwald hat den Markt für gesunde Nahrungsmittel im Sturm erobert. Und sie ist nicht etwa eine modische Eintagsfliege, sondern hat wirklich etwas zu bieten. Sie ist keine Wunderfrucht, aber ein winziges Kraftpaket im Kampf gegen freie Radikale. Ihr ORAC-Wert hängt davon ab, in welcher Form man sie verzehrt – gefriergetrocknete Beeren erreichten einen Wert von 161.400 und ein gemischter

Saft immerhin noch respektable 5500. Das Fruchtfleisch kann man auch tiefgefroren kaufen, aber man bekommt die Beeren nicht frisch, weil sie so empfindlich sind, dass sie den Transport nicht überstehen würden. Das gefrorene Beerenmark können Sie in Smoothies oder Nachspeisen geben oder mit Joghurt mischen. Wie Blaubeeren und andere dunkle Beeren enthält das Mark stark antioxidativ wirkende Anthocyane.

Mangosteen

Mangosteen ist eine köstlich schmeckende tropische Frucht, die – wie Acai – unter der Internet-Hype leidet, die ihren tatsächlichen Wert als Antioxidans und Krebsschutz überdeckt. Japanische Wissenschaftler haben festgestellt, das Mangosteen entzündungshemmend wirkt, ähnlich den COX-2-Hemmern wie etwa Celebrex, vor allem in bestimmten Zellstrukturen des Gehirns, wodurch sie vielleicht vor Krankheiten wie Alzheimer schützen kann, die durch die Einwirkung elektromagnetischer Felder verursacht werden könnten.[21]

Noni

Der Saft dieser polynesischen Frucht (eines immergrünen Laubbaums) hat sich im Labor als wirksames Antioxidans erwiesen, das auch das Immunsystem anregt und vor Krebs schützt. Bei Untersuchungen des Cancer Research Center der University of Hawaii wurde festgestellt, dass Kapseln, die gefriergetrockneten Noni-Extrakt enthalten, auch schmerzlindernd wirken.[22]

15 Rosmarin

Bei der Untersuchung der Schäden, die durch Gammastrahlen verursacht werden, haben indische Forscher festgestellt, dass Rosmarin die DNA in den Zellen auf unterschiedliche Weise schützt, auch indem es als Antioxidans wirkt.[23] Bei Mäusen, die der Strahlung ausgesetzt und dabei mit Rosmarin behandelt wurden, stieg die Zahl der Leukozyten genannten weißen Blutzellen, die Krankheiten bekämpfen. Außerdem wurde die oxidative Degeneration der Blutfette – die Peroxidation, die ein wichtiger Hinweis auf Herz-Kreislauf-Erkrankungen ist – signifikant geringer, und der Glutathionspiegel stieg.[24] Das ist ein wichtiger Schutz, weil Strahlung die Schädigung der Lipide durch freie Radikale ansteigen lässt und den Glutathionspiegel senkt. Rosmarin treibt auch – ganz ohne fremde Hilfe – das Vitamin E in die Höhe, damit es die freien Radikalen immer wieder abfangen kann. Es ist ein so effektives Antioxidans, dass die Nahrungsmittelindustrie Bestandteile von Rosmarin als Konservierungsstoffe nutzt. Studien zeigen außerdem, dass es heterozyklische Amine verringern kann, Krebs erregende Stoffe, die sich bilden, wenn Fleisch bei hohen Temperaturen gebraten wird.

Zubereitungsempfehlungen: Sie sollten pro Woche zwei bis drei Mal einen Esslöffel Rosmarin zu sich nehmen. Es verleiht Fleischgerichten, Eierspeisen und Salatsaucen Aroma und Pep. Außerdem ist es ein perfektes Gewürz für Pastasaucen.

16 Algen

Forscher der McGill University haben festgestellt, dass Alginsäure, die in Braunalgen wie Kelp und Alaria enthalten ist, dazu führt, dass weniger Strontium 90 – der in der Umwelt am weitesten verbreitete radioaktive Stoff – durch die Darmwände aufgenommen wird.[25] Strontium 90 ist heute, zum Teil als Folge weltweiter Atomwaffenversuche, fast allgegenwärtig, so dass die meisten Leute es zwangsläufig über Wasser, Nahrung und eingeatmeten Staub aufnehmen. Andere Algenarten (wie Nori, Hijiki, Arame, Kombu, Meerespalmen und Wakame) enthalten auch viel Jod, das helfen kann, Ihre Schilddrüse, ein Ziel aller Strahlen einschließlich elektromagnetischer Felder, gesund zu halten. Algen kann man in Naturkostläden kaufen. Sie werden in getrockneter Form angeboten, die Zubereitungsempfehlungen stehen auf der Packung.

Zubereitungsempfehlungen: Direkt aus der Packung oder leicht angeröstet kann man Nori über verschiedene Gerichte streuen. Die Algen schmecken gut zu Gemüse, Vollkornpasta oder Fisch. Hijiki passen zu Suppen oder Salaten und schmecken sautiert mit Karotten und frischem Ingwer ausgezeichnet. Im Salat lassen sie sich gut mit Gurke und Apfelessig kombinieren. Kombu kann man im Ofen für Snacks rösten, zu Bohnen geben (fördert die Verdauung) oder in Streifen schneiden und damit Suppen anreichern.

17 Sauerkirschen

Montmorency-Kirschen, die in den USA am weitesten verbreiteten Sauerkirschen, enthalten reichlich Melatonin, das von der
Zirbeldrüse produzierte antioxidativ wirkende Hormon, das von
elektromagnetischen Feldern negativ beeinflusst wird. Sie enthalten sogar mehr Melatonin, als man normalerweise im Blut
findet. Diese überraschende Entdeckung machte kürzlich Dr.
Russel Reiter vom Health Science Center der University of Texas,
der Melatonin seit mehr als 30 Jahren erforscht.[26] Studien haben
bestätigt, dass Melatonin vor radioaktiver Strahlung schützt. Es
verringert oder verhindert deren gesundheitliche Auswirkungen
hauptsächlich dadurch, dass es Schäden durch freie Radikale verhindert.

Melatonin ist an der körpereigenen Produktion von Glutathion und SOD beteiligt. Es steuert unseren Tag-Nacht-Rhythmus mit Hilfe von chemischen Stoffen, die uns schlafen und
aufwachen lassen. Schlafexperten bestätigen, dass die meisten
Amerikaner, auch wenn sie nicht reisen, effektiv unter einem Jetlag leiden, einem Schlafmangel, der so gravierend ist, dass er zu
verschiedenen Krankheiten beitragen kann, beispielsweise häufige Erkältungen und Virusinfektionen, Fettleibigkeit, Diabetes
und Herzkrankheiten. Sauerkirschen wirken außerdem entzündungshemmend und haben einen relativ niedrigen glykämischen Index.

Nahrungsmittel mit hohen ORAC-Werten

Äpfel

Golden Delicious	2679
Red Delicious	4275
Granny Smith	3898

Artischocken 6552

Basilikum 4805

Beeren

Brombeeren	5347
Blaubeeren	6552
Cranberries	9584
Himbeeren	4882
Rote Johannisbeeren	3387

Bohnen

Pintobohnen	7779
Rote Bohnen	8459

Brokkoli 2386

Dörrpflaumen 6552

Feigen 3383

Nüsse

Erdnüsse	3166
Haselnüsse	9645
Pecannüsse	17.940
Walnüsse	13.541

Rotkohl 2252

Saft

Traubensaft	2377
Granatapfelsaft	2341
Spargel	2150

Zubereitungsempfehlungen: Trinken Sie pro Woche zwei bis drei Mal einen Viertelliter Kirschsaft oder essen Sie 100 Gramm getrocknete Kirschen – sofern Sie Melatonin nicht als Nahrungsergänzung einnehmen, auch mehr. Sie können den Saft mit der selben Menge Wasser verdünnen. Sauerkirschen findet man oft auch im Kuchen, aber das ist nicht die gesündeste Art, ein Nahrungsmittel zu verzehren, das vor den Auswirkungen elektromagnetischer Felder schützen kann. Getrocknete Sauerkirschen, gleich aus der Tüte gegessen, sind ein handlicher Snack, der mehr Melatonin enthält als frische Kirschen. Die getrockneten Kirschen eignen sich auch als Beigabe zu gesunden Frühstücksmuffins, glutenfreien Cornflakes, Hafergrütze, glutenfreien Pfannkuchen, Salaten, Reis, Reisnudeln, Buchweizen, Amaranth und Quinoa. Mischen Sie etwas Kirschsaft (direkt gepresst oder aus Konzentrat) mit Wasser, vor allem wenn Sie Sport treiben. Eine Studie ist zu dem Ergebnis gekommen, dass der Saft durch körperliche Aktivität verursachte Gelenkentzündungen verringern könnte.[27] Wenn Sie Kirschen nicht mögen oder nicht essen wollen, gibt es verschiedene andere Nahrungsmittel, die geringe Mengen Melatonin enthalten, beispielsweise Bananen, Zwiebeln, Mais, Hafer und Reis.

18 Kurkuma

Dieses Gewürz, mit dem man den Senf für Ihre Würstchen ebenso färbt wie indische Currygerichte, kann das Leukämierisiko senken, weil es strahlenbedingte Chromosomenschäden verhindert.[28] Kurkuma, dessen wichtigster Inhaltsstoff das so genannte Kurkumin ist, schützt auch vor Schäden, die durch andere Umweltgifte verursacht werden, sowie vor den Krebs erregenden Stoffen in gebratenem Fleisch. Im Reagenzglas stoppte es die Ausbreitung von Leukämiezellen. Außerdem fördert es nachweislich die Entgiftungsfähigkeit der Leberenzyme einschließlich Glutathion und verhindert Schädigungen durch freie Radikale.[29] Kurkuma hat pro 100 g einen ORAC-Wert von 2117.

Neurodegenerative Erkrankungen sind mit der Belastung durch elektromagnetische Felder in Verbindung gebracht worden, und Kurkuma, das die Blut-Hirn-Schranke passiert, ist ein vielversprechendes Mittel dagegen. Studien haben gezeigt, dass es das Fortschreiten einer Alzheimer ähnlichen Erkrankung bei Versuchstieren verlangsamen konnte,[30] die Produktion anderer Antioxidantien förderte und dabei half, die Bildung so genannter Amyloid-Plaque zu verhindern, die typisch für die Alzheimer-Erkrankung sind, während es gleichzeitig vorhandene Plaque aus dem Gehirn entfernte.[31]

Die entzündungshemmenden Eigenschaften von Kurkuma stellen rezeptpflichtige und frei verkäufliche Arzneimittel in den Schatten. Forschungsergebnisse zeigen, dass Kurkuma Kohlgemüse zu noch wirksameren Krebsbekämpfern macht. Für sich alleine haben weder Kurkuma noch der sekundäre Pflanzenstoff Phenethyl Isothiocyanat – aus Kohl, Brokkoli und dergleichen – irgendeine Wirkung auf Prostatakrebszellen; gemeinsam ließen sie deren Entwicklung völlig zum Stillstand kommen.[32]

Zubereitungsempfehlungen: Sie sollten täglich mindestens einen Esslöffel Kurkuma zu sich nehmen. Currypulver ist kein geeigneter Ersatz, weil es nicht genug Kurkuma enthält, um physiologisch aktiv zu sein. Würzen Sie Bohnengerichte, Salatsaucen, Currys und auf alle Fälle Kohlgemüse mit Kurkuma – es schmeckt besonders gut zu Blumenkohl, was Sie wahrscheinlich wissen, wenn Sie gerne indische Gerichte essen. Mischen Sie Kurkuma mit Zimt, Kreuzkümmel und anderen Gewürzen, um Hühnchen oder Fisch damit einzureiben. Mixen Sie Ihren eigenen Kohlgemüsedip, indem Sie Naturjoghurt mit Kurkuma, Zitronensaft, getrockneten gehackten Zwiebeln und Knoblauchpulver verrühren und vielleicht sogar noch etwas Meerrettich für die Schärfe zugeben. Durch Kurkuma erhält der Dip eine schöne gelbe Farbe. Mit etwas Chutney wird daraus eine köstliche Sauce für Fleisch, Geflügel oder Fisch.

19 Alaska Wildlachs

Wie andere fette Kaltwasserfische ist Lachs reich an entzündungshemmenden Omega-3-Fettsäuren. Sie regen die Leber an, Fett zu verbrennen und den Körper zu entgiften, stellen die Neurotransmitter des Gehirns zur Regulierung des Appetits auf ein gesundes Niveau ein und stärken die Zellmembranen bei gleichzeitiger Optimierung der Zellfunktion, so dass die Zellen Abfallprodukte ausscheiden und Nährstoffe aufnehmen. Zudem wirken sie schützend und sogar heilend auf das Gehirn. Studien haben ergeben, dass sich Lern- und Verhaltensprobleme bei Kindern durch zusätzliche Gaben von Fischöl besserten.[33] Tierstudien lassen den Schluss zu, dass Omega-3-Fettsäuren auch dazu beitragen, neurologische Störungen wie Parkinson und Alzheimer zu verhindern. Ich empfehle besonders Alaska-Wildlachs, weil er weniger Umweltgifte als andere Lachsarten enthält.

Weitere wenig belastete und umweltfreundliche Fisch-Alternativen sind: pazifische Sardinen, Bonito-Thunfisch, Regenbogenforellen, nordatlantische, japanische oder europäische Anchovis und pazifischer Heilbutt. Wenn Sie keinen Fisch mögen, kommen ersatzweise andere Nahrungsmittel infrage, die reich an Omega-3-Fettsäuren sind, beispielsweise Walnüsse, Perillaöl oder Leinsamen. (Leinsamen sind ein Omega-3-Kraftpaket und auch reich an der Vorstufe Alpha-Linolensäure. Leinöl ist eine konzentrierte Quelle von Omega-3-Fettsäuren.)

Zubereitungsempfehlungen: Essen Sie möglichst ein bis zwei Mal pro Woche fetten Fisch; mindestens einmal sollte es Lachs sein. Lachs aus Konserven eignet sich mit etwas Mayo und Dill gut als kalter Salat. Lachsfilets oder Steaks können Sie grillen, pochieren, braten oder backen. Zwei bis vier Gramm Fischöl täglich sind zudem eine empfehlenswerte Nahrungsergänzung.

20 Walnüsse

Machen Sie Walnüsse zu Ihrem bevorzugten Proteinsnack. Sie sind die einzigen Nüsse, die nennenswerte Mengen an Omega-3-Fettsäuren enthalten. Durch ihren Gehalt an Alpha-Linolensäure, die im Körper zu Omega-3 umgewandelt wird, sind sie ein natürlicher Entzündungshemmer. Außerdem enthalten sie – als einzige Nussart – viel antioxidativ wirkendes Glutathion.

Das amerikanische Landwirtschaftsministerium lässt zur Zeit das Potenzial von Walnüssen untersuchen, die Nervenzellen des Gehirns vor Altersdegeneration und Krankheiten wie Alzheimer und Parkinson zu schützen, die mit den Auswirkungen elektromagnetischer Felder in Verbindung gebracht worden sind. Walnüsse haben einen ORAC-Wert von 13.541 pro 100 g (der Index von Pecannüssen ist noch höher, so dass sie ein guter Ersatz sind, aber ihnen fehlen die Omega-3-Fettsäuren), der dafür verantwortlich sein könnte, dass sie das Herz schützen.

Zubereitungsempfehlungen: Essen Sie möglichst jeden Tag eine Handvoll Walnüsse. Streuen Sie sie über Ihren Lieblingssalat, stecken Sie eine Walnusshälfte in eine Dörrpflaume, was einen hervorragenden Snack ergibt, reichern Sie Ihr pfannengerührtes Gemüse mit Walnüssen an oder verwenden Sie sie im Pesto (mit Basilikum, Parmesan und Olivenöl, dazu vielleicht noch etwas Joghurt für eine cremige Sauce. Mein Walnuss-Rosmarin-Pesto finden Sie auf Seite 299f.).

21 Joghurt

Eine Theorie zur Erklärung der Symptome, die bei Elektrosensitivität und der Radiowellenkrankheit auftreten, besagt, dass sie durch den Verlust von Kalziumionen unter der Einwirkung elektromagnetischer Felder verursacht werden. Da diese Ionen die Membranen zusammenhalten, ist die Zelle anfälliger für Schädigungen. Dr. Andrew Goldsworthy war der Erste, dem die Ähnlichkeit zwischen den Symptomen der Elektrosensitivität und denen eines Kalziummangels im Blut auffiel. Er entwickelte die Theorie, dass der Kalziumverlust durch elektromagnetische Felder jemandem, der ohnehin zu wenig Kalzium im Blut hat, »den Rest geben könnte«.[34] Die Behandlung: Kalzium. Aber damit Kalzium vom Körper richtig aufgenommen werden kann, muss es in einem ausgeglichenen Verhältnis zu Magnesium stehen. Dieses Verhältnis sollte idealerweise mindestens 1:1 oder sogar 2:1 zugunsten von Kalzium betragen.

Die beste Quelle für Kalzium sind Nahrungsmittel. Ich bevorzuge Joghurt, weil er leicht verdaulich ist, nur selten allergische Reaktionen auslöst, gefahrlos auch von Menschen verzehrt werden kann, die keine Laktose vertragen, und weil er nützliche Bakterien enthält, die für eine gesunde Verdauung und ein starkes Immunsystem unverzichtbar sind. Joghurt ist außerdem eine unerwartete Quelle von Jod, das die Schilddrüsenfunktion verbessern kann. Tierstudien haben ergeben, dass Strahlung den TSH-Spiegel (Thyroidea-stimulierendes Hormon) verringern kann.

Zubereitungsempfehlungen: Mischen Sie Obst mit hohen ORAC-Werten mit Bio-Joghurt zum Frühstück, als Teil eines Smoothie oder als köstliches Dessert. Joghurt ist eine ausgezeichnete Basis für Dips (zu dem Kohlgemüse, das Sie essen, und sogar zu frischen Erdbeeren), Salatsaucen, Saucen oder als Milchersatz für Ihre Lieblingsrezepte. Mischen Sie gefrorene Beeren (wie Acai aus dem Naturkostladen) mit Joghurt zu einer erfrischenden Nascherei.

Rezepte

Ich habe einige meiner Lieblingsrezepte etwas überarbeitet, um Ihnen zu zeigen, wie mühelos Sie vor Elektrosmog schützende Nahrungsmittel und Gewürze in Ihren täglichen Speiseplan integrieren können. Diese Rezepte sind randvoll mit Aroma und platzen vor gesundheitlichen Vorteilen, die Ihren Organismus auf köstliche Weise stärken werden.

Belebender Beeren-Smoothie
(eine Portion)

Dies ist das beste und einfachste Frühstück aller Zeiten. Obst und Saft geben Ihnen am frühen Morgen schon einen antioxidativen Schub, der Joghurt versorgt Sie mit Kalzium, die Leinsamen schützen zusätzlich vor Krebs, und das Molkepulver schützt Sie nicht nur vor den schädlichen Wirkungen elektromagnetischer Felder, sondern macht Sie auch für den gesamten Vormittag satt. Mixen Sie den Smoothie aus Ihrem Lieblingsobst und Lieblingssaft.

125 g frische oder gefrorene Beeren
125 ml ungesüßter Cranberrysaft, Sauerkirschsaft oder Granatapfelsaft
125 g Naturjoghurt Ihrer Wahl
1 Esslöffel Leinöl oder gemahlene Leinsamen
1 Messlöffel Vanille-Molkepulver
250 ml Wasser

Geben Sie alle Zutaten in den Mixer und mixen Sie, bis der Smoothie cremig ist. Bei Bedarf können Sie noch etwas Saft oder Wasser hinzufügen.

Pro Portion ungefähr: Kalorien 340, Protein 26 g, Kohlenhydrate 20 g, Ballaststoffe 3 g, Zucker 13 g, Gesamtfett 15 g, gesättigte Fette 3 g, Cholesterin 30 mg, Natrium 140 mg, Kalium 340 mg

Kaffee-Smoothie
(eine Portion)

250 ml Biokaffee
1 Teelöffel probiotischer Süßstoff
175 g Vanillejoghurt
½ kleine Banane, in Stücke geschnitten
¼ Teelöffel Zimt
250 ml Eis

Nachdem der Kaffee etwas abgekühlt ist, geben Sie den probioti-
schen Süßstoff hinzu. Pürieren Sie anschließend alle Zutaten.

Tipp: Kaffee enthält viel Kaffeesäure, die nachweislich gegen
schädliche Mobilfunkstrahlung schützt. Sie können auch einen
Esslöffel Instantkaffee mit einem Esslöffel heißem Wasser in
Chilis oder Eintöpfe geben. Von dem Kaffee schmecken Sie
nichts – er verleiht Ihrem Gericht lediglich ein reiches Aroma.

Alternativen: Fügen Sie eine Prise Kakaopulver hinzu; frieren Sie
die Banane ein und schneiden Sie sie in Stücke; fügen Sie einen
oder zwei Esslöffel Schokoladen-Molkepulver hinzu.

Pro Portion ungefähr: Kalorien 200, Protein 7 g, Kohlenhydrate
30 g, Ballaststoffe 3 g, Zucker 23 g, Gesamtfett 0 g, gesättigte Fette 0 g, Cholesterin 0 mg, Natrium 90 mg, Kalium 500 mg

Western-Chili aus alter Zeit

(ca. 8 Portionen)

1 Esslöffel Olivenöl Extra
900 g Rindergulasch aus Weiderind
1 mittelgroße gelbe Zwiebel, gewürfelt
1 Dose grüne Chilis (450 g)
2 Knoblauchzehen, zerdrückt
1 rote Paprika, gewürfelt
1 mittelgroße Jalapena, gewürfelt
3 Dosen (je 450 g) rote Kidneybohnen, abgespült
1 kleine Dose ungesalzenes Tomatenpüree
2 Esslöffel Chilipulver
2½ Teelöffel Kreuzkümmel
3 Teelöffel getr. Oregano
Salz

Geben Sie das Öl in eine backofenfeste Pfanne und braten Sie das Fleisch an. Fügen Sie Zwiebeln, grüne Chilis, Knoblauch, Paprika und Jalapena hinzu und sautieren Sie alles, bis die Zwiebeln glasig sind.

Fügen Sie Tomatenpüree, Chilipulver, Kreuzkümmel und Oregano hinzu und bringen Sie alles zum Kochen. Decken Sie die Pfanne ab und stellen Sie sie in den auf 160 Grad C vorgeheizten Backofen, wo Sie das Gericht 1½ bis 2 Stunden schmoren lassen, bis das Fleisch zart ist. Rühren Sie gelegentlich um und gießen Sie Wasser nach, wenn die Mischung zu dickflüssig wird. Fügen Sie die Bohnen hinzu und stellen Sie alles noch einmal für 15 Minuten in den Ofen. Schmecken Sie das Gericht mit Salz ab.

Tipp: Um die antioxidative Wirkung auf aromatische Weise zu verstärken, fügen Sie ein oder zwei Esslöffel ungesüßtes Kakaopulver hinzu. Kakao enthält mehr Antioxidantien als jedes andere Schokoladenprodukt. Und keine Sorge, das Chili wird nicht wie heißer Kakao schmecken. Der Kakao gibt dem Gericht nur ein komplexeres, herzhaftes Aroma. Es gleicht der traditionellen mexikanischen Mole-Poblano-Sauce, die etwas Schokolade mit verschiedenen Chilis und anderen Zutaten enthält.

Pro Portion ungefähr: Kalorien 415, Protein 30 g, Kohlenhydrate 36 g, Ballaststoffe 12 g, Zucker 4 g, Gesamtfett 18 g, gesättigte Fette 4 g, Cholesterin 68 mg, Natrium 487 mg, Kalium 715 mg

Steak vom Weiderind mit Knoblauch, Wein, Rosmarin und exotischen Pilzen

(ca. 8 Portionen)

2 Knoblauchzehen
1¼ Teelöffel getrockneter oder 2 Esslöffel frischer Rosmarin
125 ml Rotwein
2 Esslöffel Olivenöl Extra
900 g Sirloin-Steak, etwa 1,2 cm dick
1 kg exotische Pilze (jeweils 250 g Portobello, Crimini, Austernpilze und Enoki)
Salz

Mischen Sie Knoblauch, Rosmarin und die Hälfte des Rotweins im Mixer gründlich durch. Geben Sie anschließend die Hälfte des Olivenöls hinzu, um eine Paste herzustellen, die Sie auf beide Seiten der Steaks streichen. Marinieren Sie das Fleisch mindestens zwei Stunden, besser noch über Nacht. Grillen oder braten Sie die Steaks bei mittlerer Hitze auf beiden Seiten jeweils ungefähr drei Minuten. Sautieren Sie die Pilze in dem restlichen Wein und Olivenöl und servieren Sie das Fleisch längs zur Faser geschnitten. Eventuelle Reste können Sie am nächsten Tag unter einen Salat mischen.

Tipp: Das Fleisch vom Weiderind ist weniger fett als das Fleisch von Tieren, die mit Getreide gemästet werden, so dass Sie vielleicht etwas Olivenöl brauchen, um es zu bräunen. Das bedeutet auch, dass man Fleisch von Weiderindern leicht verbrät. Wenn Sie Ihre Steaks lieber durchgebraten essen, schmoren Sie sie bei niedrigeren Temperaturen in einer Sauce oder Marinade. Eine gute Idee ist auch, das Fleisch zunächst bei hohen Temperaturen scharf anzubraten, damit der Saft nicht austreten kann.

Pro Portion ungefähr: Kalorien 190, Protein 25 g, Kohlenhydrate 3 g, Ballaststoffe 1 g, Zucker 1 g, Gesamtfett 7 g, gesättigte Fette 0 g, Cholesterin 60 mg, Natrium 65 mg, Kalium 23 mg

Herzhaftes Rindergulasch

(4 Portionen)

450 g Gulasch vom Weiderind (Hüfte oder Rippe für schnelleres Garen)

Glutenfreies Vollkornmehl (beispielsweise von braunem Reis) zum Bestäuben

1 Esslöffel Olivenöl Extra

1 große Zwiebel, grob gewürfelt

2 große rote, gelbe oder orangefarbene Paprika, grob gewürfelt

3 Selleriestangen, fein gewürfelt

4 Knoblauchzehen, gehackt

1 kleine Dose Tomatenpüree

80 ml trockener Rotwein

1½ Teelöffel frischer Oregano

1½ Teelöffel frisches Basilikum

1 Lorbeerblatt

1 große oder zwei mittelgroße Karotten, in Scheiben geschnitten

2 kleine Kartoffeln, geschält und in 2,5 cm große Würfel geschnitten

2 Esslöffel gehackte Petersilie

250 g Pilze, in Scheiben geschnitten

Salz

Schneiden Sie das Fleisch in 2,5 cm große Würfel und stäuben Sie Mehl darüber. Erhitzen Sie das Öl in einem großen Schmortopf und braten Sie Fleisch, Zwiebel, Paprika, Sellerie und Knoblauch kurz an. Geben Sie anschließend das Tomatenpüree, den Wein und die restlichen Gewürze hinzu und füllen Sie Wasser auf, bis alles mit Flüssigkeit bedeckt ist. Lassen Sie das Gericht bei geringer Hitze eine Stunde kochen. Vielleicht müssen Sie noch etwas Flüssigkeit nachfüllen, damit das Gulasch nicht zu dick wird. Geben Sie anschließend Karotten, Kartoffeln, Petersilie und Pilze in den Topf, und lassen Sie alles noch einmal 30 Minuten köcheln, bis das Fleisch zart ist. Kochen Sie das Gericht nicht wesentlich länger – Fleisch vom Weiderind kann trocken und zäh werden, wenn man es zu lange kocht. Schmecken Sie das Gulasch vor dem Servieren mit Salz ab.

Pro Portion ungefähr: Kalorien 500, Protein 27 g, Kohlenhydrate 35 g, Ballaststoffe 8 g, Zucker 10 g, Gesamtfett 20 g, gesättigte Fette 4 g, Cholesterin 68 mg, Natrium 400 mg, Kalium 1300 mg

Gegrillter Wildlachs mit Mango-Granatapfel-Salsa
(4 Portionen)

Für die Salsa
1 reife Mango, gewürfelt
60 g rote oder gelbe Paprika, gehackt
60 g rote Zwiebeln, gehackt
125 g Granatapfelkerne
1 Teelöffel Olivenöl Extra
1 Esslöffel Jalapena oder Serrano, gewürfelt
(oder nach Geschmack)
2 Esslöffel frisches Koriandergrün
1 Teelöffel Kreuzkümmel, gemahlen
½ Avocado, gewürfelt
1 Limette, gepresst

Für den Lachs

4 Alaska-Wildlachsfilets (zu je 150 g)

Olivenöl Extra

1 Zitrone oder Limette

Salsa: Geben Sie Mango, Paprika, Zwiebel, Granatapfelkerne und Olivenöl in eine Schüssel.

Fügen Sie etwas Jalapena oder andere scharfe Paprika hinzu und schmecken Sie ab, bis die gewünschte Schärfe erreicht ist. Fügen Sie Koriandergrün, Kreuzkümmel, Avocado und Zitronensaft oder Limettensaft hinzu. Schwenken Sie alles.

Lachs: Bestreichen Sie die Lachsfilets mit Olivenöl. Bereiten Sie den Grill vor.

Würzen Sie den Fisch nach Geschmack mit Zitronen- oder Limettensaft und grillen Sie ihn acht bis zehn Minuten, bis er nicht mehr glasig aussieht. Richten Sie den Fisch auf einer Servierplatte an und geben Sie die Salsa darüber. Servieren Sie das Gericht sofort.

Pro Portion ungefähr: Kalorien 330, Protein 25 g, Kohlenhydrate 18 g, Ballaststoffe 4 g, Zucker 12 g, Gesamtfett 15 g, gesättigte Fette 3 g, Cholesterin 60 mg, Natrium 70 mg, Kalium 700 mg

Vegetarisches

Gebackener Spargel
(4 Portionen)

Wenn Gemüse im Backofen zubereitet wird, schmeckt man die ihm eigene Süße besonders gut. Auch wer nicht gerne Gemüse isst, wird dieses Gericht mögen.

1 Pfund Spargel (dickere Stangen sind für diese Art der Zubereitung besser geeignet)
1 bis 2 Esslöffel Olivenöl Extra
2 Knoblauchzehen, gehackt
Zitronensaft
Salz

Heizen Sie den Ofen auf 200 Grad Celsius vor. Schälen Sie den Spargel und entfernen Sie die unteren Enden.

Mischen Sie Olivenöl, Knoblauch und einen Spritzer Zitronensaft. Wälzen Sie den Spargel in dieser Mischung. Sie können die Mischung und den Spargel auch in eine Plastiktüte geben und die Spargelstangen in der Tüte reiben, bis sie gut mit der Marinade überzogen sind. Legen Sie die Stangen nebeneinander in eine flache Auflaufform. Würzen Sie mit Salz und backen Sie den Spargel nach Belieben 10 bis 20 Minuten im Ofen. Je länger Sie den Spargel backen, desto knuspriger werden die Enden.

Pro Portion ungefähr: Kalorien 55, Protein 4 g, Kohlenhydrate 4 g, Ballaststoffe 3 g, Zucker 4 g, Gesamtfett 3 g, gesättigte Fette 0 g, Cholesterin 0 mg, Natrium 4 mg, Kalium 7 mg

Rosenkohl
(4 Portionen)

1 Pfund Rosenkohl
2 Esslöffel Olivenöl Extra
3 Knoblauchzehen, gehackt
1 Esslöffel Balsamico
Salz

Heizen Sie den Ofen auf 230 Grad Celsius vor. Putzen Sie den Rosenkohl und schneiden Sie die Köpfchen in Hälften oder Viertel. Geben Sie sie in eine Schüssel und schwenken Sie sie in der Mischung aus Olivenöl, Knoblauch und Balsamico. Legen Sie die Stücke nebeneinander in eine flache Auflaufform und backen Sie sie unter gelegentlichem Wenden 20 bis 25 Minuten, bis sie leicht knusprig sind. Würzen Sie nach Geschmack mit Salz.

Zubereitungsempfehlungen: Mischen Sie ein paar gehackte Walnüsse unter den Rosenkohl.

Tipp: Verleihen Sie bitterem Gemüse mehr Süße mit Balsamico, der aus dem Saft der Trebbiano-Traube hergestellt wird. In Italien wird er sogar in Desserts verwendet. Probieren Sie Balsamico mit frischen Erdbeeren, Birnen oder Tomaten.

Pro Portion ungefähr: Kalorien 111, Protein 4 g, Kohlenhydrate 13 g, Ballaststoffe 4 g, Zucker 23 g, Gesamtfett 6 g, gesättigte Fette 0 g, Cholesterin 0 mg, Natrium 28 mg, Kalium 12 mg

Kohl-Cranberry-Sauté
(4–6 Portionen)

2 Esslöffel Olivenöl Extra
1 rote Zwiebel, in dünne Scheiben geschnitten
700 g Rotkohl, dünn gehobelt
60 ml ungesüßter Granatapfelsaft, Sauerkirschsaft oder Cranberrysaft
2 Esslöffel getrocknete, ungesüßte Cranberries
125 ml Apfelessig
½ Teelöffel Kurkuma
Salz

Erhitzen Sie das Öl in einer großen Pfanne und braten Sie die Zwiebeln an, bis sie glasig werden. Fügen Sie den Kohl hinzu und kochen Sie ihn, bis er weich ist. Geben Sie Saft, Cranberries, Essig und Kurkuma dazu. Kochen Sie alles kräftig auf, bis die Sauce eindickt, und lassen Sie es dann weitere 20 Minuten köcheln. Schmecken Sie das Gericht mit Salz ab.

Pro Portion ungefähr: Kalorien 100, Protein 1 g, Kohlenhydrate 13 g, Ballaststoffe 3 g, Zucker 8 g, Gesamtfett 4 g, gesättigte Fette 0 g, Cholesterin 0 mg, Natrium 34 mg, Kalium 71 mg

Salat aus Artischocken und gebackenen roten Paprika mit Rosmarin-Walnuss-Pesto

(4 Portionen)

Dies ist eine schnell und leicht herzustellende kalte Beilage (die Sie aber auch erwärmen können) und ergibt eine leichte Mittags- oder Abendmahlzeit.

1 Dose (450 g) Artischockenherzen (Sie können auch tiefgefrorene Artischocken verwenden)
1 Glas (360 g) gebackene rote Paprika
1 rote Zwiebel, gehackt
Salz
Frische Petersilie zur Dekoration

Mischen Sie alle Zutaten in einer Schüssel. Bereiten Sie anschließend das Rosmarin-Walnuss-Pesto zu (siehe folgendes Rezept). Schmecken Sie das Gericht mit Salz ab und garnieren Sie es vor dem Servieren mit frischer Petersilie.

Rosmarin-Walnuss-Pesto

375 g Walnüsse
60 g frischer Rosmarin
1 Knoblauchzehe
80 ml Olivenöl Extra
180 g geriebener Parmesan oder anderer Hartkäse

Heizen Sie den Backofen auf 180 Grad vor und rösten Sie die ganzen Walnüsse fünf bis zehn Minuten im Ofen, bis sie goldbraun sind. Pürieren Sie Walnüsse, Rosmarin und Knoblauch im Mixer und gießen Sie dabei das Olivenöl langsam in die Mischung. Wenn das Pesto dick und weich ist, nehmen Sie es aus dem Mixer und rühren den Käse hinein.

Pro Portion ungefähr: Kalorien 526, Protein 20 g, Kohlenhydrate 15 g, Ballaststoffe 7 g, Zucker 4 g, Gesamtfett 45 g, gesättigte Fette 5 g, Cholesterin 16 mg, Natrium 700 mg, Kalium 80 mg

Pikantes Gemüse
(4–6 Portionen)

½ Kopf Brokkoli in mundgerechten Stücken
½ Kopf Blumenkohl in mundgerechten Stücken
1 Glas (175 g) marinierte Artischockenherzen (nicht abgießen)
1 Zitrone
Salz

Dämpfen Sie Brokkoli und Blumenkohl, bis sie zart und bissfest sind. Geben Sie die marinierten Artischockenherzen und anschließend den Saft der Zitrone darüber. Erwärmen Sie das Gericht in einer Pfanne.

Pro Portion ungefähr: Kalorien 77, Protein 2 g, Kohlenhydrate 8 g, Ballaststoffe 2 g, Zucker 2 g, Gesamtfett 6 g, gesättigte Fette 0 g, Cholesterin 0 mg, Natrium 200 mg, Kalium 300 mg

Mineralstoffe und Nahrungsergänzungen, die uns widerstandsfähiger gegen Elektrosmog machen

Eines der am besten gehüteten Ernährungsgeheimnisse ist 70 Jahre lang unter der Decke gehalten worden: Mineralstoffe sind der Funke des Lebens und für die Zellgesundheit noch wichtiger als Vitamine. Sie bilden wirklich die vorderste Verteidigungslinie beim Schutz des Körpers vor den immer weiter um sich greifenden elektromagnetischen Feldern.

Stellen Sie sich die Sache so vor: Jede Zelle braucht Mineralstoffe, um ihre zahlreichen Funktionen im Körper zu erfüllen. Und im menschlichen Körper gibt es mehr als 70 Milliarden Zellen, von denen jede wie eine biologische Batterie wirkt – eine Art Mini-Dynamo, der Leben erzeugt. Mineralstoffe sind die Katalysatoren, mit deren Hilfe die Batterie funktionsfähig bleibt und ihre Ladung aufrechterhalten kann. Wenn ihnen die Mineralstoffe im richtigen Verhältnis fehlen, können die Zellmembranen nicht den erforderlichen Flüssigkeitsdruck zwischen dem Inneren und Äußeren der Zellwände bewahren. Dieser so genannte osmotische Druck sorgt dafür, dass keine Viren und Bakterien in die Zelle eindringen und die Zellwände nicht reißen. Dieselben Mineralien, gewöhnlich als Elektrolyte bezeichnet, helfen auch, den richtigen pH-Wert in der Zellflüssigkeit zu erhalten, damit eventuelle Eindringlinge nicht überleben können. Jedes Ungleichgewicht bei diesem Druck lässt die Zellen schwächer werden und schließlich sterben. Sogar das Immunsystem ist von diesem mineralischen Balanceakt abhängig, bis hinunter auf die zelluläre Ebene. Die Mineralien des Lebens laden uns minütlich neu auf und versorgen alle Zellen, Organe und Gewebe des Körpers mit Energie.

Da elektromagnetische Felder Ihre Zellen angreifen – vor allem die Membranen –, müssen Sie dafür sorgen, dass sie rund um die Uhr perfekt mit Mineralstoffen versorgt sind, um sich vor einem zellulären Zusammenbruch zu schützen. Wir wissen bereits, dass der heimliche Stress durch elektromagnetische Felder Schäden durch freie Radikale erzeugt. Aber das ist nicht alles: Wie emotionaler Stress überflutet er den Körper mit Stresshormonen, die mehr und mehr Chemikalien produzieren, um Nervenimpulse zu übertragen. Erinnern Sie sich: Wenn Sie unter Stress stehen, schaltet Ihr Körper sein Notfallprogramm ein und schickt seine Botschaften so hektisch aus wie ein Truppenführer unter Belagerung. Die meisten dieser Chemikalien sind Elektrolyte oder Spurenelemente, die Ihr Körper braucht, um Antioxidantien wie Superoxid Dismutase (SOD) zu erzeugen, mit deren Hilfe die freien Radikale abgefangen werden. Aber wenn Sie unter Stress stehen – und glauben Sie mir, Sie sind fast ständig von elektromagnetischen Feldern umgeben –, verbrauchen Sie Ihre Mineralstoffspeicher sehr schnell. Studien haben ergeben, dass es eine Woche oder noch länger dauern kann, diese Mineralien nach einer Stressphase zu ersetzen. Wenn der Stress nicht nachlässt, müssen Sie *täglich* diese Spurenelemente als Nahrungsergänzungen einnehmen.

Mineralstoffe leisten sehr viel mehr, als nur Ihre Zellmembranen vor Elektrosmog zu schützen. Sie fördern die Blutbildung, die Flüssigkeitsregulation, den Eiweißstoffwechsel und die Energieerzeugung. Sie unterstützen den Körper bei jeder biochemischen Reaktion. Mineralien sorgen dafür, dass Ihre Knochen und Zähne stark bleiben, geben den Organen und Drüsen Kraft und lindern Stress. Da Mineralstoffe aus dem Boden stammen, ist es eine Sache, ihren Wert zu erkennen, aber eine ganz andere Sache, sie dem Organismus in verwertbarer Form zuzuführen.

Wo sind all die Mineralien geblieben?

Einfach gesagt: Aus einem ausgelaugten Boden oder aus industriell verarbeiteten und verkochten Nahrungsmitteln können Sie keine Mineralien bekommen. Jahrelang haben Ernährungswissenschaftler empfohlen, dass jeder grünes Blattgemüse zu sich nehmen sollte, weil es viele Nährstoffe einschließlich Chlorophyll und Kalzium enthält.

Deshalb wird es eine große Hilfe für Sie sein, Ihren Mineralstoffspiegel untersuchen zu lassen, was sehr genau und ohne einen invasiven Eingriff mit einer Gewebe-Mineralanalyse oder durch einen Haartest möglich ist. Auf diese Weise gewinnen Sie einen einzigartigen Einblick in Ihren persönlichen Mineralstoff-

spiegel (und auch in Ihre Schwermetallbelastung, weil Schwermetalle Mineralien verdrängen können). Das Haar ist eine Blaupause
der Stoffwechselaktivitäten, die sich in den letzten zwei bis drei
Monaten in unserem Körper abgespielt haben. Wenn Sie irgendwo
einen Mangel oder Überschuss feststellen oder einfach Ihren EMF-
Schutzschild verstärken wollen, essen Sie häufig die hier genannten Mineralstoffe und auch die Nahrungsmittel, die sie enthalten.

Kalzium

Sie wissen, dass Kalzium für starke Knochen und Zähne wichtig
ist, und da elektromagnetische Felder den Kalziumgehalt Ihrer
Zellen drastisch verändern können, ist es wesentlich, dass Sie
Ihrem Körper genug von diesem lebenswichtigen Mineral zu-
führen. Kalzium ist der Kitt, der Ihre Zellen zusammenhält.
Elektromagnetische Felder lassen die Zellmembranen brüchig
werden, so dass Kalzium austritt, und daraus können alle möglichen großen und kleinen Symptome entstehen. Das Verhältnis
zwischen Kalzium und dem Schwestermineral Magnesium sollte mindestens 1:1 betragen.

Optimale Dosis: Maximal 800 bis 1000 mg pro Tag für alle Altersgruppen (einschließlich Kinder), vorausgesetzt, es wird genügend Magnesium und Vitamin D mit der Nahrung oder als Nahrungsergänzung aufgenommen. Nahrungsergänzungen nimmt
man am besten in einer Dosierung von 400 bis 500 mg zu sich.
Persönlich bevorzuge ich Osteo-Key (vgl. Serviceteil), das Hydro-
xylapatit enthält, eine der Kalziumquellen, die zusammen mit
Magnesium die beste Bioverfügbarkeit aufweisen.

Nahrungsmittel, die gute Quellen sind: Milchprodukte, dunkelgrünes Blattgemüse, Mandeln, Pecannüsse, Sonnenblumenkerne, Petersilie, Kelp, Klette und Hijiki-Algen.

Magnesium

Magnesium ist die beste Versicherung für die Aufnahme und Speicherung von genügend Kalzium. Magnesium kontrolliert den Kalziumgehalt Ihrer Nervenzellen, um eine Überreizung zu verhindern. Als herausragendes Anti-Stress-Mineral spielt es auch eine große Rolle beim Schutz Ihrer Arterien, Nerven, Muskeln und Knochen, und es sorgt dafür, dass Ihr Blut reibungslos fließt.

Optimale Dosis: 400–800 mg für Erwachsene. Reduzieren Sie die Dosis, falls Durchfälle auftreten sollten. 50–400 mg für Kinder und Jugendliche.

Nahrungsmittel, die gute Quellen sind: grünes Blattgemüse, Brokkoli, Nüsse, besonders Mandeln, Samen, besonders Kürbiskerne, Sonnenblumenkerne und Sesamsamen sowie Bohnen.

Den Melatoninspiegel auf natürliche Weise erhöhen

Nahrungsergänzungen und Nahrungsmittel sind nicht die einzige Möglichkeit, um die Melatoninproduktion des Körpers zu erhöhen. Es hilft auch, wenn Sie einige neue Lebensgewohnheiten pflegen.

Halten Sie sich in der Sonne auf. Ich weiß, das klingt widersprüchlich, weil Sonnenlicht die Melatoninproduktion unterdrückt. Aber bei Untersuchungen älterer Menschen, die oft wegen eines niedrigeren Melatoninspiegels Schlafprobleme haben, stellten die Forscher fest, dass Personen, die sich ungefähr zwei Stunden täglich in der Sonne aufhielten, einen höheren Melatoninspiegel hatten – und besser schliefen – als solche, die nicht so lange in der Sonne waren.[1]

Holen Sie sich etwas künstliche Sonne. Wenn Sie in einer Gegend leben, wo die Sonne selten scheint, vor allem im Winter, überlegen Sie, ob Sie sich nicht Tageslichtlampen zulegen wollen, die das volle Spektrum des Sonnenlichts abgeben. Sie werden schon lange zur Behandlung von Winterdepression empfohlen und können helfen, in der dunklen Jahreszeit einen regelmäßigen Tagesrhythmus zu wahren und den Melatoninfluss bei Nacht auf gewohntem Niveau zu halten.

Halten Sie es nach Einbruch der Dunkelheit dunkel. Lux ist eine Maßeinheit dafür, wie hell Oberflächen durch Licht erleuchtet werden. An einem durchschnittlichen Tag liegt der Wert für das Sonnenlicht zwischen 32.000 und 100.000 Lux. Die durchschnittliche Innenraumbeleuchtung bringt es auf 100 bis 1000 Lux. Der Vollmond schafft ungefähr 1 Lux und der Wert in einem

Kino beträgt weniger als 1 Lux. Weniger als 1 Lux haben wir auch an einem trüben, bedeckten Tag. Studien haben ergeben, dass schon 100 Lux bei Nacht ausreichen, um die Melatoninproduktion zu blockieren. Bei 500 Lux wird die Melatoninproduktion im menschlichen Körper um bis zu 98 Prozent gemindert. Halten Sie die Beleuchtung am Abend also gering, oder schalten Sie das Licht sogar ganz aus.[2]

Verdunkeln Sie. Unsere Welt ist bei Nacht meist zu hell beleuchtet. Die Lichter der Städte lassen uns nicht einmal mehr die Sterne sehen. Wenn Sie in der Nähe eines Stadtzentrums wohnen, kann der Himmel über Ihnen am Abend wie eine nicht sonderlich schöne Aurora Borealis aussehen. Ohne künstliche Beleuchtung würden wir jede Nacht acht bis neun Stunden lang Melatonin produzieren. Aber für den Durchschnittsamerikaner ist es nachts nur sieben bis acht Stunden dunkel, und er produziert vielleicht nur sechs bis sieben Stunden Melatonin. Die ständige Verschwendung von künstlichem Licht beschert uns also nicht nur geschätzte 130 Milliarden Dollar pro Jahr an Energiekosten, sondern wir bezahlen auch einen gesundheitlichen Preis dafür. Wie der Journalist Verlyn Klinkenborg im November 2008 in seinem *National Geographic*-Artikel »Our Vanishing Night« schrieb: »Dunkelheit ist für unser biologisches Wohlergehen, unsere innere Uhr, genauso wichtig wie Licht.«[3] Sie sollten über Rollläden oder Vorhänge nachdenken, um sich vor dem Licht Ihrer Nachbarn zu schützen.

Kein blaues Licht bei Nacht. Im Lichtspektrum ist blaues Licht gut geeignet, Sie wach zu halten, denn es unterdrückt nachweislich die Melatoninproduktion. Da wir es mit einer unsichtbaren Energie zu tun haben, die genau das bewirkt, ist es wichtig, blaues Licht herauszufiltern, um die Melatoninproduktion möglichst hoch zu halten. Bei Forschungen über Nachtschichtarbeiter, die ein hohes Brustkrebsrisiko haben und unter Schlafstörungen leiden, hat sich gezeigt, dass sich die Unterdrückung der Melatoninproduktion verhindern ließ, wenn die Leute Brillen trugen, die das künstliche blaue Licht am Arbeitsplatz ausfilterten. Die Arbeiter schliefen besser und waren vielleicht auch weniger anfällig für Krebs.[4] Wissenschaftler am Lighting Innovations Institute der John Carroll University in Ohio haben zu einem akzeptablen Preis Brillen, Glühbirnen und Nachtlichter entwickelt, die blaues Licht filtern, und bei entsprechenden Untersuchungen zeigte sich, dass sie dazu beitrugen, den Schlaf zu verbessern, und bei Leuten, die solche Brillen (vgl. Serviceteil) einige Stunden vor dem Zubettgehen trugen, Symptome von ADHS verringerten.

Wir haben weit reichende Möglichkeiten, uns selbst und unsere Kinder vor den ungeprüften und unerwarteten Auswirkungen von Elektrosmog zu schützen. Nahrungsmittel mit hohem Mineralstoffgehalt, Nahrungsergänzungen und die »Fünf-Sterne-Mittel« (siehe unten) zum Schutz vor elektromagnetischen Feldern maximieren die Abwehrkräfte unseres Körpers und erhalten unser Wohlbefinden.

Phosphor

Phosphor ist in den meisten Nahrungsmitteln enthalten, weil es für jedes Lebewesen unverzichtbar ist. Die Zellmembranen bestehen zum Teil aus Phospholipiden. Die gesamte Produktion und Speicherung von Energie ist von Verbindungen abhängig, die Phosphor enthalten (wie beispielsweise Adenosin-Triphosphat oder ATP) und Nukleinsäure – der NA-Teil Ihrer DNA und RNA, die Ihre zelluläre genetische Information speichern und weitergeben. Sie bestehen aus Molekülreihen, die Phosphor enthalten. Ohne diesen wichtigen Mineralstoff wäre keine zelluläre Kommunikation möglich.

Optimale Dosierung: 700 mg für Erwachsene über 18 Jahren; 700–1250 mg für Schwangere und stillende Frauen; 1250 mg für Kinder und Jugendliche von 9 bis 18 Jahren.

Nahrungsmittel, die gute Quellen sind: Weizenkleie, Hering, Sesamsamen, Cashewnüsse, Leber, Vollkorn-Cornflakes, Eigelb.

Kalium

Dies ist – neben Natrium, Chlorid und Bikarbonat – eines der wichtigsten Elektrolyte Ihres Körpers, so genannt, weil sie in wässriger Lösung Elektrizität leiten. Kalium befindet sich als positiv geladenes Ion konzentriert in der Flüssigkeit im Inneren der Zelle. Zusammen mit dem positiv geladenen Natrium an der Außenseite der Zellmembran hilft es, das so genannte Membranpotenzial zu erzeugen – die Spannung zwischen beiden Seiten der Zellmembran, die sie stabil hält und auch dazu beiträgt, dass die Zellen miteinander kommunizieren können.

Optimale Dosierung: Kalium nimmt man am besten mit der Nahrung auf.

Nahrungsmittel, die gute Quellen sind: Kokoswasser, Bananen, Kartoffeln, Tomaten, Mangold, Limabohnen, Süßkartoffeln und Winterkürbis, Sojabohnen, Avocados, Spinat, Pintobohnen, Papayas, Linsen.

Schwefel

Als eines der nichtmetallischen Elemente spielt Schwefel eine herausragende Rolle für die antioxidative Kraft von Glutathion. Die Schwefelatome von Glutathion docken an toxische Moleküle und freie Radikale an und erleichtern entweder deren Ausleitung oder verwandeln sie in harmlose Verbindungen. Da elektromagnetische Felder den Glutathionspiegel im Körper senken können, sollten Sie darauf achten, dass Sie genug von diesem Baustein aufnehmen, um optimale Glutathionwerte zu behalten.

Optimale Dosierung: Es gibt keine offiziell empfohlene Dosis. Nahrungsergänzungen wie MSM versorgen Sie aber auch mit Schwefel.

Nahrungsmittel, die gute Quellen sind: Kohlgemüse, Weißkohl, Zwiebeln und Knoblauch, Fleisch, Fisch, Hülsenfrüchte und Eier.

Chrom

Hoher Blutzucker wurde in so vielen Studien über EMF-Belastungen erwähnt, dass ein Forscher dieses durch elektromagnetische Felder ausgelöste Phänomen bereits »Diabetes Typ 3« genannt hat.[5] Chrom hilft dabei auf seine eigene Weise, indem es das tut, was es am besten kann – das Insulin bei der Umwandlung von Blutzucker in Energie unterstützen, so dass der Zucker nicht mehr im Blut kreist. Chrom ist außerdem direkt am Protein-, Kohlenhydrat- und Fettstoffwechsel beteiligt, was seinen Ruf als Fettverbrenner und potenzielles Schlankheitsmittel begründet.

Optimale Dosierung: Erwachsene über 18 Jahre tägl. 200–400 µg (= Mikrogramm); Schwangere und stillende Frauen tägl. 200 µg; Jugendliche zwischen 14 und 18 Jahren: 35 µg für Jungen, 24 µg für Mädchen.

Nahrungsmittel, die gute Quellen sind: Bierhefe, Austern, Leber, Vollkorngetreide, Kartoffeln, rohe Zwiebeln, Romana-Salat, reife Tomaten.

Mangan

Mangan hilft Ihrem Körper zwar auch, Fett und Protein zu verstoffwechseln und starke Knochen aufzubauen, aber ich empfehle es vor allem deshalb, weil es zu den unterschätzten Mineralien gehört, die absolut unverzichtbar für die Bildung des wichtigen SOD sind, das sich im Inneren Ihrer Mitochondrien (den Kraftwerken der Zelle) befindet. Wie Sie vielleicht aus den vorausgegangenen Kapiteln noch wissen, ist SOD eines der wichtigsten Enzyme, die uns vor einer Zellschädigung durch freie Radikale schützen, welche sogar unter der Einwirkung schwacher elektromagnetischer Felder entstehen. Es unterstützt auch die Produktion des Schilddrüsenhormons Thyroxin, das dabei hilft, Ihre Schilddrüse vor Schädigungen durch elektromagnetische Felder zu schützen.

Optimale Dosierung: Erwachsene, einschließlich schwangerer und stillender Frauen 15–30 mg; Jugendliche zwischen 14 und 18 Jahren 9 mg.

Nahrungsmittel, die gute Quellen sind: grünes Blattgemüse wie Grünkohl, Mangold, Romana-Salat und Stielmus, Früchte wie Erdbeeren, Feigen, Kiwis und Ananas, Vollkorngetreide, Hülsenfrüchte, Knoblauch, Kräuter und Gewürze wie Zimt und Kreuzkümmel.

Selen

Dieses Spurenelement ist ein potenter Schwermetall-Chelator (besonders für Quecksilber) und ein Antioxidans, wesentlich für die körpereigene Synthese von Glutathion, dem wichtigsten Entgifter. Mangel an Selen verschlimmert die Auswirkungen von Jodmangel bei Schilddrüsenerkrankungen. Selen stärkt das Immunsystem, besonders bei immungeschwächten und elektrosensitiven Personen. Selen ist auch ein Antikrebsmittel und wirkt vorzugsweise gegen Lungen-, Dickdarm-, Prostata- und Hautkrebs, sofern es sich bei den Hauttumoren nicht um Melanome handelt. Studien haben ergeben, dass Selen sehr viel mehr leistet, als nur freie Radikale abzufangen: Es verhindert direkt das Tumorwachstum und unterdrückt die Entwicklung der Blutgefäße, die Tumoren ernähren. Bedenken Sie, dass Selen in vielen Nahrungsergänzungen enthalten ist und manche Leute einen überhöhten Selenspiegel haben, was zu Nervenschädigungen, Osteopenie (eine Vorstufe der Osteoporose) sowie einer Schädigung von Leber und Nieren führen kann. Andererseits enthalten die meisten Böden der USA mit Ausnahme der Dakotas zu wenig Selen, weshalb Sie eine Spurenelementanalyse erwägen sollten, um Ihren persönlichen Selenspiegel zu ermitteln (vgl. Serviceteil).

Optimale Dosierung: Erwachsene und Jugendliche über 14 Jahren 100–200 µg.

Nahrungsmittel, die gute Quellen sind: Paranüsse, Rindfleisch, Geflügel, Putenfleisch, Fisch wie Schnapper, Kabeljau, Shrimps, Champignons, Shiitake, Gerste.

Zink
Zink ist wichtig für das Funktionieren jeder einzelnen Zelle in Ihrem Körper, denn es ist an ungefähr einhundert Enzymreaktionen beteiligt. In einer Studie wurden Versuchstiere täglich elektromagnetischen Feldern ausgesetzt und erhielten anschließend Zink. Sie hatten einen höheren Glutathionspiegel als Tiere, die ähnlich durch elektromagnetische Felder belastet waren, aber kein Zink erhalten hatten.[6] Zink hilft auch bei der DNA-Synthe-

se, Zellteilung und Wundheilung, und es stärkt das Immunsystem insgesamt.

Optimale Dosierung: Erwachsene über 18 Jahre 50 mg; Schwangere und stillende Frauen 50–100 mg; Jugendliche zwischen 14 und 18 Jahren 25 mg.

Nahrungsmittel, die gute Quellen sind: Kalbsleber, Wildbret, Fleisch, Geflügel, Hülsenfrüchte, Pilze, Kelp (eine Algenart), Spinat, Kürbiskerne und Eier.

Fünf–Sterne–Mittel zum Schutz vor elektromagnetischen Feldern

Sie können jede potenzielle Gesundheitskrise, die sich im Anzug befindet, austricksen und hoffentlich rückgängig machen. Rüsten Sie sich mit diesem wissenschaftlich begründeten Arsenal von Nahrungsergänzungen, die speziell gegen elektromagnetische Felder wirken. Schützen Sie sich jetzt!

Wenn Sie zu den besonders empfindlichen Personen gehören, die keine Nahrungsergänzungen vertragen – so wichtig sie auch sein mögen –, können Sie ersatzweise Trace-Lyte-Mineralien nehmen, eine homöopathische Zubereitungsform organischer Mineralstoffe. Sie kräftigt die Zellwände, um den Körper vor Elektrosmog und anderen Umweltgiften zu schützen (vgl. Serviceteil).

Melatonin

Wenn Sie Ihren Melatoninspiegel prüfen lassen, sollte das während der Nachtstunden geschehen. Da Melatonin der Stoff ist, der Sie schlafen lässt, ist der Spiegel während des Tages natürlich geringer und steigt in den Nachtstunden an. Am meisten Melatonin produziert der Körper zwischen zwei und vier Uhr nachts. Deshalb ist es auch so wichtig, Ihr Schlafzimmer frei von elektromagnetischen Feldern zu halten.

Die Forschungsergebnisse sind eindeutig: Elektrosmog kann die körpereigene Produktion dieses so wichtigen, einem Antioxidans ähnlichen Hormons stark einschränken, das man mit dem Schutz vor Krebs in Verbindung gebracht hat und das auch eine Rolle bei der Regulation der zwei wichtigsten körpereigenen Radikalfänger spielt – Glutathion und SOD, beides Leberenzyme, die an der Entgiftung des Körpers beteiligt sind. Im Unterschied zu anderen Antioxidantien kann Melatonin die Blut-Hirn-Schranke passieren – was heißt, dass es tatsächlich die Membran überwinden kann, deren Aufgabe darin besteht, das Gehirn vor Giftstoffen zu schützen.[7] Und Melatonin ist nachweislich doppelt so effektiv wie Vitamin E, wenn es darum geht, die Zellmembranen (als eines der Hauptangriffsziele elektromagnetischer Felder) vor Schädigungen durch freie Radikale zu schützen. Es ist fünfmal so effektiv wie Glutathion bei der Neutralisierung von Hydroxyl-Radikalen, die vielleicht für mehr als die Hälfte aller körperlichen Schäden durch freie Radikale verantwortlich sind, und greift auch Superoxid-Radikale an.

Ich empfehle jedem, aber besonders älteren Menschen über sechzig, die Einnahme von Melatonin, dessen körpereigene Produktion mit zunehmendem Alter geringer wird. Es ist definitiv eine Nahrungsergänzung, auf die Sie nicht verzichten sollten.

Optimale Dosierung: 1–3 mg, vorzugsweise in einer Retard-Zubereitung.

Gluthation

Glutathion kann freie Radikale unter anderem deshalb so gut abfangen, weil es in jeder Zelle unseres Körpers vorhanden ist und dort als eine Art persönlicher Bodyguard wirkt. Es schützt unser Erbgut, versorgt uns mit Energie, lindert Entzündungen und Schmerzen und neutralisiert Toxine und Schwermetalle. Es ist eine von vier Substanzen, die für das Überleben der Zelle absolut notwendig sind, aber Sie müssen etwas dafür tun, dass die Speicher gefüllt bleiben: Der Glutathionspiegel sinkt mit jedem Lebensjahrzehnt um zehn bis fünfzehn Prozent. Wenn Sie krank oder gestresst sind, mit zu vielen Giftstoffen belastet, oder wenn Sie zu viele frei verkäufliche Medikamente einnehmen, dann kann Ihr Glutathionspiegel abstürzen. Mangelerscheinungen findet man häufig bei Krebskranken, Patienten mit Alzheimer oder Parkinson oder auch bei Immunschwächekrankheiten wie AIDS. Aber wenn Sie elektromagnetischen Feldern ausgesetzt sind – und das sind wir alle –, dann scheint Glutathion eine entscheidende Rolle zu spielen.

Der Körper kann Glutathion nicht verwerten, wenn man es oral einnimmt. Es wird verdaut, bevor es überhaupt den Blutstrom erreicht. Intravenöse Spritzen oder Suppositorien (die in Apotheken hergestellt werden) sind bessere Darreichungsformen, aber für beide brauchen Sie einen Arzt. Am besten versuchen Sie, durch entsprechende Ernährung (Brokkoli fördert die körpereigene Glutathionproduktion am besten) und Nahrungsergänzungen Ihren Körper zu einer verstärkten Erzeugung dieses erstklassigen Zellschutzes anzuregen. Zu den geeigneten Nahrungsergänzungen gehören:

NAC (N-Acetyl-L-Cystein)

Studien haben ergeben, dass NAC, das aus der Aminosäure L-Cystein stammt, dazu beiträgt, den Glutathionspiegel in den Zellen zu erhöhen. Als Schwefelverbindung wirkt es auch selbst antioxidativ. Außerdem stärkt es nachweislich das Immunsystem. Italienische Forscher haben in der Petrischale einen wissenschaftlichen Kampf zwischen Staphylokokken und Immunzellen inszeniert. Als sie einigen der Kulturen NAC zusetzten, konnten die Immunzellen die Krankheitskeime sehr viel besser bekämpfen. Außerdem lebten und kämpften sie länger als üblich. Viele Immunzellen starben bei ihrem Gefecht mit den Bakterien, aber von den mit NAC behandelten überlebten mehr. NAC wurde auch als Antikrebsmittel untersucht, und in dieser Rolle scheint es Erbgutschäden zu verhindern, indem es die Auswirkungen von Krebs erregenden Verbindungen auf das zelluläre Genmaterial blockiert und die Krebszellen daran hindert, freie Radikale zu produzieren, die anderen Krebszellen Wachstumssignale geben.

Optimale Dosierung: bis zu 600 mg (vgl. Serviceteil).

Vitamin D

Vitamin D verdient hier ebenfalls großes Lob – als ob seine Bedeutung für den Aufbau starker Knochen und beim Kampf gegen Depressionen, Demenz, Herzkrankheiten und Grippe nicht schon ausreichen würde. Calcitrol, die aktive Form von Vitamin D 3, ist ein idealer Strahlenschutz, sogar gegen niedrige Hintergrundstrahlung.[8]

Natürlich variiert die genaue Menge des benötigten Vitamin D für einen optimalen Blutspiegel (50–80 ng/ml) erheblich, abhängig von Ihrem Alter, Ihrer genetischen Konstitution, der geographischen Lage Ihres Wohnortes, den Jahreszeiten und der Zeit, die Sie in der Sonne verbringen. Der 25-Hydroxy-Vitamin-D-Bluttest ist die beste Möglichkeit, Ihren aktuellen Spiegel zu ermitteln – dann können Sie die Dosis entsprechend anpassen.

Optimale Dosierung: 5000 bis 10.000 IE Vitamin D 3.

Molkeprotein-Pulver

Molkeprotein gehört zu den reichsten Quellen der Aminosäuren, aus denen Glutathion gebildet wird. Es enthält außerdem natürliche Heilsubstanzen wie Lactoferrin, ein Protein, das den Eisengehalt des Blutes reguliert, Immunglobuline, welche die Immunreaktion verbessern, sowie Glykomakropeptide, die auf natürliche Weise den Appetit dämpfen.

Um die beste Qualität zu erhalten, sollten Sie nur Proteinkonzentrate kaufen, die von ökologisch gehaltenen Weiderindern stammen. Das Konzentrat darf außerdem nicht durch Erhitzung denaturiert sein, damit die Glutathion erzeugenden Aminosäuren intakt sind. Kaufen Sie laktosefreies Pulver ohne Zusatz von Zucker oder künstlichen Süßstoffen. Verwenden Sie es als Grundlage für Ihren täglichen Smoothie. Sie können seine gesundheitsschützenden Eigenschaften sogar noch erhöhen, wenn Sie es mit Früchten mischen, die vor Elektrosmog schützen, beispielsweise Blaubeeren oder tiefgefrorene Acaibeeren.

Optimale Dosierung: 1 bis 2 Messlöffel zu je 20 Gramm.

Ultra H–3

Das 1949 von Dr. Ana Aslan am Staatlichen Institut für Altersforschung in Rumänien entdeckte Procain HCl repariert geschädigte Zellmembranen, so dass die Zellen Nährstoffe effizienter aufnehmen können. Mehr als 500 Laborstudien führender Forscher haben ergeben, dass Procain hilft, das Gehirn vor Schäden durch elektrophysiologische Veränderungen zu schützen. Seine außerordentlich verjüngende Wirkung verdankt das Procain seiner Fähigkeit, Monoaminoxidase zu harmonisieren. Das fördert die geistige Klarheit und verbessert die Durchblutung des Gehirns.

Ein patentiertes Procainprodukt, Ultra H-3 – eine Kombination aus Ascorbinsäure, Zitronensäure, Niacin, Folsäure, Biotin und Magnesium –, wirkt ungefähr fünfzehnmal länger als das ursprünglich von Aslan entdeckte Procain und gilt als hundertprozentig bioverfügbar. Ultra H-3 enthält auch Gingko- und Blaubeerextrakte, um sicherzustellen, dass die Nährstoffe die Blut-Hirn-Schranke passieren.

Optimale Dosierung: 1 bis 2 Tabletten täglich mit einem Glas Wasser im Abstand von sechs bis acht Stunden, eine Stunden vor oder zwei Stunden nach einer Mahlzeit oder nach ärztlicher Anweisung (z.B. Vitacel GH-3 von Biovea, www.biovea-deutschland.com).

Mariendistel

Mariendistel enthält den Wirkstoff Silymarin, der nicht nur den Glutathionspiegel im Körper um 35 Prozent erhöht, sondern auch die Produktion von SOD ankurbelt, dem Antioxidans, das ebenfalls durch elektromagnetische Felder beeinträchtigt wird.[9] Außerdem hilft Silymarin bei der Zellreparatur, lindert Entzündungen und unterstützt die Leberentgiftung (man verwendet es zur Behandlung von Zirrhose und nicht durch Alkohol bedingten Lebererkrankungen, den Folgen von Paracetamol-Missbrauch und Pilzvergiftungen). Zahlreiche Studien belegen, dass Silymarin oxidativen Stress verringert.

Optimale Dosierung: zweimal tägl. 140 mg standardisierten Extrakt.

Alpha-Liponsäure

Alpha-Liponsäure ist ein effektiver Radikalfänger und zeichnet sich dadurch aus, dass sie den Glutathionspiegel erhöht und anderen Antioxidantien, die Sie mit der Nahrung aufnehmen, neues Leben einhaucht. Die meisten Radikalfänger wie Vitamin C, Vitamin E und Glutathion werden selbst zu freien Radikalen, wenn sie an unpaarige Elektronen andocken. Alpha-Liponsäure reduziert diese oxidierten Formen von Antioxidantien (auch beim Koenzym Q 10, das eine Rolle in den Mitochondrien genannten Mini-Kraftwerken Ihrer Zellen spielt) und erweckt sie dadurch wieder zum Leben. Außerdem scheint sie die Wirksamkeit von Insulin zu verbessern – indem sie diesem Hormon der Bauchspeicheldrüse hilft, Zucker aus dem Blutstrom in die Zellen zu befördern, wo er zu Energie verbrannt wird –, den altersbedingten Abbau kognitiver Fähigkeiten zu bremsen und die Symptome der diabetischen Neuropathie – Nervenschädigungen durch zu hohen Blutzuckerspiegel – zu lindern. VORSICHT: *Beginnen Sie mit der niedrigsten Dosierung, falls Sie gelegentlich Probleme mit Unterzuckerung haben. Diese Nahrungsergänzung senkt den Blutzucker drastisch und sehr schnell.*

Optimale Dosierung: 200 bis 600 mg.

Superoxid Dismutase (SOD)

Man hat SOD als Nahrungsergänzung eingesetzt, um Gewebeverletzungen durch Strahlenbehandlungen zu verringern.[10] Studien zeigen, dass es nicht nur als Antioxidans wirkt – es beseitigt Superoxid-Radikale und repariert von freien Radikalen verursachte Zellschäden –, sondern auch Entzündungsprozesse im Körper hemmt. Außerdem hilft es dem Organismus bei der Verwertung der Spurenelemente Zink, Kupfer und Mangan, welche die Mitochondrien vor einer Schädigung durch freie Radikale schützen. Studien haben eine starke Korrelation zwischen einer beruflichen EMF-Belastung und amyotropher Lateralsklerose

(ALS) festgestellt. Obwohl es bisher keine überzeugende Theorie über eine mögliche biologische Ursache gibt, sind europäische Forscher, die Veränderungen in den »antioxidativen Abwehrsystemen« des Gehirns fanden, der Ansicht, dass hier ein ursächlicher Zusammenhang bestehen könnte.

Optimale Dosierung: 5500 Einheiten, ein bis drei Mal täglich.

Weitere Nahrungsergänzungen, die vor Elektrosmog schützen

Zu diesen Nährstoffen gehören einige häufig übersehene, aber doch sehr wirksame Antioxidantien sowie andere Elemente, die sich als effektiver Schutz vor den negativen Wirkungen ionisierender und nicht ionisierender Strahlung einschließlich elektromagnetischer Felder erwiesen haben.

Koenzym Q 10 (Ubiquinol)

Unter Idealbedingungen ist Koenzym Q 10 eine erstklassige, vom Körper selbst hergestellte Verbindung, die das Herz schützt. Es wirkt als Antioxidans in den Zellmembranen, schützt das Erbgut und die Lipoproteine, weil es eine Oxidation von Blutfetten verhindert, so dass sie nicht so gefährlich für die Arterien und das Herz-Kreislauf-System werden. Es ist absolut lebenswichtig für die Mitochondrien – ohne Koenzym Q 10 können die Zellen Kohlenhydrate und Fette nicht in die benötigte Energie umwandeln. Mit zunehmendem Alter produziert der Körper weniger

Koenzym Q 10. Deshalb ist es sinnvoll, es täglich als Nahrungs-ergänzung einzunehmen. Besonders wichtig ist das, wenn Sie Statine zur Senkung des Cholesterinspiegels nehmen, denn die-se Medikamente (wie Lipitor und Zocor) verringern die körpereigene Produktion von Koenzym Q 10 drastisch.

Optimale Dosierung: 100 bis 300 mg.

Propolis/Gelee Royal

Propolis – das Harz, mit dem Bienen ihre Stöcke bauen, um sich vor Pathogenen und Schimmel zu schützen – war die Quelle der Kaffeesäure, die sich in Tierversuchen als Schutz vor Schäden durch freie Radikale erwiesen hat, als man Ratten zehn Tage lang jeweils dreißig Minuten den elektromagnetischen Feldern von Mobiltelefonen (900 Mhz) ausgesetzt hat. Die Tiere, die kein Propolis erhalten hatten, erzeugten – vor allem im Herzen – kein Glutathion und SOD mehr.[11] Andere Studien haben ergeben, dass Kaffeesäure, die man auch in Kaffee, Kohlgemüse, Zitrus-früchten, Äpfeln und Birnen findet, die Lymphozyten (Zellen des Immunsystems) vor Schäden durch Gammastrahlung schützt. Außerdem wirkt sie entzündungshemmend und schützt vor Krebs. Besonders gut finde ich Dr. Ohhira's Propolis Plus von Essential Formulas, weil dieses Produkt auch gesunde probioti-sche Zusätze zur Stärkung des Darms enthält, wo sich 75 Pro-zent der Immunrezeptoren befinden (vgl. Serviceteil).

Optimale Dosierung: 100 bis 500 mg.

Sanddorn

Die Blätter und Beeren des Sanddornstrauchs enthalten reichlich Antioxidantien: Beta-Carotine, Flavonoide, Polyphenole, Vitamin E und sogar Lycopen. Hinzu kommt eine gesunde Dosis Kalzium, Kalium und Magnesium und essentieller Fettsäuren. In Studien hat Sanddorn die Oxidation von Cholesterin verhindert – ein Prozess, der Blutfette mit größerer Wahrscheinlichkeit an den Gefäßwänden anhaften lässt – und den Gehalt an c-reaktiven Proteinen gesenkt, die ein Marker für Entzündungen im Zusammenhang mit Herzkrankheiten sind.[12] Sie können Sanddorn in Form von Saft oder Tee zu sich nehmen.

Optimale Dosierung: 500 mg.

Epilog

Wir stehen gerade erst am Anfang eines globalen Erwachens im Hinblick auf die Herausforderungen, vor die uns der Elektrosmog stellt.

Erst jetzt begreifen wir allmählich die Konsequenzen unserer Liebe zu den pfiffigen digitalen Spielzeugen, die mehr Bequemlichkeit und Unterhaltung in unser Leben bringen. Ausgehend von unserem heutigen Kenntnisstand bietet dieses Buch einige einfache (und auch umfangreichere) Lösungen für das Problem der wachsenden Belastung durch elektromagnetische Felder, besonders im Hinblick auf die Drahtlostechnologie. Nachfolgend einige Maßnahmen, die Sie sofort ergreifen können, um sich so gut wie möglich vor elektromagnetischen Feldern zu schützen:

* Benutzen Sie Ihr Handy nicht als Wecker, sondern stellen Sie lieber einen altmodischen batteriebetriebenen Wecker ans Bett.
* Halten Sie Ihr Handy tagsüber so weit wie möglich vom Körper entfernt. Benutzen Sie bei Telefongesprächen den Laut-

sprecher, und tragen Sie das Handy nicht im BH, in der Hosentasche oder direkt am Körper.

* Ersetzen Sie Schnurlostelefone im Festnetz durch schnurgebundene Geräte. Auch wenn Sie nicht telefonieren, gibt die Basisstation älterer Schnurlosgeräte ständig Strahlung ab. Eine Alternative sind neue, strahlungsarme DECT-Geräte; man erkennt sie zum Beispiel an den Bezeichnungen fulleco-DECT, full eco mode oder low radiation DECT. Auf der Seite www.schnurlostelefon.de werden nur solche strahlungsarmen Geräte angeboten.

* Schalten Sie Ihren WLAN-Router aus, wann immer Sie ihn nicht brauchen und definitiv während der Nacht. Er strahlt bis zu 200 Meter weit.

* Halten Sie Ihren Laptop nicht auf dem Schoß. Wer will schon seine Fortpflanzungsorgane verstrahlen?

* Ziehen Sie den Stecker bei Elektrogeräten, die Sie gerade nicht benutzen. Oder schließen Sie mehrere Geräte über eine abschaltbare Streckerleiste an. Die meisten Geräte geben auch im ausgeschalteten Zustand weiter Strahlung ab.

* Halten Sie Ihr Schlafzimmer frei von Elektronik. Denken Sie daran, dass Sie einen geschützten Ort zur Erholung brauchen, vor allem während des Schlafs.

* Lassen Sie CT-Scans und Röntgenaufnahmen nur machen, wenn sie absolut notwendig sind. Diese Art von Strahlung ist kumulativ – das heißt, die schädigenden Wirkungen der einzelnen Untersuchungen addieren sich.

* Schützen Sie Babys und Kinder, indem Sie *alle* elektronischen Spiele, Geräte und Monitore aus ihren Schlafzimmern entfernen. Denken Sie daran, dass Kinder, weil sie kleiner sind und

dünnere Schädelknochen haben, stärker als Erwachsene durch elektromagnetische Felder gefährdet sind.

Die elektrosensitiven Personen, die Sie in diesem Buch kennen gelernt haben, vermitteln uns einen flüchtigen Eindruck von dem, was letztlich jedem von uns passieren kann – vor allem Kindern –, wenn wir jetzt keine Vorsorge treffen. Es ist gewiss ein Schritt in die richtige Richtung, genau zu überlegen, auf welche Geräte wir verzichten können, welche wir unbedingt brauchen und wie wir sie möglichst sicher nutzen können. Vielleicht wollen Sie Ihren Körper auch durch die richtige Ernährung, Nahrungsergänzungen und Erdungseinrichtungen unterstützen, die Ihnen helfen, den angesammelten bioelektrischen Stress abzubauen.

Schon indem Sie sich des Problems bewusst geworden sind, haben Sie den entscheidenden Schritt zu seiner Lösung getan. Sie müssen kein politischer Vollzeitaktivist werden, um Ihren Teil dazu beizutragen, dass dieses wichtige Thema stärker ins öffentliche Bewusstsein rückt, aber Sie sollten sich doch mit den Organisationen vertraut machen, die bei diesem Kampf an vorderster Front stehen, und sie im Rahmen Ihrer Möglichkeiten unterstützen – durch Spenden, Ihre Unterschrift unter Petitionen, ehrenamtliche Mitarbeit und indem Sie mit anderen über sie sprechen.

Es gibt eine wachsende Zahl von Umweltberatern und Baubiologen, die auch eine Bewertung der elektromagnetischen Umgebung anbieten. Das Institut für Baubiologie und Ökologie Neubeuern (www.baubiologie.de) bietet entsprechende Aus- und Fortbildungen an, deren Absolventen über die nötigen Kenntnisse verfügen, eine Vielzahl von Stressfaktoren einschließlich elektromagnetischer Felder in Ihrer häuslichen Umgebung zu identifizieren und zu beseitigen. Auch wenn Sie die elektromagnetischen Felder lieber selbst ausmessen wollen – wie in diesem Buch beschrieben –, können ausgebildete Experten doch eine große Hilfe sein.

Wi-Fi oder Wi-Max – das Multimilliarden-Dollar-Drahtlosnetzwerk, zu dem Clearwire, Google, Sprint und Time-Warner gehören – decken wesentlich größere Bereiche ab und werden zweifellos in Zukunft noch sehr viel mehr Menschen beeinträchtigen. Die Verbraucher müssen wirklich von der Politik fordern, dass Gesundheitstests durchgeführt werden, bevor man die rasche Expansion dieser Art von »Wi-Fi unter Anabolika« (vgl. http://techcrunch.com/2010/09/23/wifi-white-space/) erlaubt.

Wir haben die Macht, unsere Umgebung zu verändern, um sie lebenswerter und nachhaltiger zu gestalten – nicht nur in unserem persönlichen Leben, sondern auch in unseren Gemeinden. Noch wichtiger ist es deshalb, von der Regierung zu fordern, dass sie eine unabhängige Forschung über elektromagnetische Felder finanziell fördert und Städten und Gemeinden nicht mehr die Hände bindet, wenn sie versuchen, die Gesundheit ihrer Bürger vor unerwünschten Strahlenbelastungen zu schützen.

Wer weiß, welche neuen Quellen von Elektrosmog in Zukunft noch auftauchen werden?

Nach Angaben des *Economist* »ist schon die Rede davon, dass die Verbraucher aufgefordert werden sollen, ›Femtocells‹, kleine Mobilfunk-Basisstationen, in ihren Häusern aufzustellen. Die Firma Cisco, die ein eindeutig eigennütziges Interesse am Ausbau des Mobilfunkverkehrs hat, rechnet für die nächsten fünf Jahre mit einem Wi-Fi-Anstieg um das Neununddreißig-fache.«[1]

Wie schon festgestellt – und ich wiederhole es noch einmal – ist das Risiko umso größer, je jünger und kleiner ein Mensch ist. Alle Eltern – und natürlich auch Tanten, Onkel und Großeltern – wollen zukünftige Generationen schützen, einschließlich der noch gar nicht geborenen. Mit den Informationen aus diesem Buch haben Sie hoffentlich eine konkretere Vorstellung davon, wie viel Elektrosmog Sie sich selbst – und Ihren Kindern – zumuten wollen.

Ich konnte in diesem Buch nur die potenziellen Gefahren ansprechen, die heute bekannt sind, hoffe jedoch, dass ich Ihnen ein Grundverständnis für die wachsenden Risiken durch elektromagnetische Felder vermittelt habe. Sie mögen unsichtbar sein, aber sie sind sehr real, und sie werden zweifellos dem »Energiekörper« jedes einzelnen Menschen immer stärker zusetzen.

Treffen Sie die richtigen Entscheidungen! Der nachfolgende Serviceteil soll Ihnen die Suche nach den besten Schutzvorrichtungen, Messgeräten und Informationsquellen erleichtern. Wenn Sie jetzt Ihre Hausaufgaben machen, werden Sie dafür nicht nur mit einer besseren Gesundheit belohnt, sondern Ihr Haus und Ihr Arbeitsplatz werden besser geschützt sein, und Sie werden dazu beitragen, unsere Mutter Erde zukunftsfähiger zu gestalten.

*Ein jedes Problem durchläuft bis zu seiner
Anerkennung drei Stufen: In der ersten wird es
lächerlich gemacht, in der zweiten bekämpft,
in der dritten gilt es als selbstverständlich.*
Arthur Schopenhauer

Kontaktadressen und Bezugsquellen

Messungen, Gutachten und Beratung

Adressen von Instituten und Organisationen, die zum Thema Elektrosmog beraten und Messungen durchführen bzw. entsprechende Experten vor Ort benennen können:

ECOLOG-Institut für sozial-ökologische Forschung und Bildung
Nieschlagstr. 26
30449 Hannover
Tel. 0511/473915-0
www.ecolog-institut.de

EMF-Institut Dr. Niessen
Siebengebirgsallee 60
50939 Köln
Tel. 0221/9415977
info@emf-institut.de
www.emf-institut.de

Wissenschaftsladen Bonn e. V.
Buschstr. 85
53113 Bonn
Tel. 0228/20161-0
Fax 0228/265287
info@wilabonn.de
www.wilabonn.de

VDB Berufsverband Deutscher Baubiologen e. V.
Sandbarg 7
21266 Jesteburg
Tel. 04183/7735301
Fax 04183/7735302
Beratungstelefon: 0800/2001007
netzwerk@baubiologie.net
www.baubiologie.net

Arbeitsgemeinschaft ökologischer Forschungsinstitute e. V. (AGÖF)
Energie- und Umweltzentrum 1
31832 Springe-Eldagsen
Tel. 05044/97575
Fax 05044/97577
agoef@t-online.de
www.agoef.de

Institut für Baubiologie + Oekologie (IBN)
Holzham 25
83115 Neubeuern
Tel. 08035/2039
Fax 08035/8164
institut@baubiologie.de
www.baubiologie.de

Weitere Internetadressen mit kritischen Informationen:

Schweizer Bundesamt für Umwelt: www.bafu.admin.ch/
elektrosmog
Schweizer Interessengemeinschaft Elektrosmog-Betroffener:
www.gigaherz.ch
Nichtkommerzielle Informationsseiten **h.e.s.e.project**:
www.elektrosmognews.de

Standortbescheinigungen von Mobilfunkstationen und Rundfunksendern

Die Internetseiten der Bundesnetzagentur (BNetzA) informieren über die Standorte aller in Deutschland betriebenen ortsfesten Sendeanlagen (keine Amateurfunker). Nach Eingabe der Postleitzahl und des Straßennamens wird ein Lageplan aller im Umkreis installierten stationären Sendeanlagen angezeigt. Durch Klicken auf das Symbol des jeweiligen Senderstandorts (Dreieck) wird die Standortbescheinigung mit Antennendaten und Sicherheitsabständen angegeben.

Direkter Zugang: http://emf2.bundesnetzagentur.de/karte.html oder

www.bundesnetzagentur.de – dann auf »EMF-Datenbank« klicken.

Netzabkoppler

Netzabkoppler sind Geräte, die im Sicherungskasten hinter der Sicherung der freizuschaltenden Stromkreise eingebaut werden. Sie registrieren, wenn im überwachten Stromkreis ein Verbraucher eingeschaltet wird und schalten erst dann die Netzspannung ein. Wird kein Strom gebraucht, schaltet der Netzabkoppler die Netzspannung ab und legt stattdessen eine Gleichspannung zur Überwachung des Stromkreises an. Diese Überwachungsspannung erzeugt nur ein vernachlässigbares statisches elektrisches Feld. Mittels der Überwachungsspannung registriert der Netzabkoppler das Einschalten von Stromverbrauchern und legt ohne merkliche Verzögerung bei Bedarf die volle Netzspannung wieder an. Netzabkoppler kosten je nach Ausführung 150 bis über 200 Euro. Dazu kommen die Kosten für den Einbau.

In den freigeschalteten Räumen können so die elektrischen Feldbelastungen zum Teil erheblich gesenkt werden. Sinnvoll ist der Einbau eines Netzabkopplers vor allem bei Schlaf- und Kinderzimmern. Vor Einbau eines Netzabkopplers ist eine Messung zu empfehlen (bei aus- und eingeschalteter Sicherung), um den Erfolg der Maßnahme zu überprüfen.

Gigahertz Solutions GmbH
Am Galgenberg 12
90579 Langenzenn
Tel. 09101/9093-0
Fax 09101/9093-23
info@gigahertz-solutions.de
www.gigahertz-solutions.de
Empfohlene Modelle (mit VDE-Zeichen): *NA 5 comfort, NA 7 comfort*

Biologa Elektrotechnik GmbH & Co. KG
Dorfstr. 42
79801 Hohentengen-Stetten
Tel. 07742/8501-0
Fax 07742/8501-26
info@biologa.de
www.biologa.de
Empfohlene Modelle (ohne VDE-Zeichen): *Nefa 16-plus S, Nefa 16-plus 1P*

Messgeräte für niederfrequente elektrische und magnetische Felder

Niederfrequente elektrische und magnetische Felder können mit relativ preiswerten und einfach zu bedienenden Geräten gemessen werden. Zwar sind für genaue Messungen Geräte erforderlich, die dreiachsig (dreidimensional) messen können und recht teuer sind, aber auch die preisgünstigen einachsigen (eindimensionalen) Messgeräte liefern bei sorgfältiger Ausrichtung im Raum unter den meisten Bedingungen brauchbare Ergebnisse. Achten Sie beim Kauf eines anderen als der unten angegebenen Geräte darauf, dass es sowohl elektrische als auch magnetische Felder messen kann.

Bezugsquellen

Gigahertz Solutions GmbH
Am Galgenberg 12
90579 Langenzenn
Tel. 0 9101/9093-0
Fax 0 9101/9093-23
info@gigahertz-solutions.de
www.gigahertz-solutions.de

Empfohlene Geräte: *Niederfrequenz Analyser ME 3030* (ca. 130 €); einachsig, einfachste Bedienung, für orientierende Messungen der elektrischen und magnetischen Felder. *Niederfrequenz Analyser ME 3840B* (ca. 300 €); mit Frequenzfiltern, einachsig, bei höheren Ansprüchen und für technisch versiertere Anwender.

Reiner Fauser Elektrotechnik
Ambacher Str. 4
81476 München
Tel. 089/7459789
Fax 089/7459272
info@fauser-etech.com
www.fauser-etech.com

Empfohlene Geräte: *Feldmeter FM6* (ca. 475 €); mit Frequenz-filtern, einachsig, durch zusätzliche Messsonden erweiterbar. *Feldmeter FM10* (ca. 700 €); mit Frequenzfiltern, Magnetfelder dreiachsig, elektrische Felder einachsig, durch zusätzliche Mess-sonden erweiterbar.

PSE – Priggen Special Electronic
Sellen 102a
48565 Steinfurt
Tel. 02551/5770
Fax 02551/82422
priggen@priggen.com
www.priggen.com

Neben einem großen Angebot an Umweltmesstechnik liefert die Firma auch ein Gerät zur dreiachsigen Messung von Magnetfel-dern: *TriMag*, 3D-Magnetfeldmessgerät (ca. 480 €).

Messgeräte für Messungen im Hochfrequenzbereich

Qualifizierte Messungen im Hochfrequenzbereich (Tonrundfunk, Fernsehrundfunk, Mobilfunk, Schnurlostelefone, WLAN, Mikrowelle, Radar) erfordern eine sehr teure Messausrüstung (gebraucht etwa 5000 €), die wegen ihrer Kompliziertheit Spezialkenntnisse erfordert, von Laien nicht mehr bedient werden kann und zudem erst nach recht anspruchsvollen Berechnungen die gewünschten Messergebnisse liefert. Die für Preise um 1000 € angebotenen Spektrumanalysatoren sind nicht zu empfehlen. Orientierende Messungen kann man mit einfacheren und billigeren Breitbandmessgeräten durchführen. Die so erhaltenen Messergebnisse sind aber nur sehr begrenzt aussagekräftig, weil man mit Breitbandgeräten keine Informationen über die für die Bewertung wichtigen Frequenzen und Modulationsarten der gemessenen Strahlung bekommt.

Bezugsquellen für Messgeräte im HF-Bereich

Gigahertz Solutions GmbH
Am Galgenberg 12
90579 Langenzenn
Tel. 09101/9093-0
Fax 09101/9093-23
info@gigahertz-solutions.de
www.gigahertz-solutions.de

Empfohlene Geräte: *HF 32D* (ca. 200 €); Breitbandmessgerät für den Frequenzbereich 800–2500 MHz. Damit können alle Mobilfunkfrequenzen sowie der WLAN-Bereich und die Strahlung eines Mikrowellenherdes erfasst werden. *Hochfrequenz-Analyser-Set HFE 35C* (ca. 750 €); mit höherer Empfindlichkeit und stark nach unten erweitertem Frequenzbereich sowie Audioanalyse der Signale.

Reiner Fauser Elektrotechnik
Ambacher Str. 4
81476 München
Tel. 089/7459789
Fax 089/7459272
info@fauser-etech.com
www.fauser-etech.com

Empfohlene Geräte: *HF-Analyzer HF A3* (ca. 1300 €); mit Frequenzfiltern und hoher Empfindlichkeit, für ambitionierte Anwender.

Merkel Messtechnik
Hugenottenallee 150
63263 Neu-Isenburg
Tel. 06102/778023
Fax 06102/778026
info@merkel-messtechnik.de
www.merkel-messtechnik.de

Merkel Messtechnik liefert Messgeräte der Firmen Gigahertz-Solutions und Fauser, bietet darüber hinaus noch weitere nützliche Gerätschaften an, auch zur Messung von Radioaktivität.

Rohde & Schwarz GmbH & Co. KG
Mühldorfstr. 15
81671 München
Tel. 089/4129-0
Fax 089/412912-164
info@rohde-schwarz.com
www2.rohde-schwarz.com

Die Firma liefert professionelle Spektrumanalysatoren. Das preiswerteste Gerät *(Advantest R 3131)* kostet bereits ca. 7500 €. Gebraucht wird der R 3131 ab etwa 2500 € angeboten. Zusätzlich werden für die Messungen eine geeichte Messantenne und ein geeichtes Messkabel benötigt (zusammen weitere ca. 1500 €).

Abschirmmaterialien

Gegen niederfrequente elektrische Felder und hochfrequente elektromagnetische Felder werden zahlreiche Abschirmmaterialien angeboten. Magnetfelder sind im Wohnbereich praktisch nicht abschirmbar. Von abschirmenden Textilien (z. B. Abschirmgardinen, Bettbaldachine) abgesehen, sollten Abschirmungen nur nach Konsultation einer fachkundigen Person installiert werden. Die meisten Abschirmungen benötigen einen fachgerechten Anschluss an die elektrische Erdung des Hauses. Abschirmungen gegen niederfrequente elektrische Felder müssen grundsätzlich geerdet sein, um wirksam zu werden.

Neben den von den unten erwähnten Firmen angebotenen Produkten, deren Wirkung gegen elektromagnetische Felder und Strahlen physikalisch nachweisbar ist, sind viele Produkte von zweifelhaftem Wert zum Schutz vor Elektrosmog auf dem Markt. Wenn damit geworben wird, dass das Produkt Elektrosmog neutralisieren und biologisch verträglicher machen oder durch positive Resonanz harmonisieren und umwandeln soll, ist mit physikalisch nachweisbaren Wirkungen nicht zu rechnen. Diese Produkte können vielgestaltig sein, zum Beispiel aufklebbare Kunststoffchips fürs Handy und andere Elektrogeräte oder Kästchen von der Größe einer Zigarettenschachtel, die mit geheimnisvollem Inhalt wie Drähten und Glasröhrchen oder Sand und anderen Dingen gefüllt sind. Diese Produkte sollen am Körper getragen, im Zimmer aufgestellt, in den Sicherungskasten gelegt oder am Hauptstromkabel eines Hauses befestigt werden und so vor Elektrosmog schützen. Wegen des Placebo-Effekts (man muss nur fest an die Wirkung glauben) können diese Produkte manchmal durchaus einen therapeutischen Erfolg haben, wissenschaftlich nachvollziehbar sind die versprochenen Wirkungen jedoch nicht.

Bezugsquellen für Abschirmmaterialien

Biologa Elektrotechnik GmbH & Co. KG
Dorfstr. 42
79801 Hohentengen-Stetten
Tel. 07742/8501-0
Fax 07742/8501-26
info@biologa.de
www.biologa.de

Abgeschirmte Installationstechnik, abschirmende Textilien und Gewebe, abschirmende Bauprodukte.

PSE – Priggen Special Electronic
Sellen 102a
48565 Steinfurt
Tel. 02551/5770
Fax 02551/82422
priggen@priggen.com
www.priggen.com

Abschirmende Gewebe und Bauprodukte, abgeschirmte Leuchten.

BioSol OHG
Joseph-von-Fraunhofer-Str. 21–23
53501 Grafschaft-Ringen
Tel. 02641/91485-0
Fax 02641/91485-22
info@biosol.de
www.biosol.de

Große Auswahl abgeschirmter Leuchten, abgeschirmte Installationstechnik, Schnurlostelefone nach Fulleco-Standard.

Knauf Gips KG
Am Bahnhof 7
97346 Iphofen
Tel. 09323/31-0
Fax 09323/31-277
zentrale@knauf.de
www.knauf.de

Abschirmende Gipskartonplatten *(La Vita Schutzplatte)*.

Sto Ges.m.b.H.
Richtstr. 47
A-9500 Villach
Tel. 0043 (0) 4242-33133-0
Fax 0043 (0) 4242-34347
info@sto.at
www.sto.at

Abschirmendes Armierungsgewebe (Unterputz) für Fassaden und den Innenbereich *(Sto-Abschirmgewebe AES)*.

Danksagung

Viele mutige Wissenschaftler und Forscher versuchen, uns auf die Probleme der Drahtlostechnologien aufmerksam zu machen, aber ihre Stimmen werden selten gehört. Ich habe mich sehr bemüht, vielen ihrer Ergebnisse in diesem Buch eine Plattform zu schaffen, indem ich ihre Forschungsarbeiten in einem Bereich dargestellt habe, der wissenschaftlich kontrovers diskutiert wird und politisch umstritten ist.

An erster Stelle gilt mein aufrichtiger Dank Denise Foley, deren unglaublicher Einsatz und enorme Recherchefähigkeiten bei der Arbeit an diesem Buch von unschätzbarem Wert waren. Denise hat sich mit Begeisterung, guter Laune und dem Wahrheitsstreben einer Wissenschaftlerin an die Arbeit gemacht. Denise: Du bist ein Schatz. Meine brillante und kreative Lektorin Nancy Hancock, die schon meine Fat-Flush-Reihe vorbildlich betreut hat, hat auch diesmal wieder durch ihre unermüdliche Unterstützung und ihren Glauben an die Bedeutung der Botschaft dieses Buches »echte Steherqualitäten« bewiesen. Sie hat das gesamte HarperOne-Team eingespannt, und alle haben sich begeistert für dieses Buch eingesetzt – obwohl sie in genau der Hightech-Umgebung leben und arbeiten, mit der ich mich hier kritisch auseinandergesetzt habe. Mein herzlicher Dank gilt natürlich auch Coleen O'Shea, der Lektorin meines ersten Buches, inzwischen eine erstklassige Literaturagentin, deren Rat immer ins Schwarze trifft und im besten Interesse aller Beteiligten ist.

Ich danke meiner geliebten Mentorin, der verstorbenen (aber immer noch großartigen) Dr. Hazel Parcells, die mir als Erste die Augen geöffnet hat für die elektromagnetische Energie von Nahrungsmitteln und die Bedeutung der Reinigung des Körpers von Giften, einschließlich der Strahlung und all ihrer Nebenprodukte. In diesem Sinne erweise ich auch dem verstorbenen Robert O. Becker und Richard Gerber meine Reverenz, beide Forschungspioniere im Bereich der Energiemedizin, deren Bücher über dieses Thema mich gefesselt haben. Ich bin dankbar für die Arbeit des Biophysikers James Oschman und des Nobelpreisträgers Günter Blobel, der festgestellt hat, dass unsere Körperzellen entsprechende Frequenzen (energetische Signale) aussenden, wenn sie bestimmte Nährstoffe brauchen. Meine größte Hochachtung gilt Samuel Milham vom Washington State Department of Health, der den Anstieg von degenerativen Erkrankungen, Herz-Kreislauf-Krankheiten und Selbstmorden mit der Elektrifizierung in den USA in Verbindung gebracht hat; dem verstorbenen W. Ross Adey vom Pettis Memorial Veteran's Administration Hospital in Loma Linda, Kalifornien, der bei seiner Forschungsarbeit entdeckt hat, wie Elektrosmog die Kommunikation der Zellen stört; George Carlo, der die nicht-thermischen Effekte der Handystrahlung entdeckt hat, einschließlich Hirntumoren und Erbgutschäden; Olle Johansson, Honorarprofessor für Neurowissenschaften am Karolinska-Institut, dessen Arbeit gezeigt hat, wie empfindlich Kinder auf elektromagnetische Felder reagieren (und der sich – von Schweden aus – zu einem Interview für dieses Buch bereit erklärt hat); William Rea, dem ehemaligen Chirurgen, der das Environmental Health Center in Dallas, Texas, gegründet hat, um elektrosensitive Patienten zu behandeln; Martin Blank, Honorarprofessor für Physiologie und zellulare Biophysik an der Columbia University, einer der weltweit führenden Erforscher nicht ionisierender Strahlung; Nancy Wertheimer und Ed Leeper, deren zukunftsweisende Forschungsarbeiten erstmals Leukämie bei Kindern mit Hochspannungsleitungen in Verbindung brachten, und David Savitz von der University of Colorado Medical School, der diese Ergebnisse bestätigte.

Viele Anregungen und Informationen verdanke ich der preisgekrönten Autorin der New York Times, B. Blake Levitt, deren bahnbrechende Arbeit zeigt, wie schädlich Mobilfunkmasten und elektromagnetische Felder für die menschliche Gesundheit sind; dem Journalisten Christopher Ketcham, dessen Berichterstattung im GQ-Magazin gezeigt hat, wie intensiv die Telekommunikationsindustrie sich für die Drahtlostechnologie (trotz der gesundheitlichen Risiken) engagiert; und allen unabhängigen Forschern und investigativen Journalisten, deren Arbeit die Öffentlichkeit immer wieder auf die Gefahren von elektromagnetischen Feldern aufmerksam macht. Besonders angesprochen hat mich die Arbeit von Kerry Crofton, deren neueste Ausgabe ihres wegweisenden Buches *Radiation Rescue* zweifellos dazu beitragen wird, Millionen Menschen zu schützen.

Mein herzlicher persönlicher Dank gilt Larry Gust, Elektroingenieur und staatlich geprüfter Baubiologe, ein bekannter Experte für die Identifizierung von Elektrosmog im Haus, der in meinem Haus extreme Gefahren durch elektromagnetische Felder entdeckt hat. Danke, Larry, dass du so aufmerksam auf alle Einzelheiten geachtet und dafür gesorgt hast, dass mein Haus wirklich vor Elektrosmog geschützt ist, was ganz gewiss die Lebensqualität meiner Familie erheblich verbessert. Charles Keen von EMF Services Dank für seine Erkenntnisse zum Thema Überspannungsschutz; Clint Ober, einem ehemaligen Kabelfernsehpionier, für die Entwicklung persönlicher Erdungstechniken, mit deren Hilfe sich die Auswirkungen von Elektrosmog verringern lassen, sowie seinen Mitautoren Steven T. Sinatra, einem geschätzten Kollegen und angesehenen Kardiologen, und Martin Zucker, einem meiner bevorzugten Gesundheitsjournalisten, der zugleich ein guter Freund ist, für ihre erstmals in *Earthing* erzählte Geschichte über natürliche Heilenergie.

Hut ab vor Louis Slesin, dessen *Microwave News* uns mit den neuesten Informationen und Übersichten über die Welt der Mikrowellen und mehr versorgen. Dank an David Stetzer, einen gewerblichen Elektriker, der mit Martin Graham, emeritierter Professor vom College of Engineering der University of California in Berkeley, die Graham-Stetzer-Filter entwickelt hat, die Tausenden von Menschen geholfen haben, ihre »schmutzige Elektrizität« zu neutralisieren und wieder gesund zu werden; an Magda Havas, Anwältin und Honorarprofessorin für Umwelt- und Ressourcenforschung an der Trent University, die bei ihren Forschungsarbeiten festgestellt hat, dass die Graham-Stetzer-Filter den Blutzuckerspiegel und die Stressbelastung erheblich senken. Dr. Havas war beim Interview für dieses Buch außerordentlich entgegenkommend. Viel Erfolg wünsche ich der Arbeit von Camilla Rees, einer außergewöhnlichen Aktivistin und Mitautorin von Dr. Havas' Werk *Public Health SOS: The Shadow Side of the Wireless Revolution.*

Ich bewundere sehr den neuen Menschenschlag der leidenschaftlichen elektrosensitiven »Kanarienvögel«, die mir bereitwillig ihre persönlichen Geschichten erzählt haben, um anderen damit zu helfen. Herzlichen Dank an Catherine Kleiber, Dr. Lisa Nagy, ebenfalls ein Opfer multipler Chemikalien- und Elektrosensitivität, und Gilligan Joy. Es gibt zahllose EMF-Experten und Aktivisten wie Cindy Sage und David Carpenter (Mitherausgeber des zukunftsweisenden *BioInitiative Report*), Anne Baldwin und Melissa Connor vom Laboratory for Advances in Consciousness and Health an der University of Arizona sowie Martha Howard, medizinische Direktorin von Wellness Associates of Chicago, die beispielhafte Arbeit auf diesem Gebiet leisten. Besonders herzlich bedanke ich mich für die zahlreichen E-Mails und die Unterstützung durch Carol Keppler von der Energy Medicine Foundation, die mich auf ihre liebenswürdige Art zuverlässig mit den neuesten Frequenz-Updates auf dem Laufenden gehalten hat.

Auf heimischem Terrain hat mich die solide Text/Recherche/Rezept-Unterstützung von Suzin Stockton, Gregg Stebben, Roon Frost, Bernie Rosen, Linda Shapiro, Stuart Gittleman, Carol Templeton und Tami Oliver (meine persönliche Assistentin, die zuhörte, wenn ich immer wieder die wissenschaftlichen Fachausdrücke las) geerdet und ermutigt, während ich noch mit meiner eigenen Elektrosensitivität zu kämpfen hatte und lernte, sie durch das Schreiben dieses Buches zu überwinden!

Und natürlich danke ich James William Templeton, meinem Partner, meiner Liebe, meinem Alles.

Anmerkungen

Kapitel 1: Der Energiekörper

1. Robert O. Becker und Gary Selden: *The Body Electric: Electromagnetism and the Foundation of Life* (New York: Harper Paperbacks, 1998), deutsch: *Der Funke des Lebens. Heilkraft und Gefahren der Elektrizität*, Piper, München 1994; Richard Gerber: *Vibrational Medicine, The #1 Handbook of Subtle-Energy Therapies* (Rochester, VT: Bear & Company, 2001).
2. William Tiller: *Psychoenergetic Science: A Second Copernican Scale Revolution* (WalnutCreek, CA: Pavior, 2007).
3. James Oschman: *Energy Medicine: The Scientific Basis* (Edinburgh: Churchill Livingstone, 2000), deutsch: *Energiemedizin: Konzepte und ihre wissenschaftliche Basis*, Elsevier, 2. Auflage, München 2009.
4. National Research Council: *Severe Space Weather Events – Understanding Societal and Economic Impacts: A Workshop Report* (Washington, D. C.: National Academy of Sciences, 2009).
5. Stephen Sinatra: *Heart, Health & Nutrition* (Juni 2008): 7.
6. Curious about Astronomy?, http://curious.astro.cornell.edu/question.php?number=307; für Deutschland siehe http://www.rhombos.de/shop/a/show/story/?603.
7. Robert O. Becker: *Cross Currents: The Perils of Electropollution, The Promise of Electromedicine* (New York: Tarcher, 1990), deutsch: *Heilkraft und Gefahren der Elektrizität*, Scherz, München 1993.
8. WordPress.com News, »Magnetic Fields«, http://wordpress.com/tag/60-hz-magneticfields/feed (besucht am 24. September 2007).

Kapitel 2: Störungen des Energiekörpers

1. S. Sadetzki et al.: »Cellular Phone Use and Risk of Benign and Malignant Parotid Gland Tumors – A Nationwide Case Control Study«, *American Journal of Epidemiology* 167, Nr. 4 (2008): 457–67.
2. U.S. Federal Radiofrequency Interagency Working Group (Guidelines Statement, June 1999).
3. Cindy Sage and David Carpenter: »Public Health Implications of Wireless Technologies«, *Pathophysiology* 16, Nr. 2 (August 2009): 233–46.
4. J. O. Nriagu: »Saturnine Gout among Roman Aristocrats. Did Lead Poisoning Contribute to the Fall of the Empire?«, *The New England Journal of Medicine* 308, Nr. 11 (1983): 660–63.
5. Nriagu: »Saturnine Gout«.
6. Sara Shannon: *Technology's Curse: Diet for the Atomic Age* (Anchorage: Earthpulse Press, 1993).
7. Sadetzki et al.: »Cellular Phone Use«.
8. Samuel Milham: »Historical Evidence That Electrification Caused the 20th Century Epidemic of ›Diseases of Civilization‹«, *Medical Hypotheses* 74, Nr. 2 (September 2009): 337–45.
9. B. Blake Levitt: *Electromagnetic Fields: A Consumer's Guide to the Issues and How to Protect Ourselves* (New York: Backinprint.com, 2007).
10. Levitt: *Electromagnetic Fields.*
11. Levitt: *Electromagnetic Fields*; J. L. Kirschvink und J. L. Gould: »Biogenic Magnetite as a Basis for Magnetic Field Detection in Animals«, *Biosystems* 13, Nr. 3 (1981): 181–201; J. L. Kirschvink et al.: »Magnetite in Human Tissues: A Mechanism for the Biological Effects of Weak ELF Magnetic Fields«, *Bioelectromagnetics* 1 (1992): 101–13.
12. Levitt: *Electromagnetic Fields.*
13. Levitt: *Electromagnetic Fields.*
14. W. R. Adey: »Biological Effects of Electromagnetic Fields«, *Journal of Cellular Biochemistry* 51, Nr. 4 (April 1993): 410–16; W. R. Adey: »Cell Membranes: The Electromagnetic Environment and Cancer Promotion«, *Neurochemical Research* 13, Nr. 7 (Juli 1988): 671–77.
15. Adey: »Biological Effects«; Adey: »Cell Membranes«.
16. Andrew Goldsworthy: »The Biological Effects of Weak Electromagnetic Fields« (unveröffentlichte Forschungsergebnisse 2007).

17. S. Bawin und W. R. Adey: »Sensitivity of Calcium Binding in Cerebral Tissue to Weak Environmental Electric Fields Oscillating at Low Frequency«, *Proceedings of the National Academy of Science USA* 1976, Juni 73, Nr. 6: 1999–2003.

18. Goldsworthy: »The Biological Effects«.

19. Goldsworthy: »The Biological Effects«.

20. Goldsworthy: »The Biological Effects«.

21. Goldsworthy: »The Biological Effects«.

22. M. J. Abramson et al.: »Mobile Telephone Use Is Associated with Changes in Cognitive Function in Young Adolescents«, *Bioelectromagnetics* 30, Nr. 8 (2009): 678–86.

23. D. J. Panagopoulos et al.: »Cell death Induced by GSM 900-MHz and DCS 1800-MHz Mobile Telephony Radiation«, *Mutation Research/Genetic Toxicology and Environmental Mutagenesis* 626, Nr. 1–2 (10. Januar 2007): 69–78.

24. Levitt: *Electromagnetic Fields.*

25. H. Lai und N. P. Singh: »Magnetic-Field-Induced DNA Strand Breaks in Brain Cells of the Rat«, *Environmental Health Perspectives* 112, Nr. 6 (Mai 2004): 687–94; H. Lai und N. P. Singh: »Acute Exposure to a 60 Hz Magnetic Field Increases DNA Strand Breaks in Rat Brain Cells«, *Bioelectromagnetics* 18, Nr. 2 (1997): 156–65.

26. N. Wertheimer und E. Leeper: »Electrical Wiring Configurations and Childhood Cancer«, *American Journal of Epidemiology* 109, Nr. 3 (März 1979): 273–84.

27. D. Savitz und W. T. Kaune: »Childhood Cancer in Relation to a Modified Residential Wire Code«, *Environmental Health Perspectives* 101, Nr. 1 (22. April 1993): 76–80.

28. Geoffrey Lean: »Electronic Smog«, *The Independent* (7. Mai 2006).

29. K. Mild et al.: »Long-Term Use of Cellular Phones and Brain Tumours: Increased Risk Associated with Use for > or = 10 Years«, *Occupational Environmental Medicine* 64, Nr. 9 (2007): 626–32.

30. Sadetzki et al.: »Cellular Phone Use«.

31. H. A. Divan, L. Kheifets, C. Obel und J. Olson: »Prenatal and Postnatal Exposure to Cell Phone Use and Behavioral Problems in Children«, *Epidemiology* 19, Nr. 4 (Juli 2008): 523–29.

32. Neil Cherry: »EMR reduces Melatonin in Animals and People«, *EMF Guru,* http://www.feb.se/EMFguru/research/emf-emr/EMR-reduces-Me-

latonin.htm; J. B. Burch et al.: »Geomagnetic Activity and Human Melatonin Metabolite Excretion«, *Neuroscience Letters* 438, Nr. 1 (12. Juni 2008): 76–79; J. B. Burch et al.: »Nocturnal Excretion of Urinary Melatonin Metabolite among Electric Utility Workers«, *Scandinavian Journal of Work, Environment and Health* 24, Nr. 3 (1998): 183–89; R. J. Reiter: »Melatonin Suppression by Static and Extremely Low Frequency Electromagnetic Fields: Relationship to the Reported Increased Incidence of Cancer«, *Review of Environmental Health* 10, Nr. 3–4 (Juli–Dezember 1994): 171–86.

33. Barrie Lambert: »Radiation, Early Warning, Late Effect«, Late Lessons from Early Warnings: The Precautionary Principle, 1896–2000, *Environmental Issue Report, European Environment Agency*, 2001, S. 17–27.

34. Lambert: »Radiation, Early Warning«.

35. Lambert: »Radiation, Early Warning«.

36. Levitt: *Electromagnetic Fields*.

37. BioInitiative: »BioInitiative Report: A Rationale for Biologically-Based Public Exposure Standard for Electromagnetic Fields (ELF and RF)«, 31. August 2007, http://www.bioinitiative.org/report/index.htm.

38. E. D. Kirson et al.: »Alternating Electric Fields Arrest Cell Proliferation in Animal Tumor Models and Human Brain Tumors«, *Proceedings of the National Academy of Sciences USA* 104, Nr. 24 (12. Juni 2007): 10152–57.

Kapitel 3: Der Schleier wird gelüftet

1. S. C. Barber, P. J. Shaw: »Oxidative Stress in ALS: Key Role in Motor Neuron Injury and Therapeutic Target«, *Free Radical Biology & Medicine* 48, Nr. 5 (2010): 629–41.

2. C. Y. Li and F. C. Sun: »Association between Occupational Exposure to Power Frequency Electromagnetic Fields and Amyotrophic Lateral Sclerosis: A review«, *American Journal of Indian Medicine* 43, Nr. 2 (Februar 2003): 212–20; *BioInitiative Report*.

3. C. Johansen: »Electromagnetic Fields and Health Effects – Epidemiologic Studies of Cancer, Diseases of the Central Nervous System and Arrhythmia-related Heart Disease«, *Scandinavian Journal of Work, Environment and Health* 30, Nr. 1 (2004): 1–30.

4. »Glutathione«, *USANA Technical Bulletin*, Januar 2008.

5. »Chernobyl«, *The Irish Times*, 26. April 2001; International Atomic Energy Agency: »Thyroid Cancer Effects in Children«, August 2005 staff report; V. S. Kazakov et al.: »Thyroid Cancer after Chernobyl«, *Nature* 359 Nr. 6390 (2. September 1992): 21; The American Thyroid Association: *Nuclear Radiation and the Thyroid*, 2005; Ellen J. Sullivan: »Chernobyl, 20 Years Later: ASCP Leader Heads Pathology Panel That Diagnoses Cancer Cases«, *Medscape Pathology* (9. Januar 2007).

6. A. Koyu et al.: »Effects of 900 MHz Electromagnetic Field on TSH and Thyroid Hormones in Rats«, *Toxicology Letters* 157, Nr. 3 (4. Juli 2005): 257–62.

7. R. Seaberg et al.: »Influence of Previous Radiation Exposure on Pathologic Features and Clinical Outcome in Patients with Thyroid Cancer«, *Archives of Otolaryngology, Head and Neck Surgery* 135, Nr. 4 (2009): 355–59.

8. Cherry: »EMR reduces Melatonin«.

9. R. J. Reiter et al.: »Light at Night, Chronodisruption, Melatonin Suppression, and Cancer Risk: A Review«, *Critical Reviews Oncogenesis* 13, Nr. 4 (Dezember 2007): 303–28.

10. Seaberg et al.: »Influence of Previous Radiation.«

11. Mast Sanity: »Germany: Study on Residents near Mast Shows Alarming Evidence of Harm to Health and Wellbeing«, http:/www.mastsanity.org/index.php?option=com_content&task=view&id=230&Itemid=136; H. Eger et al.: »The Influence of Being Physically Near to a Cell Phone Transmission Mast on the Incidence of Cancer«, *Umwelt-Medizin-Gesellschaft* 17, Nr. 4 (2004).

12. Levitt: *Electromagnetic Fields*.

13. D. Stopczyk et al.: »Effect of Electromagnetic Field Produced by Mobile Phones on the Activity of Superoxide Dismutase (SOD-I) and the Level of Malonyldialdehyde (MdA) – In Vitro Study«, *Medycyna Pracy* 53, Nr. 4 (2002): 311–14.

14. J. L. Phillips, W. D. Winters und L. Rutledge: »In Vitro Exposure to Electromagnetic Fields: Changes in Tumour Cell Properties«, International Journal of Radiation Biology 49, Nr. 3 (März 1986): 463–69.

15. *BioInitiative Report*.

16. Becker und Selden: *The Body Electric*.

17. Levitt: *Electromagnetic Fields*.

18. Levitt: *Electromagnetic Fields*.

Kapitel 5: Schützen Sie sich zu Hause vor Elektrosmog

1. Leora Boydal: »Compact Fluorescent Light Bulbs Draw Quality Complaints«, *The New York Times*, 27. März 2009.
2. Lone Aussie, LLC: »Discovery of Earthing«, http://whatisearthing.com/discovery_of_earthing (besucht am 4. März 2010).
3. N. Wertheimer und E. Leeper: »Possible Effects of Electric Blankets and Heated Waterbeds on Fetal Development«, *Bioelectromagnetics* 7, Nr. 1 (1986): 13–22.
4. C. Ober, R. Coghill: »Does Grounding the Human Body to Earth Reduce Chronic Inflammation and Chronic Pain?« (Präsentation, *European Bioelectromagnetics Association*, Budapest, Ungarn, 12. November 2003).
5. M. Ghaly, D. Teplitz: »The Biologic Effects of Grounding the Human Body During Sleep as Measured by Cortisol Levels and Subjective Reporting of Sleep, Pain, and Stress«, *Journal of Alternative and Complementary Medicine* 10, Nr. 5 (Oktober 2004): 767–76.
6. G. Chevalier, K. Mori und J. L. Oschman: »The Effect of Earthing (Grounding) on Human Physiology«, *European Biology and Bioelectromagnetics* (31. Januar 2006): 600–621.
7. C. Graham et al.: »Heart Rate Variability and Physiological Arousal in Men Exposed to 60 Hz Magnetic Fields«, *Bioelectromagnetics* 21, Nr. 6 (September 2000): 480–82.
8. Camilla Rees und Magda Havas: Public Health SOS. Boulder: Wide Angle Health, 2009.

Kapitel 6: Verbesserter Schutz vor Elektrosmog

1. Ed Leeper: *Silencing the Fields: A Practical Guide to Reducing AC Magnetic Fields* (Boulder: Symmetry Books, 2001).
2. Leeper: *Silencing the Fields*; Riley: *Tracing EMFs in Building Wiring and Grounding* (Boulder: Magnetic Sciences, 2005).
3. Ian Sample: »How does This Field of Lights Work?«, *The Guardian*, 26. February 2004.

Kapitel 7: Ein neues Problem: schmutzige Elektrizität

1. Magda Havas, Associate Professor of Environmental & Resource Studies at Trent University (Peterborough, Ontario, Kanada).
2. Lloyd Morgan: »Blood Glucose Levels: A Study of Correlation Factors« (unveröffentlichtes Forschungspapier, Brighton School, Brighton, WI, 2003). Bei dieser Studie wurde Stetzers Blutzucker untersucht.
3. »Hazards of Harmonics and Neutral Overloads«, White Paper #26, American Power Conversion, 2003.
4. M. Havas, M. Illiatovitch und C. Proctor: »Teacher and Student Response to the Removal of Dirty Electricity by the Graham/Stetzer Filter at Willow Wood School in Toronto, Canada« (Präsentation, Third International Workshop on the Biological Effects of Electromagnetic Fields, Kos, Griechenland, 4.–8. Oktober 2004): 311–17.
5. M. Havas und A. Olstad: »Power Quality Affects Teacher Well-Being and Student Behavior in Three Minnesota Schools«, *The Science of the Total Environment* 401, Nr. 2–3 (1. September 2008): 157–62.
6. M. Havas: »Electromagnetic Hypersensitivity: Biological Effects of dirty Electricity with Emphasis on Diabetes and Multiple Sclerosis«, *Electromagnetic Biology and Medicine* 25, Nr. 4 (2006): 259–68.
7. Riley: Tracing EMFs.

Kapitel 8: Schützen Sie sich beim Telefonieren vor Elektrosmog

1. C. Sage, O. Johansson und S. A. Sage: »Personal Digital Assistant (PDA) Cell Phone Units Produce Elevated Extremely-Low Frequency Electromagnetic Field Emissions«, *Bioelectromagnetics* 28, Nr. 5 (Juli 2007): 386–92.
2. George Carlo and Martin Schram: *Cell Phones: Invisible Hazards in the Wireless Age, An Insider's Alarming Discoveries about Cancer and Genetic Damage* (Laguna Beach: Basic Books, 2002).
3. Carlo und Schram: *Cell Phones.*
4. A. Huss et al.: »Source of Funding and Results of Studies of Health Effects of Mobile Phone Use: Systematic Review of Experimental Studies«, *Environmental Health Perspectives* 115, Nr. 1 (Januar 2007): 1–4.

5. University of Pittsburgh Department of Epidemiology: »Caution on Cell Phone Use«, http://www.epidemiology.pitt.edu/news/News_display.asp? link=357.

6. L. Hardell, M. Carlberg und K. Hansson Mild: »Pooled Analysis of Two Case-Control Studies on the Use of Cellular and Cordless Telephones and the Risk of Benign Brain Tumours Diagnosed during 1997–2003«, *International Journal of Oncology 28*, Nr. 2 (Februar 2006): 509–18.

7. James Niccolai: »Cell Phones Don't Cause Tumors, Study Finds«, *PC World*, 31. August 2005, http://www.pcworld.com/article/122382/cell_phones_dont_cause_tumors_study_finds.html.

8. L. Hardell und M. Carlberg: »Mobile Phones, Cordless Phones and the Risk for Brain Tumours«, *International Journal of Oncology 35*, Nr. 1 (Juli 2009): 5–17.

9. Mild et al.: »Long-Term Use of Cellular Phones«.

10. H. Lai und N. P. Singh: »Melatonin and N-tert-butyl-alpha-phenylnitrone Block 60-Hz Magnetic Field-Induced DNA Single and Double Strand Breaks in Rat Brain Cells«, *Journal of Pineal Research 22*, Nr. 3 (April 1997): 152–62.

11. H. Lai und N. P. Singh: »Magnetic-Field-Induced DNA Strand Breaks in Brain Cells of the Rat,« *Environmental Health Perspectives 112*, Nr. 6 (Mai 2004): 687–94.

12. H. Lai: »Evidence for Genotoxic Effects (RFR and ELF Genotoxicity)«, *Bio-Initiative Report*, Juli 2007.

13. Lai: »Evidence for Genotoxic Effects«.

14. Sage et al.: *BioInitiative Report*, Juli 2007.

15. R. Wolf und D. Wolf: »Increased Incidence of Cancer Near a Cell-Phone Transmitter Station«, *International Journal of Cancer Prevention 1*, Nr. 2 (April 2004).

16. M. Blettner et al.: »Mobile Phone Base Stations and Adverse Health Effects: Phase 1 of a Population-Based, Cross-Sectional Study in Germany«, *Occupational and Environmental Medicine 66*, Nr. 2 (Februar 2009): 118–23.

17. Christopher Ketcham: »Warning: Your Cell Phone May Be Hazardous to Your Health«, *GQ*, Februar 2010.

18. A. Agarwal et al.: »Effect of Cell Phone Usage on Semen Analysis in Men Attending Infertility Clinic: An Observational Study«, *Fertility and Sterility 89*, Nr. 1 (Januar 2008): 124–28.

19. M. Hours et al. »Cell Phones and Risk of Brain and Acoustic Nerve Tumours: The French INTERPHONE Case – Control Study«, *Revue d'Épidémiologie et de Santé Publique* 55, Nr. 5 (Oktober 2007): 321–32.

20. C. Sage, O. Johansson und S. A. Sage: »Personal Digital Assistant (PDA) Cell Phone Units Produce Elevated Extremely-Low Frequency Electromagnetic Field Emissions«, *Bioelectromagnetics* 28, Nr. 5 (Juli 2007): 386–92.

21. A. Agarwal: »Cell Phones: Modern Men's Nemesis«, *Reproductive BioMedicine Online*, 3. November 2008.

22. E. Cardis et al.: »The Interphone Study: Design, Epidemiological Methods, and Description of the Study Population«, *European Journal of Epidemiology* 22, Nr. 9 (2007): 647–64.

23. Cardis et al.: »The Interphone Study«.

24. Microwave News: »Interphone Project: The Cracks Begin to Show«, 19. Juni, 2008, http://www.microwavenews.com/interphonecracks.html; Doreen Carvajal: »Rift Delays Official Release of Study on Safety of Cellphones«, *The New York Times*, 29. Juni 2008.

25. »Interphone Points to Long-Term Brain Tumor Risks Interpretation Under Dispute«, *Microwave News*, 17. Mai 2010 (Update 18. Mai); http://www.microwavenews.com/Interphone.Main.html.

Kapitel 9: Schützen Sie Ihre Kinder vor Elektrosmog

1. Clean Air Task Force: »Children at Risk: How Air Pollution from Power Plants Threatens the Health of America's Children«, Mai 2002, http://www.catf.us/publications/view/14.

2. A. D. Tinniswood, C. M. Furse, O. P. Gandhi: »Computations of SAR Distributions for Two Anatomically-Based Models of the Human Head Using CAD Files of Commercial Telephones and the Parallelized FDTD Code«, *IEEE Transactions on Antennas and Propagation* 46 (Juni 1998): 829–33; Jianqing Wang und O. Fujiwara: »Comparison and Evaluation of Electromagnetic Absorption Characteristics in Realistic Human Head Models of Adult and Children for 900-MHz Mobile Telephones«, *IEEE Transactions on Microwave Theory and Techniques* 51, Nr. 3 (März 2003): 966–71.

3. Maisch: »Children and Mobile Phones«, www.avaate.org/IMG/pdf/
   030709_Maisch_Children_Mobile-Phones.pdf (»What Cell Phones Can
   do to Youngster's Brain in 2 Minutes«), *UK Sunday Mirror*, 1. April 2004.

4. L. G. Salford et al.: »Non-Thermal Effects of EMF upon the Mammalian
   Brain« (Präsentation, The Precautionary EMF Approach: Rationale, Legis-
   lation and Implementation international conference, Benevento, Italien,
   Februar 2007).

5. »Sensitivity of Children to EMF Exposure« (Workshop-Berichtsband,
   World Health Organization, Ankara, Türkei, 9.–10. Juni 2004).

6. »Sensitivity of Children to EMF Exposure«.

7. Wireless Protection: »Body Voltage«, www.wireless-protection.org/electro-
   smog_02.html.

8. Divan et al.: »Prenatal and Postnatal Exposure«.

9. D. K. Li et al.: »A Population-Based Prospective Cohort Study of Personal
   Exposure to Magnetic Fields during Pregnancy and the Risk of Miscarria-
   ge«, *Epidemiology* 13, Nr. 1 (Januar 2002): 9–20.

10. M. P. de la Puente, A. Balmori: »Addiction to Cell Phones: Are There Neu-
    rophysiological Mechanisms Involved?«, *Proyecto* 61 (März 2007): 8–12.

11. De la Puente und Balmori, »Addiction to Cell Phones.«

12. H. Lai et al.: »Intraseptal Microinjection of Beta-Funaltrexamine Blocked
    a Microwave-Induced Decrease of Hippocampal Cholinergic Activity in
    the Rat«, *Pharmacology, Biochemistry, and Behavior* 52, Nr. 3 (1996): 613–16.

13. D. O. Carpenter und C. Sage: »Setting Prudent Public Health Policy for
    Electromagnetic Field Exposures«, *Reviews on Environmental Health* 23, Nr.
    2 (April–Juni 2008): 91–117.

14. G. Gandhi: »Genetic damage in Mobile Phone Users: Some Preliminary
    Findings«, *Indian Journal of Human Genetics*, 11/2005: 99–104.

15. N. K. Panda et al.: »Audiologic Disturbances in Long-Term Mobile Phone
    Users« (Präsentation, American Academy of Otolaryngology-Head and
    Neck Surgery Foundation annual meeting & OTO EXPO, Washington,
    D.C., September 2007).

16. Andrew Goldsworthy: »Electromagnetic Fields and Health: Executive Re-
    port«, EM Radiation Research Trust, 2009.

17. Richard Shim: »Parents Sue School District for Wi-Fi Use«, Cnet News, 9.
    Oktober 2003.

18. Joanna Bale: »Health Fears Lead Schools to Dismantle Wireless Net-
    works«, *Times Online*, 20. November 2006.

19. Andrea L. Foster: »College Librarian Quits After Citing Health Concerns related to Wireless Network«, *The Chronicle of Higher Education*, 2. Februar 2007.

20. Joe Moszczynski: »Fredon Closes Lone School over Power Line Concerns«, *The Star Ledger*, 9. September2009.

21. Moszczynski: »Fredon Closes«.

22. Robert Sylers: »EMF and Childhood Leukemia«, *Electrical Construction & Maintenance*, 1. September 2006.

23. Sylers: »EMF and Childhood Leukemia«.

24. R. Kavet et al.: »Association of Residential Magnetic Fields with Contact Voltage«, *Bioelectromagnetics* 25, Nr. 7 (Oktober 2004): 530–36; R. Kavet und L. E. Zaffanella: »Contact Voltage Measured in Residences: Implications to the Association between Magnetic Fields and Childhood Leukemia«, *Bioelectromagnetics* 23, Nr. 6 (September 2002): 464–74; R. Kavet et al.: »The Possible Role of Contact Current in Cancer Risk Associated with Residential Magnetic Fields«, *Bioelectromagnetics* 21, Nr. 7 (Oktober 2000): 538–53.

25. C. Rice: »Prevalence of Autism Spectrum Disorders – Autism and Developmental Disabilities Monitoring Network, United States, 2006«, *Morbidity and Mortality Weekly Report* 18 (Dezember 2009).

26. Goldsworthy: »The Biological Effects«.

27. Levitt: *Electromagnetic Fields*.

28. I. M. Thornton: »Out of Time: A Possible Link between Mirror Neurons, Autism and Electromagnetic Radiation«, *Medical Hypotheses* 67, Nr. 2 (2006): 378–82.

29. Thornton: »Out of Time«.

30. T. J. Mariea und G. L. Carlo: »Wireless Radiation in the Etiology and Treatment of Autism: Clinical Observations and Mechanisms«, *Journal of the Australasian College of Nutritional and Environmental Medicine* 26, Nr. 2 (August 2007): 3–7.

Kapitel 10: Schützen Sie sich am Arbeitsplatz vor Elektrosmog

1. U.S. Department of Health and Human Services: »NIOSH Fact Sheet: EMFs in the Workplace«, DHHS (NIOSH) Publication No. 96–129, http://www.cdc.gov/niosh/emf2.html.
2. L. E. Charles et al.: »Electromagnetic Fields, Polychlorinated Biphenyls, and Prostate Cancer Mortality in Electric Utility Workers«, *American Journal of Epidemiology* 157, Nr. 8 (2003): 683–91.
3. E. van Wijngaarden et al.: »Exposure to Electromagnetic Fields and Suicide among Electric Utility Workers: A Nested Case-Control Study«, *Western Journal of Medicine* 173, Nr. 2 (August 2000): 94–100.
4. S. Perry, L. Pearl, R. Binns: »Power Frequency Magnetic Field; Depressive Illness and Myocardial Infarction«, *Public Health* 103, Nr. 3 (1998): 177–80.
5. P. Demers et al.: »Occupational Exposure to Electromagnetic Fields and Breast Cancer in Men«, *American Journal of Epidemiology* 134, Nr. 4 (1991): 340–347.
6. T. Tynes, A. Andersen und F. Langmark: »Incidence of Cancer in Norwegian Workers Potentially Exposed to Electromagnetic Fields«, *American Journal of Epidemiology* 136, Nr. 1 (1992): 81–88.
7. National Cancer Institute: »General Information about Male Breast Cancer«, www.cancer .gov/cancertopics/pdq/treatment/malebreast/Patient.
8. Tara Parker-Pope: »Campus Building Blamed for Cancer Cluster«, *The New York Times*, 24. Februar 2009.
9. Parker-Pope: »Campus Building Blamed«.
10. S. Milham und L. Morgan: »Teachers' Cancer Cluster at La Quinta Middle School«, unveröffentlichter Bericht, April 2007.
11. Havas, Illiatovitch und Proctor: »Teacher and Student response«; M. Havas: »Dirty Electricity: An Invisible Pollutant in Schools«, *Education Forum Magazine*, OSSTF 32, Nr. 3 (2006).
12. A. Wilkins et al.: »Fluorescent Lighting, Headaches and Eyestrain«, *Lighting Research and Technology* 21, Nr. 1 (1989): 11–18.
13. Agarwal: »Effect of Cell Phone«.
14. R. A. Buckin et al.: »Stray Voltage in Dairies«, University of Florida IAFS Extension, 2009.

Kapitel 11: Weitere Quellen von Elektrosmog

1. D. A. Schauer und O. W. Lintton: »National Council on Radiation Protection and Measurement Report Shows Substantial Medical Exposure Increase«, *Radiology* 253 (2009): 293–96.

2. D. J. Brenner und E. J. Hall: »Computed Tomography – An Increasing Source of Radiation Exposure«, *The New England Journal of Medicine* 357, Nr. 22 (November 2007): 2277–84; R. Fazel et al.: »Exposure to Low-dose Ionizing Radiation from Medical Imaging Procedures«, *The New England Journal of Medicine* 361, Nr. 9 (27. August 2009): 849–57; R. Smith-Bindman et al.: »Radiation Dose Associated with Common Computed Tomography Examinations and the Associated Lifetime Attributable Risk of Cancer«, *Archives of Internal Medicine* 169, Nr. 22 (14. Dezember 2009): 2078–86.

3. E. S. Amis et al.: »American College of Radiology White Paper on Radiation Dose in Medicine«, *Journal of the American College of Radiology*, 2007; 4: 272–84.

4. R. Fazel et al, »Exposure to Low-dose Ionizing Radiation.«

5. Shankar Vedantem: »Doctors Reap Benefits by Doing Own Tests«, *The Washington Post*, 31. Juli 2009.

6. R. J. Dachs, M. A. Graber und A. Darby-Stewart: »Cancer Risks Associated with CT Scanning«, *American Family Physician* 81, Nr. 2 (15. Januar 2010); D. L. Preston et al.: »Studies of Mortality of Atomic Bomb Survivors. Report 13: Solid Cancer and Noncancer Disease Mortality: 1950–1997«, *Radiation Research* 160, Nr. 4 (Oktober 2003): 381–407.

7. U.S. Environmental Protection Agency: »Radiation Protection«, http://www.epa.gov/rpdweb00/.

8. Public Citizen: »The Case Against Nuclear Power«, http://www.citizen.org/cmep/energy_enviro_nuclear/nuclear_power_plants/.

9. Jay M. Gould: *The Enemy Within: The High Cost of Living Near Nuclear Reactors* (New York: Four Walls Eight Windows, 1996).

10. J. Mangano und J. D. Sherman: »Childhood Leukaemia near Nuclear Installations«, *European Journal of Cancer Care* 17, Nr. 4 (Juli 2008): 416–18.

11. M. Donohoe: »Unnecessary Testing in Obstetrics, Gynecology, and General Medicine: Causes and Consequences of the Unwarranted Use of Costly and Unscientific (Yet Profitable) Screening Modalities«, *Medscape Today*, 30. April 2007.

12. American College of Radiology, http://www.acr.org.
13. American College of Radiology, http://www.acr.org.
14. Preston: »Studies of Mortality«.
15. C. Junghans und A. D. Timmins: »Risk Assessment after Acute Coronary Syndrome«, *British Medical Journal* 333, Nr. 7578 (25. November 2006): 1079–80.
16. U.S. Preventive Services Task Force: »Screening for Coronary Heart Disease«, Agency for Healthcare Research and Quality, Februar 2004.
17. R. P. Jensh und R. L. Brent: »Intrauterine Effects of Ultrasound: Animal Studies«, *Teratology* 59, Nr. 4 (1997): 240–51.
18. U.S. Environmental Protection Agency: »Radon«, http://www.epa.gov/radon.
19. U.S. Environmental Protection Agency: »Radon«.

Kapitel 12: Nahrungsmittel und Gewürze, die uns widerstandsfähiger gegen Elektrosmog machen

1. Nutrient Data Laboratory, Beltsville Human Nutrition Research Center, Agricultural Research Service und U.S. Department of Agriculture: »Oxygen Radical Absorbance Capacity (ORAC) of Selected Foods – 2007«, November 2007, http://www.ars.usda.gov/sp2userfiles/place/12354500/data/orac/orac07.pdf.
2. C. Nencini, G. Giorgi und L. Micheli: »Protective Effect of Silymarin on Oxidative Stress in Rat Brain.« *Phytomedicine* 14, Nr. 2–3 (Februar 2007): 129–35.
3. R. Ferracane et al.: »Effects of Different Cooking Methods on Antioxidant Profile, Antioxidant Capacity, and Physical Characteristics of Artichoke«, *Journal of Agricultural Food Chemistry*, 28. September 2008.
4. C. S. Bediz et al.: »Zinc Supplementation Ameliorates Electromagnetic Field-Induced Lipid Peroxidation in the Rat Brain«, *The Tohoku Journal of Experimental Medicine* 208, Nr. 2 (Februar 2006): 133–40.
5. S. Kirkham et al.: »The Potential of Cinnamon to Reduce Blood Glucose Levels in Patients with Type 2 Diabetes and Insulin Resistance«, *Diabetes, Obesity & Metabolism* 11, Nr. 12 (Dezember 2009): 1100–13.
6. J. Joseph und B. Shukitt-Hale: unveröffentlichte Forschungsergebnisse.

7. F. Ozguner et al.: »Mobile Phone-Induced Myocardial Oxidative Stress: Protection by a Novel Antioxidant Agent Caffeic Acid Phenethyl Ester«, *Toxicology and Industrial Health* 21, Nr. 9 (Oktober 2005): 223–30.

8. Ozguner et al.: »Mobile Phone-Induced«, 223–30.

9. K. Aruna und V. M. Sivaramakrishnan: »Anticarcinogenic Effects of the Essential Oils from Cumin, Poppy and Basil«, *Phytotherapy Research* 10, Nr. 7 (1998): 577–80.

10. R. S. Farag und K. H. el-Khawas: »Influence of Gamma-Irradiation and Microwaves on the Antioxidant Property of Some Essential Oils«, *International Journal of Food Sciences and Nutrition* 49, Nr. 2 (März 1998): 109–15.

11. R. Thomas: »Changing Genes: Garlic Shown to Inhibit DNA Damaging Chemical in Breast Cancer« (Präsentation, Frontiers in Cancer Prevention Research, American Association for Cancer Research, Baltimore, MD, 2005).

12. J. M. Leheska et al.: »Effects of Conventional and Grass-Feeding Systems on the Nutrient Composition of Beef«, *Journal of Animal Science* 86 (2008): 3575–85.

13. N. J. Dubost et al.: »Identification and Quantification of Ergothioneine in Cultivated Mushrooms by Liquid Chromatography-Mass Spectroscopy«, *International Journal for Medicinal Mushrooms* 8 (2006): 215–22.

14. »Oxygen Radical Absorbance Capacity (ORAC) of Selected Foods – 2007«. Bereitgestellt von Nutrient Data Laboratory, Beltsville Human Nutrition Research Center (BHNrC), Agricultural Research Service (ARS), U.S. Department of Agriculture (USDA) in Zusammenarbeit mit dem Arkansas Children's Nutrition Center, ARS, USDA, Little Rock, AR, November 2007.

15. M. D. Kontogianni et al.: »The Impact of Olive Oil Consumption Pattern on the Risk of Acute Coronary Syndromes: The CARDIO2000 Case-Control Study«, *Clinical Cardiology* 30, Nr. 3 (März 2007): 125–29.

16. G. K. Beauchamp et al.: »Phytochemistry: Ibuprofen-Like Activity in Extra-Virgin Olive Oil«, *Nature* 437, Nr. 7055 (1. September 2005): 45–46.

17. F. Caconio et al.: »Influence of the Exposure to Light on Extra Virgin Olive Oil Quality on Storage«, European Food Research and Technology, 2005, 221(1–2): 92–98.

18. N. P. Seeram et al.: »Comparison of Antioxidant Potency of Commonly Consumed Polyphenol-Rich Beverages in the United States«, *Journal of Agricultural and Food Chemistry* 56, Nr. 4 (27. Februar 2008): 1415–22.

19. M. Aviram et al.: »Pomegranate Juice Consumption Reduces Oxidative Stress, Atherogenic Modifications to LDL, and Platelet Aggregation: Studies in Humans and in Atherosclerotic Apolipoprotein E-Deficient Mice«, *The American Journal of Clinical Nutrition* 71 (Mai 2000): 1062–76.

20. A. Szuchman et al.: »Characterization of Oxidative Stress in Blood from Diabetic vs. Hypercholesterolaemic Patients, Using a Novel Synthesized Marker«, *Biomarkers* 13, Nr. 1 (Februar 2008): 119–31.

21. K. Nakatani et al.: »Inhibition of Cyclooxygenase and Prostaglandin E2 Synthesis by Gamma-Mangostin, a Xanthone Derivative in Mangosteen, in C6 Rat Glioma Cells«, *Biochemical Pharmacology* 63, Nr. 1 (Januar 2002): 73–79.

22. College of Tropical Agriculture and Human Resources: »The Noni Website«, http://www.ctahr.hawaii.edu/noni/.

23. A. Jindal et al.: »Radioprotective Potential of *Rosemarinus officinalis* against Lethal Effects of Gamma Radiation: A Preliminary Study«, *Journal of Environmental Pathology, Toxicology and Oncology* 25, Nr. 4 (2006): 633–34.

24. D. Soyal et al.: »Modulation of Radiation-Induced Biochemical Alterations in Mice by Rosemary (*Rosemarinus officinalis*) Extract«, *Phytomedicine* 14, Nr. 10 (Oktober 2007): 701–5.

25. www.ncbi.nlm.nih.gov/pmc/articles/PMC1930474/pdf/canmedaj01601-0045.pdf.

26. S. Burkhardt et al.: »Detection and Quantification of the Antioxidant Melatonin in Montmorency and Balaton Tart Cherries *(Prunus cerasus)*«, *Journal of Agricultural and Food Chemistry* 49, Nr. 10 (2001): 4898–4902.

27. K. S. Kuehl et al.: »Efficacy of Tart Cherry Juice in Reducing Muscle Pain During Running: A Randomized Controlled Trial«, *Journal of the International Society of Sports Medicine* (Mai 2010): 7–17.

28. M. Nagabhushan und S. V. Bhide: »Curcumin as an Inhibitor of Cancer«, *Journal of the American College of Nutrition* 11, Nr. 2 (April 1992): 192–98.

29. B. B. Aggarwal, A. Kumar und A. C. Bharti: »Anticancer Potential of Curcumin: Preclinical and Clinical Studies«, *Anticancer Research* 23, Nr. 1A (Januar–Februar 2003): 363–98.

30. G. P. Lim et al.: »The Curry Spice Curcumin Reduces Oxidative Damage and Amyloid Pathology in an Alzheimer Transgenic Mouse«, *The Journal of Neuroscience* 21, Nr. 21 (1. November 2001): 8370–77.

31. S. Y. Park und D. S. Kim: »Discovery of Natural Products from *Curcuma longa* That Protects Cells from Beta-Amyloid Insult: A Drug Discovery Ef-

fort Against Alzheimer's Disease«, *Journal of Natural Products* 65, Nr. 9 (September 2002): 1227–31.

32. T. O. Khor et al.: »Combined Inhibitory Effects of Curcumin and Phenethly Isothiocyanate on the Growth of Human PC-3 Prostate Xenografts in Immunodeficient Mice«, *Cancer Research* 66, Nr. 2 (15. Januar 2006): 613–21.

33. M. Johnson et al.: »Omega-3/Omega-6 Fatty Acids for Attention Deficit Hyperactivity Disorder: A Randomized Placebo-Controlled Trial in Children and Adolescents«, *Journal of Attention Disorders* 12, Nr. 5 (März 2009): 394–401.

34. A. Goldsworthy: »The Biological Effects of Weak Electromagnetic Fields«, 2007, http://www.radiationresearch.org/pdfs/goldsworthy_bio_weak_em_07.pdf.

Kapitel 13: Mineralstoffe und Nahrungsergänzungen, die uns widerstandsfähiger gegen Elektrosmog machen

1. J. K. Gammack, J. M. Burke: »Natural Light Exposure Improves Subjective Sleep Quality in Nursing Home residents«, *Journal of the American Medical Directors Association* 10, Nr. 6 (Juli 2009): 440–41.

2. T. Harada: »Effects of Evening Light Conditions on Salivary Melatonin of Japanese Junior High School Students«, *Journal of Circadian Rhythms* 2, Nr. 4 (2004).

3. V. Klinkenborg: »Our Vanishing Night«, *National Geographic* (November 2008).

4. L. Kayumov et al.: »Blocking Low-Wavelength Light Prevents Nocturnal Melatonin Suppression with No Adverse Effect on Performance During Simulated Shift Work«, *Journal of Clinical Endocrinology & Metabolism* 90, Nr. 5 (2005): 2755–61.

5. M. Havas: »Electromagnetic Hypersensitivity«; M. Havas: »Dirty Electricity, Diabetes and Multiple Sclerosis« (Präsentation, Centre for Health Studies Research, Trent University, Peterborough, ON, 25. Januar 2006).

6. S. Amara et al.: »Zinc Supplementation Ameliorates Static Magnetic Field-Induced Oxidative Stress in Rat Tissues«, *Environmental Toxicology and Pharmacology* 23, Nr. 2 (März 2007): 193–97.

7. N. Buscemi et al.: »Melatonin for Treatment of Sleep Disorders«, Evidence Report/Technology Assessment: Number 108, Agency for Healthcare research and Quality (November 2004).

8. D. P. Hayes: »The Protection Afforded by Vitamin D Against Low Radiation Damage«, *International Journal of Low Radiation* 5, Nr. 4 (2008): 368–94.

9. A. Valenzuela et al.: »Selectivity of Silymarin on the Increase of the Glutathione Content in Different Tissues of the Rat«, *Planta Medica* 55, Nr. 5 (Oktober 1989): 420–22.

10. F. Kadrnka: »Results of a Multicenter Orgotein Study in Radiation Induced and Interstitial Cystitis«, *European Journal of Rheumatology and Inflammation* 4, Nr. 2 (1981): 237–43.

11. Ozguner et al.: »Mobile Phone-Induced«.

12. A. K. Johansson et al.: »Sea Buckthorn Berry Oil Inhibits Platelet Aggregation«, *The Journal of Nutritional Biochemistry* 11, Nr. 10 (Oktober 2000): 491–95.

Epilog

1. »Saturated Mobile Networks – Breaking Up, Will the Rapid Growth in Data Traffic Overwhelm Wireless Networks?«, *The Economist* (11. Februar 2010); http://www.economist.com/node/15498399?story_id-15498399 (besucht am 21. Juni 2010).

Register

Stichwörter in *Kursivdruck* verweisen auf Rezeptvorschläge oder Buchtitel.